Artritis

Mejore su salud, alivie su dolor y disfrute de la vida

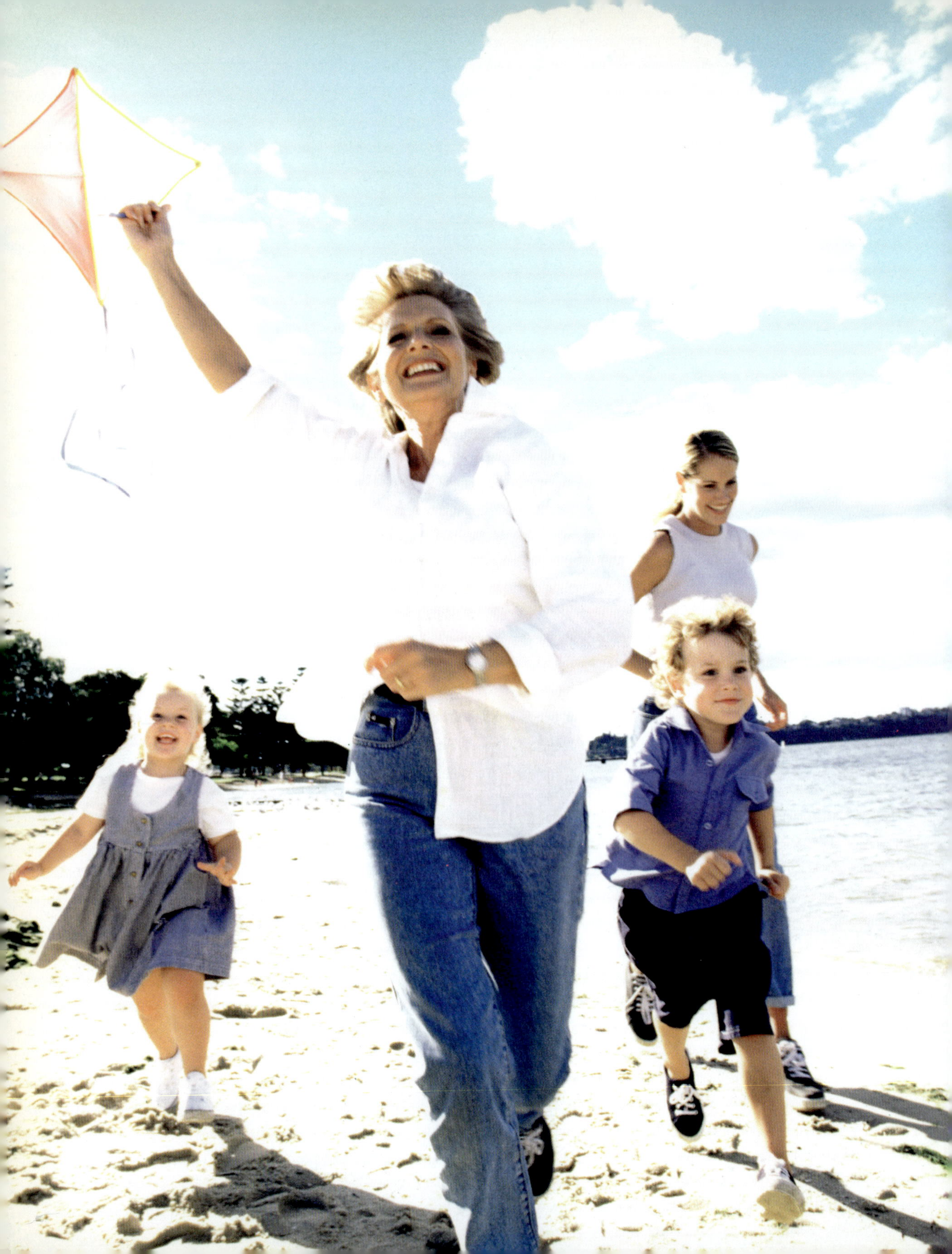

Artritis

Mejore su salud, alivie su dolor y disfrute de la vida

Howard Bird, Caroline Green, Andrew Hamer,
Alison Hammond, Janet Harkess, Mike Hurley,
Paula Jeffreson, Dorothy Pattison, David L. Scott

H. BLUME

Editora senior Janet Mohun
Editor Pip Morgan
Diseño Phil Gamble
Editora artística senior Helen Spencer
Editora ejecutiva en jefe Adèle Hayward
Editora artística en jefe Karla Jennings
Diseño DTP Traci Salter
Documentación gráfica Andrea Sadler
Ilustración médica Philip Wilson
Director de producción Luca Frassinetti

Traducción Luis Cebriá Tornos, Lucía Márquez de la Plata y Paloma Pérez del Real

Publicado por primera vez en el Reino Unido en 2006
por Dorling Kindersley Limited.

Título original: *Arthritis. Improve your health,*
ease pain, and live life to the full

Sector Foresta, 1
28760 Tres Cantos
Madrid - España

Tel.: 918 061 996
Fax: 918 044 028

www.hblume.es

ISBN-10: 84-89840-94-6
ISBN-13: 978-84-89840-94-2

Impreso en Singapur

H. BLUME

Prólogo

Son tantas las personas que padecen artritis en el Reino Unido, que podríamos esperar que se tratase de una enfermedad ampliamente conocida. Después de todo, afecta a 1 de cada 5 personas y son muy pocos los hogares que escapan a su influencia.

Todavía existen diversos mitos en torno a esta enfermedad: como que afecta sólo a las personas mayores, en su gran mayoría mujeres, y, lo más pernicioso de todo, que no podemos hacer nada frente a la artritis. Como alguien que ha padecido artritis desde los tres años y que ha trabajado en este campo durante décadas, puedo asegurarle que siempre podemos hacer algo para combatir la artritis.

Aclarar qué es lo que nos resultará beneficioso puede ser la parte más difícil. Todos somos diferentes y no existe ninguna fórmula mágica. Este libro le puede servir para comprender la artritis y explorar opciones que le pueden ayudar, a usted o a cualquier otra persona, a controlar la enfermedad de forma más efectiva. Este libro está escrito en un lenguaje sencillo y claro, e incluye los diferentes tipos de tratamientos disponibles, desde las últimas terapias hasta opciones que dependen de su propia iniciativa, como el ejercicio y la dieta.

Existen riesgos y beneficios inherentes a cualquier respuesta ante la artritis y los expertos que han contribuido en este libro así nos lo refieren. Aunque no exista una cura para la artritis, no deje que nadie le diga que no puede hacer nada para combatirla. Nada más lejos de la realidad.

N. J. Betteridge

NEIL BETTERIDGE
ARTHRITIS CARE

Índice

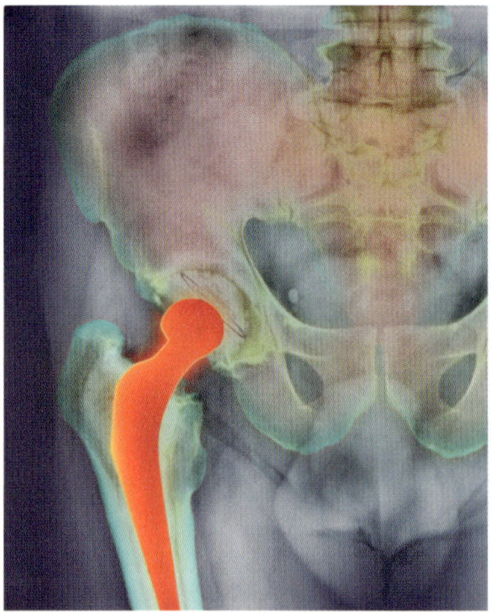

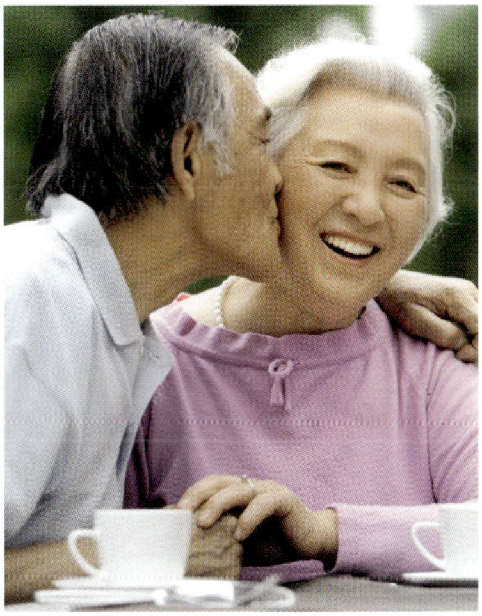

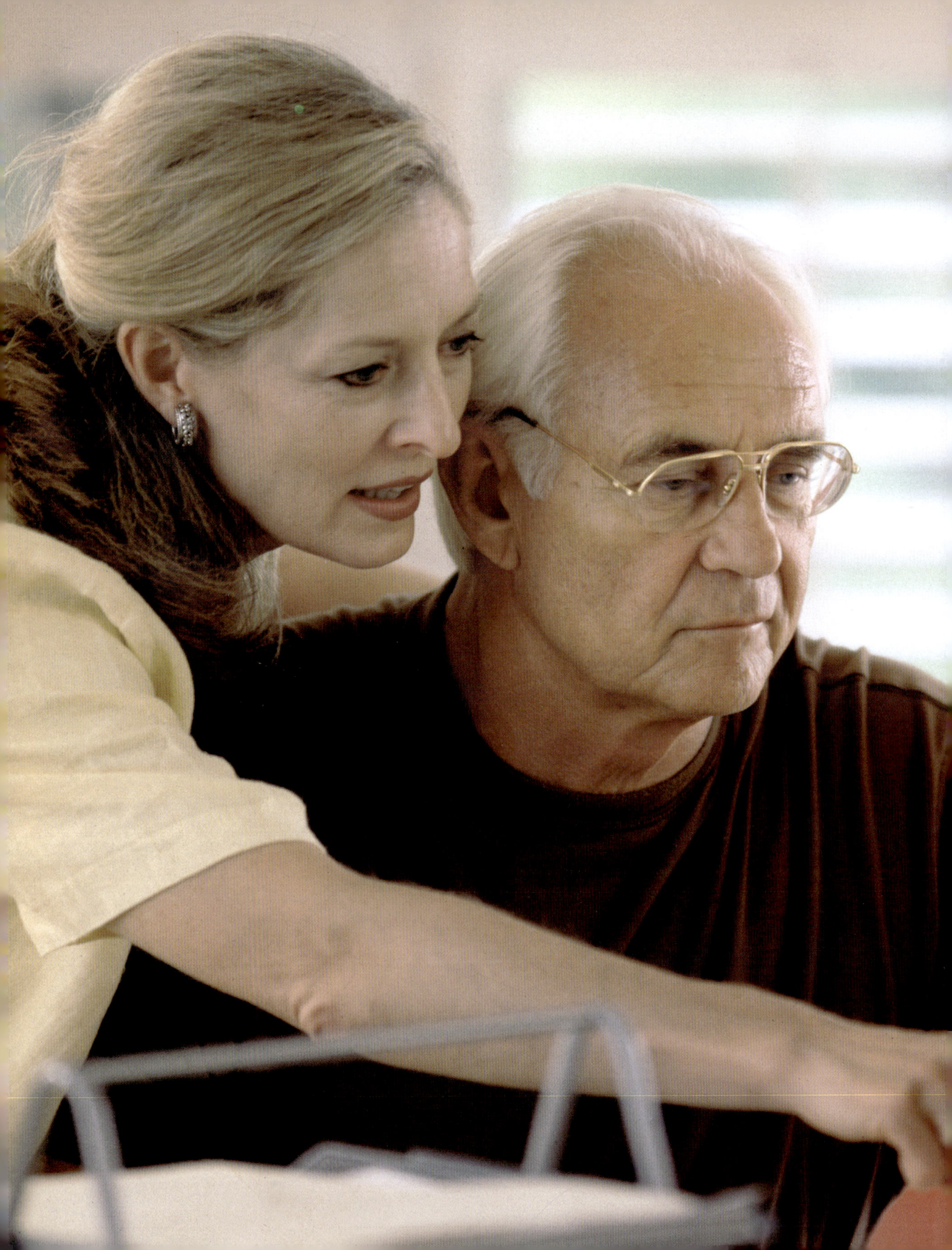

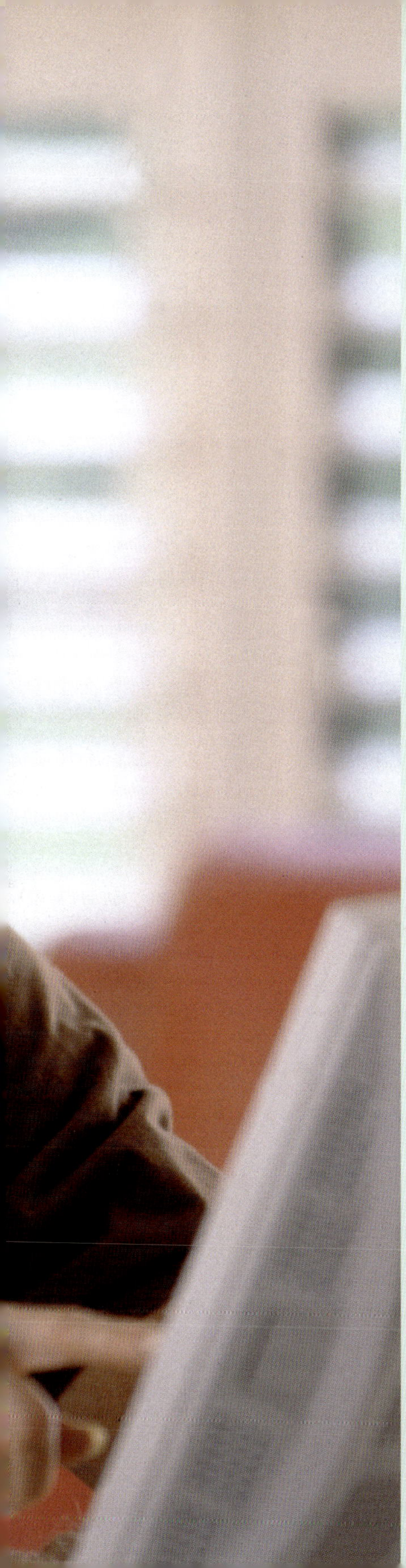

¿Qué es la artritis?

Nuestra comprensión de la artritis ha mejorado enormemente en los últimos 50 años. Antes se veía como una sola enfermedad, ahora se sabe que en realidad es un grupo de más de 200 dolencias. Esto ha ayudado a los médicos a ser más específicos al diagnosticar el tipo de artritis y a poder prescribir tratamientos individuales.

Aún no sabemos qué es lo que causa la artritis, aunque conocemos mucho mejor los factores de riesgo implicados –desde la herencia genética y el género hasta la obesidad y las infecciones–. Por ello, estamos mejor preparados para saber qué personas podrían desarrollar uno u otro tipo de dolencia artrítica.

Estos avances han ido de la mano de las innovaciones en técnicas de diagnóstico por imagen, de modo que hoy día la artritis puede detectarse antes y con mayor precisión. Los profesionales de la salud y las organizaciones que pueden ayudarle con su artritis han crecido en número y experiencia, y todos coinciden en que las personas con artritis que pueden comunicarse bien con sus médicos y especialistas tienen mayores probabilidades de llevar mejor su dolencia.

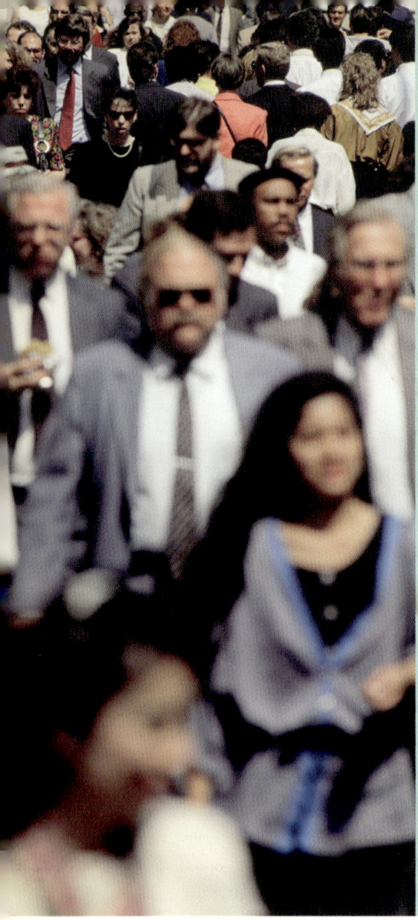

La comprensión de la artritis

La artritis no es una enfermedad simple sino un conjunto de numerosas enfermedades que pueden afectar a las articulaciones en cualquier fase de la vida, desde los primeros días de la infancia hasta las últimas etapas de la tercera edad. La artritis tiene dos síntomas característicos: el dolor en las articulaciones y la inflamación. Algunas personas con artritis tienen solamente dolor, pero la mayoría presenta una combinación de los dos. Para comprender el sentido de la artritis es importante conocer algunos conceptos básicos de información general, como son los tipos de articulaciones y las causas y consecuencias de la inflamación de las articulaciones.

Cualquiera puede padecer una artritis. Afecta a hombres y mujeres de todas las edades y, a veces, incluso a niños.

Las características de la artritis

El distintivo de la artritis es la inflamación de las articulaciones, de la que resulta el dolor y la hinchazón. Las personas con artritis también se quejan generalmente de rigidez de las articulaciones.

Los diferentes tipos de artritis pueden dividirse en tres grupos principales: inflamatoria, no inflamatoria y del tejido conjuntivo.

En la artritis inflamatoria hay un aumento del volumen de los tejidos blandos alrededor de una articulación. La rigidez es más notable por la mañana y puede durar una hora o más. La artritis inflamatoria puede ser aguda (a corto plazo), como la gota, o crónica (a largo plazo), como la artritis reumatoide.

Las formas no inflamatorias de artritis incluyen ligamentos desgarrados y osteoartritis. En esta última, encontramos más inflamación en los huesos y menos en tejido blando que en la artritis inflamatoria, y la rigidez aparece generalmente durante el descanso o después del ejercicio.

El tercer grupo abarca diversas enfermedades inflamatorias, como el lupus y la fibromialgia, que afectan al tejido conjuntivo.

Cuando solamente está involucrada una articulación, la enfermedad se conoce como monoartritis. Cuando están afectadas varias articulaciones, la enfermedad puede ser descrita como una poliartritis.

P&R

¿Afecta la artritis con mayor frecuencia a las mujeres que a los hombres?

Sí. Esto se debe principalmente a que la debilidad del sistema inmunológico es un factor importante. Muchas enfermedades en las que hay una inmunidad deficiente son tres veces más frecuentes en mujeres. Sin embargo, otros trastornos como anquilosis, espondilitis y gota son más comunes en hombres.

¿Qué articulaciones resultan afectadas?

La mayoría de las formas de la artritis afectan a las pequeñas articulaciones de manos y pies y a las grandes articulaciones de rodillas y caderas, aunque cualquier articulación puede verse involucrada.

Formas diferentes de artritis afectan a articulaciones diferentes. La osteoartritis, por ejemplo, afecta a las dos articulaciones distales de los dedos (las más alejadas de la base del dedo) y a la base del pulgar, así como a rodillas y caderas. La artritis reumatoide involucra a las dos articulaciones proximales de los dedos (la de la base del dedo y la media) y a los pulgares, y generalmente también a las muñecas. La gota afecta característicamente a la articulación de la base del dedo gordo del pie.

Retos para superar

Las personas con artritis a menudo tienen que enfrentarse a dificultades y cambios que pueden comprometer su estilo de vida, aunque muchos de ellos también pueden ser un desafío.

Hay cuatro razones principales para estos retos. Primero, el dolor y la inflamación limitan de inmediato lo que usted puede hacer. Segundo, el daño progresivo de sus articulaciones hace que sus músculos se debiliten, convirtiéndolos en menos activos. En tercer lugar, el dolor crónico le produce un desgaste y restringe la cantidad de ejercicio que usted es capaz de hacer. Finalmente, su tratamiento, tanto como las enfermedades relacionadas y asociadas, pueden interferir en su calidad de vida.

Muchas formas de artritis, particularmente la artritis reumatoide, están asociadas con cambios en la piel o en órganos internos porque afectan a todos los sistemas del organismo, no sólo localmente a las articulaciones.

¿A quién afecta la artritis?

Cualquiera puede padecer artritis. Afecta a hombres y mujeres de todas edades, y a veces incluso a niños

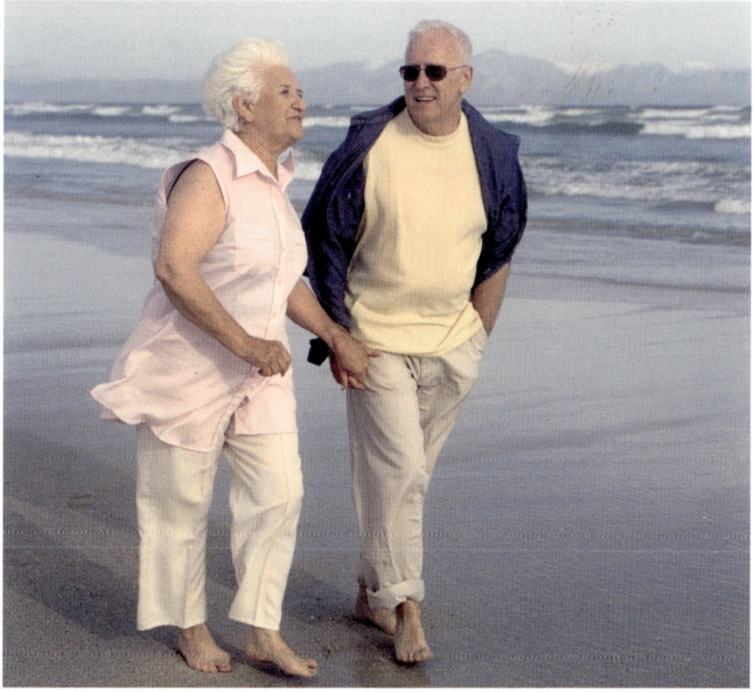

UNA ENFERMEDAD COMÚN
La artritis es una enfermedad común en todos los países el mundo y afecta principalmente a las personas en la tercera edad.

TIPOS DE ARTICULACIONES

Las articulaciones son los puntos del cuerpo en donde dos huesos entran en contacto. Muchas articulaciones tienen un espacio llamado cavidad sinovial entre los dos huesos. Estas articulaciones sinoviales, como la cadera y el codo, permiten el movimiento y proporcionan el soporte mecánico.

Algunas articulaciones, como las de la columna, están conectadas por medio de discos cartilaginosos y permiten algún movimiento; otras, como las de los huesos del cráneo, están rodeadas por tejido fibroso y no permiten ningún tipo de movimiento. En general, las articulaciones que permiten movimiento son las articulaciones implicadas en la artritis.

Todas las articulaciones sinoviales comparten una semejanza; la superficie de los dos extremos óseos que la integran está recubierta de una fina capa de cartílago, la membrana sinovial. Las capas más profundas de cartílago están preparadas para absorber los golpes.

Las articulaciones sinoviales se mueven de diferentes formas. Algunas, como la muñeca, tienen un amplio rango de movimientos, pero no se mueven mucho en cada dirección. Las articulaciones en bisagra, como el codo, permiten grandes movimientos, pero solamente en un único plano. Las articulaciones de cabeza y cavidad tienen un amplio rango de movimientos en varias direcciones.

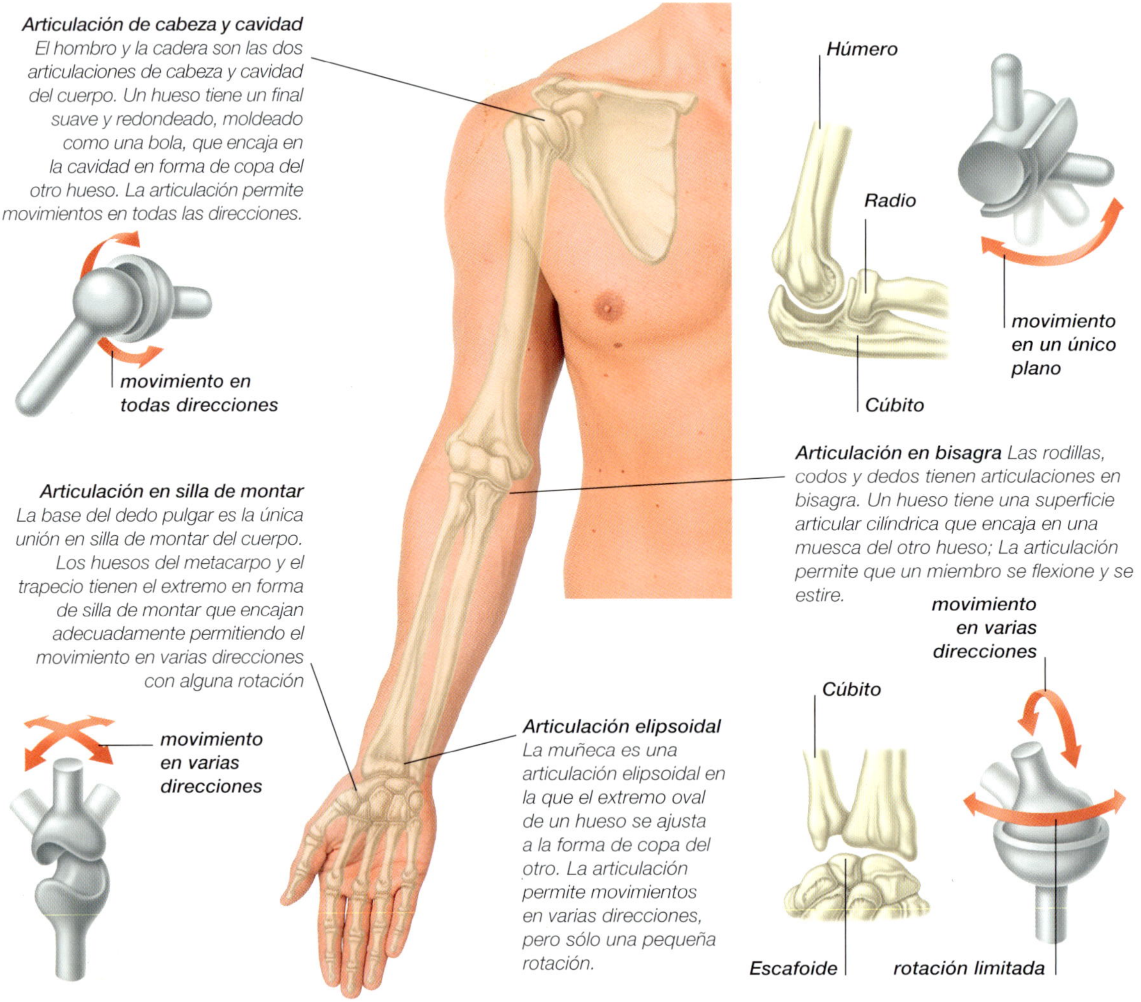

Articulación de cabeza y cavidad *El hombro y la cadera son las dos articulaciones de cabeza y cavidad del cuerpo. Un hueso tiene un final suave y redondeado, moldeado como una bola, que encaja en la cavidad en forma de copa del otro hueso. La articulación permite movimientos en todas las direcciones.*

Articulación en silla de montar *La base del dedo pulgar es la única unión en silla de montar del cuerpo. Los huesos del metacarpo y el trapecio tienen el extremo en forma de silla de montar que encajan adecuadamente permitiendo el movimiento en varias direcciones con alguna rotación*

Articulación en bisagra *Las rodillas, codos y dedos tienen articulaciones en bisagra. Un hueso tiene una superficie articular cilíndrica que encaja en una muesca del otro hueso; La articulación permite que un miembro se flexione y se estire.*

Articulación elipsoidal *La muñeca es una articulación elipsoidal en la que el extremo oval de un hueso se ajusta a la forma de copa del otro. La articulación permite movimientos en varias direcciones, pero sólo una pequeña rotación.*

(véase p. 182). Nadie sabe con seguridad por qué algunas personas contraen artritis y no otras, pero hay mucha información sobre quién corre un mayor riesgo.

Dependiendo de varios factores genéticos y ambientales, usted podría tener más probabilidad que otros de contraer un tipo especial de artritis. Estos factores de riesgo varían entre ciertas enfermedades, y también son diferentes según edades, sexos y grupos étnicos. (Para más información, vea tipos específicos de artritis.)

La artritis suele afectar a las personas en el último tramo de su vida, hecho al que contribuyen dos circunstancias. Primera, el comienzo de la artritis, especialmente la osteoartritis, ocurre principalmente en la vejez. Segunda, la artritis que las personas contraen cuando son jóvenes posee un efecto acumulativo a largo plazo que se mantiene a lo largo del tiempo.

¿Qué es la inflamación?

El proceso inflamatorio es la primera reacción de nuestros sistemas inmunológicos para combatir la infección o eliminar la irritación. La respuesta es esencial para nuestra supervivencia y nos ayuda a protegernos y a enfrentarnos a un amplio abanico de riesgos no deseados, como las enfermedades producidas por bacterias. En el curso normal de los acontecimientos, la inflamación disminuye y los tejidos afectados regresan a la normalidad.

Tradicionalmente, la inflamación se define por cinco características: enrojecimiento, calor, hinchazón, dolor, y pérdida de la función. En la artritis, solamente están presentes de una forma evidente la hinchazón y el dolor, siendo una consecuencia inevitable la pérdida de la función.

El enrojecimiento y el calor están causados por el incremento del aflujo de sangre a una parte especial del cuerpo, como una articulación. Los vasos sanguíneos que conducen la sangre hacia la articulación se dilatan, mientras que los que la drenan se estrechan. Estos cambios provocan que la articulación inflamada se hinche. Los glóbulos blancos se acumulan y liberan una gran cantidad de materiales activos en la articulación inflamada. La combinación de la hinchazón del tejido y las sustancias activas de los glóbulos blancos son responsables de que la articulación duela.

LA ARTICULACIÓN SANA

El cartílago y el líquido sinovial tienen un papel importante en la salud de la articulación. El cartílago que protege la superficie articular de los huesos tiene que estar suave, elástico y firme. El líquido proporciona los nutrientes que los cartílagos necesitan para renovarse y filtra los desechos cuando sus capas superficiales se desgastan. El movimiento de la articulación presiona y libera el cartílago como si fuera una esponja, permitiendo que el alimento llegue a las capas más profundas y que se eliminen los desechos.

ARTICULACIÓN SINOVIAL
Este corte muestra las características principales de las articulaciones sinoviales (con movilidad libre).

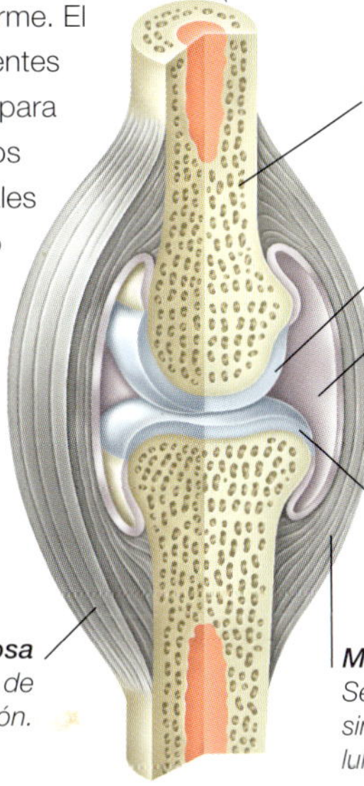

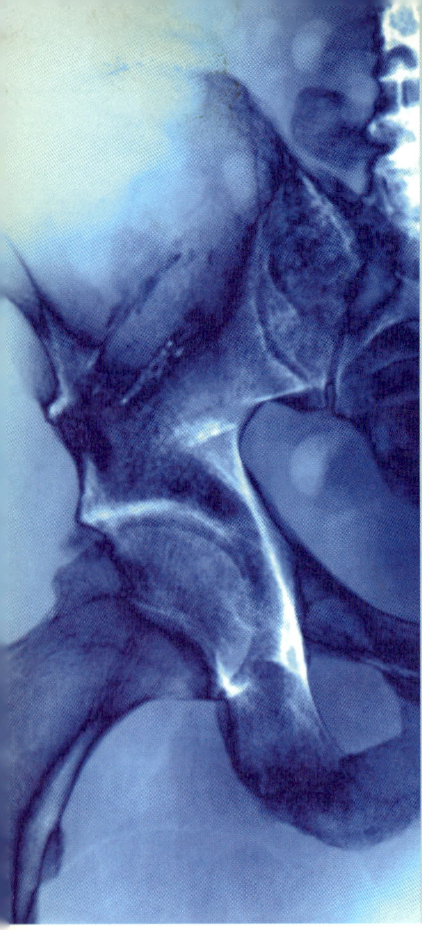

Los principales tipos de artritis

La artritis es una enfermedad muy común, de la que existen 200 tipos identificables. Sin embargo, solamente algunos como la osteoartritis y la artritis reumatoide afectan a un número significativo de personas. La artritis se desarrolla en diversas circunstancias y por varias razones: el desgaste de los huesos en una articulación, la inflamación crónica de los tejidos blandos alrededor de una articulación, la predisposición genética, la acumulación de cristales en una articulación y por una infección en una articulación. Por consiguiente, hay muchas enfermedades que se categorizan bajo la denominación de artritis.

Un traumatismo, una lesión importante o una operación en una articulación puede desembocar, más tarde, en una osteoartritis en esa zona.

Osteoartritis

La osteoartritis, conocida también como artrosis*, es la forma más común de artritis. Está considerada una afección degenerativa por el «uso» y está relacionada con el envejecimiento, aunque hay personas jóvenes que también pueden desarrollarla, generalmente después de una lesión.

Si usted padece artrosis encontrará que, probablemente, sólo esté afectada una articulación o un número limitado de articulaciones. Lo más probable es que sean las articulaciones del extremo de sus dedos, la articulación de la base del pulgar, las caderas o las rodillas.

La osteoartritis es más común en la rodilla que en la cadera; sufrirla al mismo tiempo en caderas y rodillas afecta a un 10-20 por 100 de personas mayores de 65 y son una de las causas principales de dolor y de incapacidad en personas de edad.

Alrededor de 4 millones de personas en España tienen osteoartritis, pero solamente una parte busca tratamiento activamente. Los demás no se dan cuenta de que la tienen ya que no sufren ningún dolor, si bien se suele detectar cuando se hacen radiografías por cualquier otra razón.

Factores de riesgo

Generalmente, tienen que existir algunos factores de riesgo antes de que se desarrolle la osteoartritis. Los factores principales incluyen edad, sexo, obesidad, ocupación,

* En castellano, la acepción vulgar del término inglés *osteoarthritis* corresponde al término artrosis, aunque también se puede utilizar el de osteoartritis. *[N. del T.]*

P&R

¿Es posible que mi osteoartrosis empeore con los cambios de tiempo?

El tiempo frío y húmedo puede hacer que sus articulaciones le molesten más, aunque no hay evidencias serias que sugieran que la osteoartritis pueda verse afectada. Con frecuencia las personas piensan que si se mudan a un clima seco y caliente su artritis mejorará. Sin embargo, la osteoartritis es una enfermedad común tanto en las regiones cálidas como en las de clima frío.

PUNTOS DE LA ARTRITIS

La osteoartritis (p. opuesta) y la artritis reumatoide (véase p. 18) tienden a afectar a ciertas articulaciones, aunque cualquier articulación podría estar involucrada. Las más afectadas son las caderas, las rodillas, manos y pies. La artritis reumatoide se centra en un rango más amplio de articulaciones y varía considerablemente de una persona a otra. Las manos y los pies están a menudo involucrados, así como las muñecas, tobillos, hombros y rodillas. Es menos frecuente en pies, codos, mandíbulas y huesos del cuello y de la región lumbosacra.

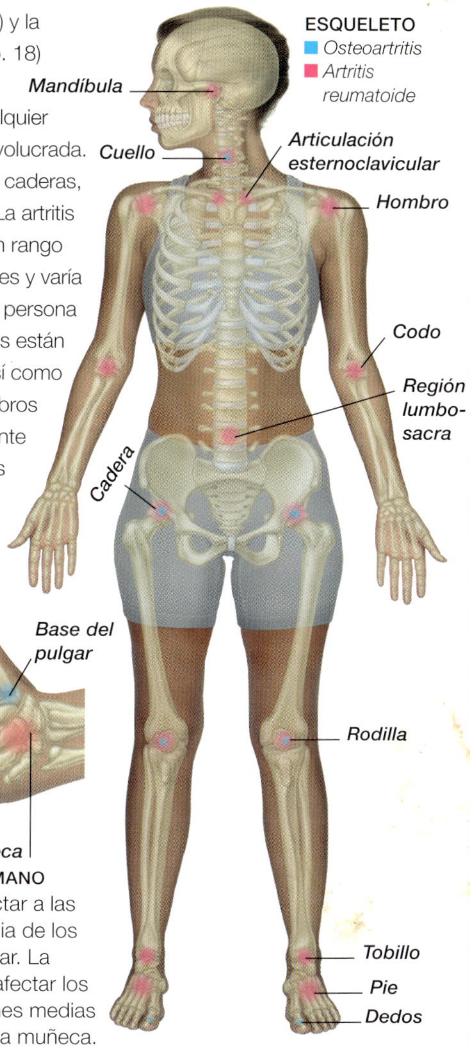

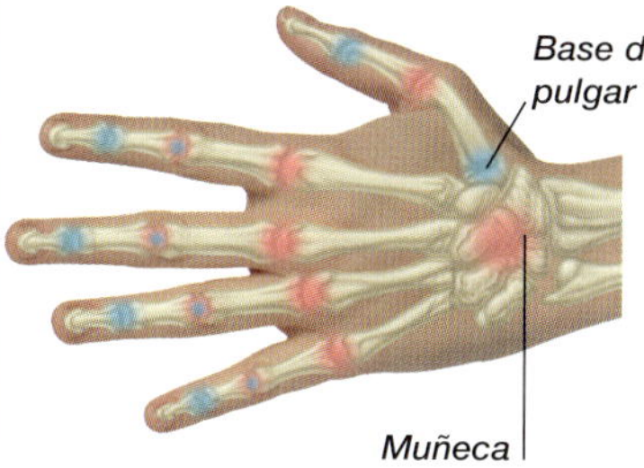

ARTICULACIONES DE LA MANO
La osteoartritis puede afectar a las articulaciones distal y media de los dedos y a la base del pulgar. La artritis reumatoide podría afectar los nudillos y a las articulaciones medias de los dedos, así como a la muñeca.

factores genéticos, traumatismos, o cualquier inflamación previa de una articulación.

■ **EDAD** El factor de riesgo dominante de la osteoartritis es la edad. Generalmente empieza después de los 45 años y aumenta progresivamente conforme se va teniendo más edad. La mayoría de las personas de más de 65 años tienen alguna evidencia de osteoartritis. Cuanto más se alargue el tiempo de vida de las personas, más común será la osteoartritis, probablemente porque sufrirán una progresiva debilidad muscular y serán menos capaces de reparar los tejidos gastados o dañados.

■ **SEXO** Para la mayoría de las articulaciones, especialmente las de las rodillas y las manos, la osteoartritis es más común –y también más grave– en las mujeres que en los hombres.

■ **OBESIDAD** Aquellas personas que están un 25 por 100 por encima de su peso tienen un riesgo notablemente mayor de osteoartritis. Esto puede ser debido a la presión del exceso de peso sobre las articulaciones. La rodilla corre el mayor riesgo. Al mismo tiempo, las personas con sobrepeso u obesas aumentan la posibilidad de que la osteoartritis empeore una vez que se haya desarrollado.

■ **TRAUMATISMO** Una lesión importante o una operación en una articulación puede desembocar, más tarde, en una osteoartritis en esa zona. Una actividad dura y repetitiva, puede dañar una articulación y hacerla

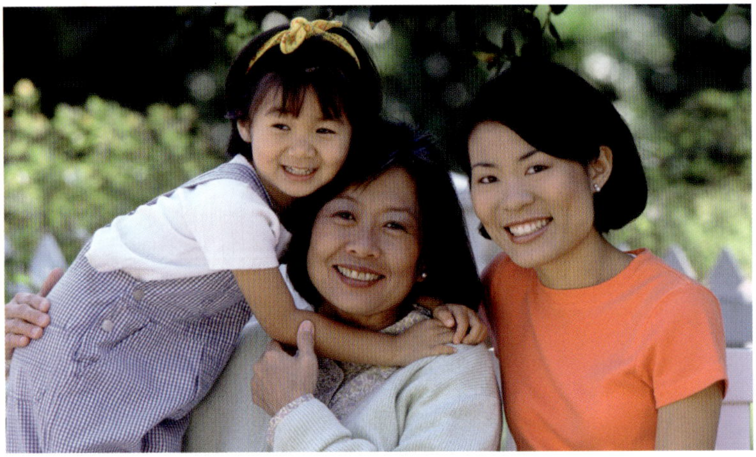

FACTORES GENÉTICOS
La osteoartritis nodal es una enfermedad que puede ser heredada, principalmente por las mujeres de la familia.

En la osteoartritis la superficie del cartílago se erosiona y se desgasta, por lo que los huesos que recubría dicho cartílago comienzan a rozarse entre sí.

propensa a sufrir osteoartritis. Si hace ejercicio antes de que la lesión de una articulación haya tenido tiempo de curarse adecuadamente, también puede desarrollar osteoartritis en dicha articulación.

Ocupaciones como trabajar en el campo hacen más probable la osteoartritis de cadera; los jugadores de fútbol son propensos a la osteoartritis de rodilla. Las ocupaciones que implican doblar la rodilla, ponerse en cuclillas y levantar objetos pesados también pueden producir osteoartritis de rodilla.

■ **GENÉTICA** La presencia de ciertos genes desempeña un papel en la forma común de la osteoartritis nodal (véase p. 18) que afecta, principalmente, a las manos de mujeres de edad madura. En la osteoartritis de rodilla y cadera la herencia tiene un papel menos importante, aunque no carente de peso. También la osteoartritis general tiene, probablemente, una base genética.

Los genes que posiblemente están involucrados en las formas comunes de osteoartritis incluyen el gen receptor de la vitamina D, los genes del factor de crecimiento insulínico, los genes de proteína oligomérica del cartílago y la región HLA (véase p. 200). Hay algunas formas muy poco frecuentes pero graves de osteoartritis que empiezan a una edad temprana, presentándose en el seno de algunas familias. Estarían vinculadas a genes únicos que afectan a la proteína del colágeno, componente esencial del cartílago sano.

¿Qué ocurre?

La osteoartritis se desarrolla con frecuencia de forma insidiosa y es diferente dependiendo de la persona: algunas tienen solamente los síntomas menores, pero en otras la enfermedad puede ser muy grave.

Comienza por el cartílago que cubre los finales de los huesos en una articulación. El cartílago sano deja que los huesos resbalen entre sí y absorbe la energía del movimiento. En la osteoartritis, la superficie del cartílago se debilita y se erosiona provocando que los huesos que están debajo comiencen a contactar entre sí. Los resultados son el dolor, la hinchazón, y la disminución del movimiento. La hinchazón

P&R

El último invierno me lesioné la rodilla mientras esquiaba. ¿Significa esto que puedo acabar desarrollando una osteoartritis?

Sí, es posible, principalmente si se ha dañado el cartílago. Además, si no esperó a que su lesión se curara completamente antes de volver a hacer ejercicio físico, es más probable que la articulación se vea afectada por la osteoartritis, aunque nadie puede decir cuándo.

es generalmente el resultado de bultos que se forman sobre el hueso, aunque a veces se puede atribuir al aumento de líquido en la articulación. En algunos casos, la articulación hace un ruido anormal, como un crujido, cuando se mueve. Las articulaciones afectadas pueden volverse rígidas después del ejercicio; a esto se le llama «congelarse». Algunas personas con osteoartritis se sienten rígidas por la mañana, pero este entumecimiento dura solamente algunos minutos. La osteoartritis no afecta a los órganos internos.

A veces, la articulación afectada pierde su forma normal y se desfigura. Con frecuencia se forman pequeños espolones, llamados osteofitos, al final de los huesos. Pueden desprenderse pequeños trozos de cartílago o hueso y flotar en el espacio articular, causando dolor adicional y lesiones. De alguna forma la osteoartritis representa un fallo de las articulaciones, que puede ser mínimo o completo, dependiendo de su gravedad.

Osteoartritis de la rodilla

Cuando la osteoartritis afecta a la rodilla, particularmente a personas que se encuentran entre los 50 y los 70 años, puede ser muy complicada. La osteoartritis de la rodilla es más frecuente en las mujeres que en los hombres y afecta, generalmente, a ambas rodillas.

Usted podría tener más posibilidad de desarrollar osteoartritis de rodilla si tiene sobrepeso, presenta osteoartritis en otra articulación o si ha sufrido una lesión practicando deporte u una intervención quirúrgica en la rodilla, sobre todo si le han extraído el cartílago. A menudo, sin embargo, no hay una causa obvia. El dolor se siente, generalmente, en la parte delantera y en los laterales de la rodilla. En las etapas posteriores, las rodillas pueden quedarse flexionadas y deformadas.

Osteoartritis de la cadera

La osteoartritis de la cadera afecta por igual a hombres y mujeres. Puede empezar a los 40 aunque normalmente comienza más tarde. Pueden estar afectadas, con igual probabilidad, una o ambas

LA OSTEOARTRITIS DE CADERA

El desgaste mecánico puede hacer que el cartílago de la articulación de la cadera se deteriore y deje el hueso al descubierto; el espacio entre la cabeza del fémur y la cavidad de la pelvis se reduce hasta el punto de que ambos se tocan. El roce y el deterioro conducen a que se desarrollen espolones de hueso u osteofitos. La cadera duele y se restringen sus movimientos. Los calmantes pueden aliviar algo el dolor, pero en los casos más severos se necesitará cirugía para reemplazar la cadera (véase p. 92).

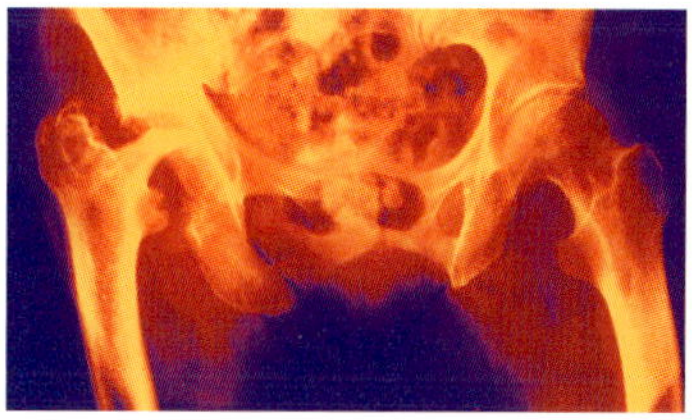

CADERA OSTEOARTRÍTICA
La radiografía de una articulación de cadera con osteoartritis muestra el estrechamiento del espacio entre la cabeza del hueso del muslo y la cavidad articular de la pelvis.

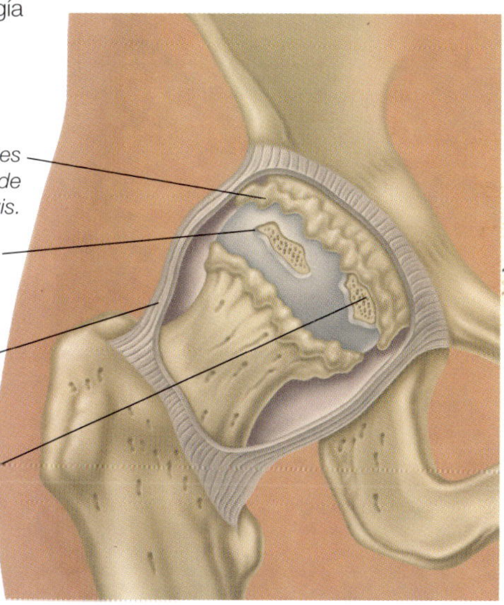

CÁPSULA ARTICULAR DE UNA OSTEOARTRITIS DE CADERA

caderas. Algunos problemas de cadera presentes ya en el momento del nacimiento, o que se han desarrollado en la infancia, podrían desembocar más tarde en osteoartritis. Algunas personas tienen características anatómicas que les predisponen a la osteoartritis. Por ejemplo, en algunos casos, la zona de encaje del hueso de la cadera o acetábulo –la copa de la cavidad pélvica en la que la cabeza del hueso de muslo se asienta– no está tan bien desarrollada como debería.

El dolor de cadera de la osteoartritis normalmente aparece en la parte delantera de la ingle, pero también puede aparecer en la nalga o en la rodilla, considerándose entonces un dolor «derivado».

Osteoartritis de las manos

Esta enfermedad, que afecta principalmente a mujeres, suele comenzar a finales de los 40 o a comienzos de los 50, a menudo en torno a la época de la menopausia (véase p. 192). Afecta principalmente a la articulación en la base del pulgar y a las articulaciones de los extremos de los dedos. Aunque aparecen nudos en los dedos y a veces se tuercen ligeramente, conservan un buen funcionamiento y pocas veces causan problemas a largo plazo.

La osteoartritis nodal afecta a las articulaciones del dedo. Estas articulaciones están inflamadas y sensibles, especialmente al principio y luego desarrollan inflamaciones óseas firmes y nudosas. Cuando afecta a las articulaciones de los extremos de los dedos, aparecen los llamados nódulos de Heberden –médico británico del siglo XVIII que fue el primero en describirlos–. En algunos casos, aparecen hinchazones óseas similares –conocidas como nódulos de Bouchard en honor al patólogo francés del siglo XIX– en las articulaciones medias de los dedos. Antes de que estos dos tipos de nódulos se formen, las articulaciones están relativamente libres de dolor y son menos «sensibles».

Las personas con osteoartritis nodal en la madurez son más propensas a desarrollar osteoartritis de rodilla durante la vejez.

Artritis reumatoide

Unas 200.000 personas en España tienen artritis reumatoide, siendo la forma más común de artritis inflamatoria. Aunque se desconoce la causa, generalmente se admite que es una enfermedad autoinmune, en la que el cuerpo comienza a atacarse a sí mismo, si bien no hay evidencia completa de ello.

La artritis reumatoide puede presentarse a cualquier edad, pero es más común en la edad madura. Generalmente están implicadas muchas articulaciones (véase p. 15). Es una enfermedad a largo plazo (crónica) que se caracteriza por la inflamación persistente de las articulaciones. El resultado de la enfermedad, cuando se padece durante un largo periodo de tiempo, es un daño irreversible en las articulaciones.

Factores de riesgo

El sexo, la genética y la edad son los factores de riesgo más importantes de la artritis reumatoide. Otros riesgos son fumar mucho, la obesidad, haber recibido transfusiones de sangre y un periodo fértil breve en mujeres asociado con niveles bajos de hormonas reproductoras. Se han propuesto como factores de riesgo beber café y los traumatismos, aunque las pruebas no son concluyentes.

■ **SEXO** Un factor de riesgo dominante es el sexo: el 70 por 100 de las personas con artritis reumatoide son mujeres. La gran mayoría de los afectados está entre los 45 y 60 años. La tasa de incidencia aumenta vertiginosamente cuando las personas se hacen mayores, especialmente en hombres.

■ **GENÉTICA** Los genes desempeñan un papel importante en el desarrollo de la artritis reumatoide. Los factores genéticos explican hasta un 60 por 100 de la predisposición a la artritis reumatoide (véase p. 200). La enfermedad está firmemente relacionada, al parecer, con la presencia de una proteína de la superficie en los glóbulos blancos (leucocitos) llamada HLA-DR4. Muchas pruebas indican que la genética contribuye sobre todo a la gravedad de la enfermedad, más que a la predisposición a sufrirla.

■ **EDAD** La artritis reumatoide puede comenzar a cualquier edad. Tradicionalmente se pensaba que la enfermedad se producía en el adulto joven, con un pico máximo de inicio entre 20 y 45 años. Por razones desconocidas, esto ha cambiado y la edad media de inicio ha aumentado a los 60 años.

¿Qué ocurre?

La membrana sinovial de una o más articulaciones se inflama, causando dolor, hinchazón y rigidez. En las primeras etapas,

ARTRITIS REUMATOIDE DE LAS MANOS

La artritis reumatoide afecta generalmente a varias articulaciones, con frecuencia a las mismas articulaciones de la misma forma –aunque no siempre simultáneamente– a ambos lados del cuerpo. Si bien las articulaciones afectadas varían según las personas, determinadas articulaciones están normalmente más involucradas que otras. En la mano, esto incluye la base del pulgar, las articulaciones medias de los dedos, los nudillos y las muñecas. Conforme la artritis reumatoide se desarrolla, el cartílago se daña y las articulaciones se hinchan y se inflaman, causando dolor y restringiendo los movimientos. El movimiento de la mano puede causar un sonido chirriante llamado crujido. Con el tiempo, los dedos tienden a doblarse alejándose del pulgar.

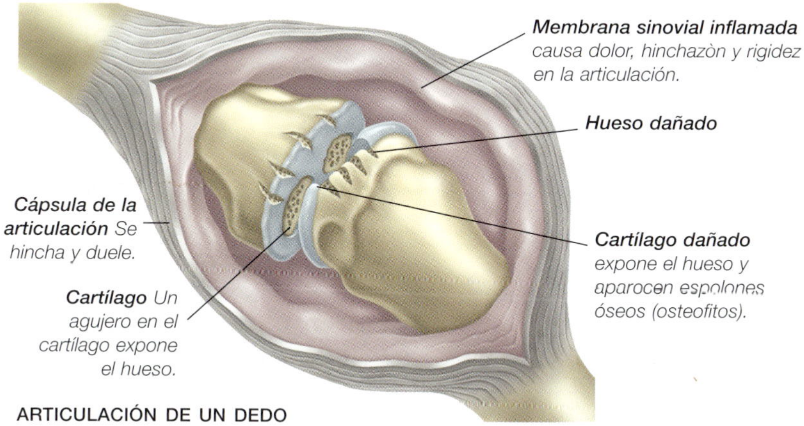

ARTICULACIÓN DE UN DEDO

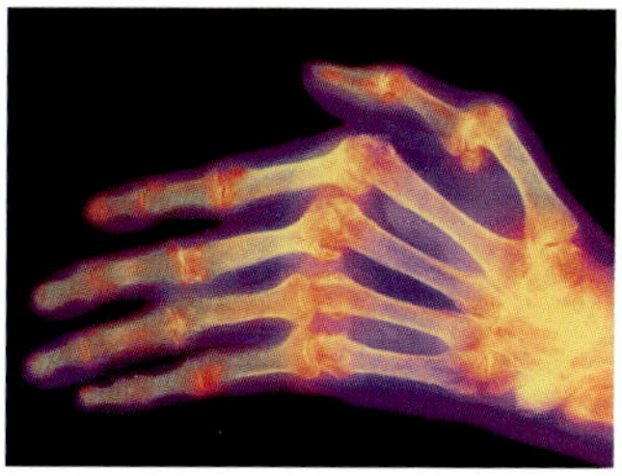

MANO AFECTADA POR ARTRITIS REUMATOIDE

Esta radiografía de una mano con artritis reumatoide severa muestra la hinchazón e inflamación de las articulaciones (naranja) que son características de la enfermedad. Cuando el cartílago se deteriora, los huesos se dañan.

MITO O REALIDAD

MITO

La artritis inflamatoria afecta solamente a las articulaciones.

REALIDAD

La artritis inflamatoria afecta también a otras partes del cuerpo. Esto se denomina afectación extra-articular e incluye:

- Nódulos reumatoides, debidos a la presión prolongada sobre la piel en varios lugares (por ejemplo: codos). Esto le sucede, aproximadamente, al 20 % de las personas con artritis reumatoide e indica una enfermedad grave.
- Sequedad de ojos y boca, debido al fallo de las glándulas lacrimales y salivares (véase también p. 31)
- Inflamación de los vasos sanguíneos (véase Vasculitis, p. 34) y daños asociados a los órganos que irrigan.
- Sensación general de estar enfermo; excesivo cansancio; depresión.

la hinchazón implica solamente al tejido blando y puede haber un aumento de fluido en la articulación (un derrame).

La rigidez es característica de cualquier tipo de artritis inflamatoria y se presenta generalmente por la mañana; puede durar una o dos horas, pero en casos graves puede persistir todo el día. La inflamación se extiende a las vainas sinoviales que protegen y lubrican los tendones que unen los huesos de las articulaciones con los músculos que los mueven.

Cuando la enfermedad avanza, la inflamación persiste por alguna razón desconocida provocando un daño progresivo y generalmente irreversible de las articulaciones. Cuanto mayor es la inflamación, mayores son los riesgos de lesiones. Conforme se dañan y van fallando las articulaciones, van apareciendo las hinchazones óseas y la deformidad. Los músculos se debilitan, en parte debido a la falta de uso y en parte debido a los efectos de una enfermedad inflamatoria generalizada.

La artritis reumatoide se inicia de diferentes maneras. Generalmente comienza despacio con un dolor intermitente e hinchazón en algunas articulaciones, especialmente en los dedos, muñecas y pies. Los síntomas empeoran gradualmente hasta que el individuo tiene claro que hay algo mal en sus articulaciones. Aproximadamente en un 20 por 100 de los casos la enfermedad comienza repentinamente: un día el individuo está bien y al día siguiente tiene numerosas articulaciones doloridas, hinchadas y rígidas.

En algunas personas la enfermedad empieza de formas menos habituales. Por ejemplo, podría afectar solamente a una articulación. En otros, la enfermedad viene y se va repetidamente, a menudo durante varios años, antes de llegar a ser persistente. Ocasionalmente empieza con dolor y rigidez alrededor de los hombros e imita una enfermedad conocida como polimialgia reumática.

La forma de progresión de la enfermedad es variable. Algunas personas tienen una enfermedad leve con pocos problemas y pueden llevar vidas normales. Para otras, la enfermedad puede entrar en un periodo de remisión sostenida, sin recaídas; o cursar intermitentemente, con recaídas seguidas de mejorías que no duran mucho.

Muchas personas sufren una artritis crónica persistente, en la que la actividad constante de la enfermedad se recrudece de vez en cuando. Aunque no es muy normal, algunas personas tienen una enfermedad grave persistente que permanece activa a pesar de los esfuerzos terapéuticos.

Discapacidad

Tomadas en su conjunto, la inflamación y las lesiones en las articulaciones causan una notable discapacidad. Esta cambia con el tiempo y es diferente para cada individuo dependiendo de la manera exacta en que las articulaciones están afectadas. Algunas personas con artritis reumatoide son incapaces de hacer las cosas normales. La incapacidad es también psicológica y social. Por ejemplo, muchas personas, aunque no todas, que tienen artritis reumatoide encuentran difícil trabajar y algunas tendrán dejar su trabajo por la enfermedad. (véase El día a día, p. 134.)

Espondilitis anquilosante

Esta enfermedad inflamatoria afecta, predominantemente, a la espina dorsal y puede producir rigidez notable o incluso la fusión de la espina dorsal (véase Rigidez de la espina dorsal, derecha). «Anquilosante» es otra forma de decir que causa rigidez, mientras que «espondilitis» significa inflamación de la espina dorsal.

La causa de la espondilitis anquilosante es desconocida. A diferencia de la artritis reumatoide, el trastorno no está relacionado con la presencia de ningún factor reumatoide en la sangre (véase p. 41); tampoco presenta características autoinmunes. Las dos articulaciones sacroilíacas que conectan la espina dorsal a la pelvis y no tienen cavidad sinovial están también implicadas.

Alrededor de 100.000 adultos en España tienen esta enfermedad. Algunos estudios apuntan a que la padecen 1 de cada 1.000 adultos, mientras otros sugieren que una versión leve de espondilitis anquilosante afecta hasta al 1 por 100 de los adultos.

Factores de riesgo

La genética y el sexo son los principales factores de riesgo. Está a veces relacionada con alguna infección, por lo que algunos expertos piensan que puede haber un desencadenante infeccioso.

■ **GENÉTICA** Un gen denominado HLA-B27 desempeña un papel importante en la enfermedad. Hasta el 95 por 100 de los que padecen espondilitis anquilosante tienen el gen, frente al 10 por 100 de la población general.

■ **GÉNERO** La espondilitis anquilosante afecta más a los hombres, particularmente entre los 20 y los 30 años. La proporción de hombres y mujeres con espondilitis anquilosante es aproximadamente de 5 a 1. Cuando la enfermedad afecta a

RIGIDEZ DE LA ESPINA DORSAL

En la espondilitis anquilosante, las articulaciones entre las vértebras se inflaman, comenzando en las articulaciones sacro-ilíacas donde la columna se une a la pelvis. Los ligamentos acumulan sales de calcio y se endurecen. Aparecen formaciones óseas cuando la inflamación baja. La espina dorsal se osifica y se hace inflexible. En los casos graves, las articulaciones podrían soldarse e impedir el movimiento. Las articulaciones que conectan las vértebras a las costillas pueden inflamarse, lo que dificulta la respiración.

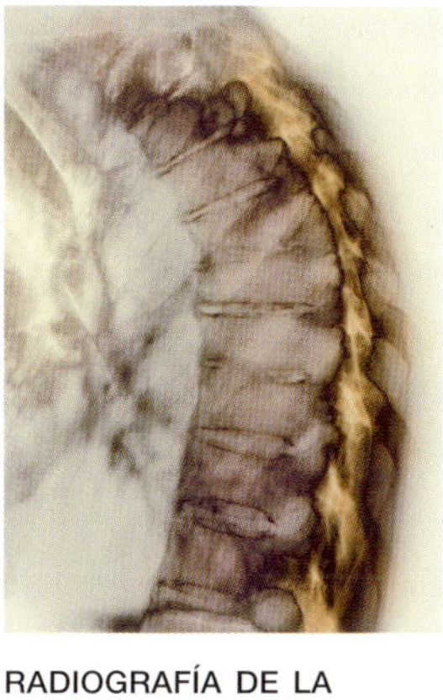

RADIOGRAFÍA DE LA COLUMNA VERTEBRAL Esta radiografía de la región lumbar de una columna con espondilitis anquilosante muestra la severa deformidad de las vértebras, con la columna inclinada hacia delante y arqueada.

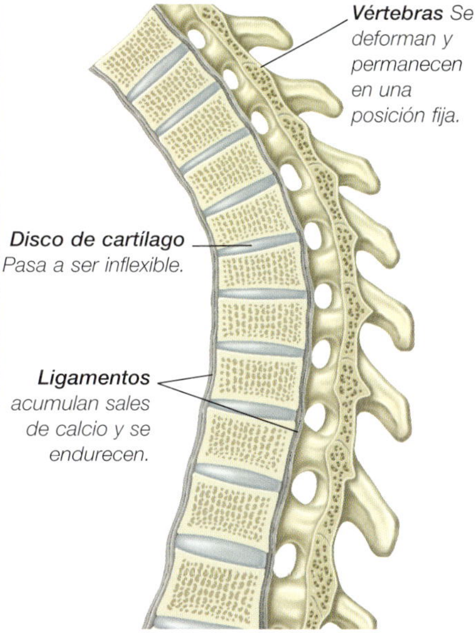

CORTE TRANSVERSAL (VISTA LATERAL) DE LA ESPINA DORSAL

mujeres, tiende a ser más suave que en los hombres.

¿Qué ocurre?

Las características iniciales de la espondilitis anquilosante son rigidez, dolor constante en la parte baja de la espalda y limitación de los movimientos de la espina dorsal. La rigidez está presente por la mañana y dura, a menudo, varias horas.

Algunas personas con espondilitis anquilosante tienen solamente molestias leves y dolor que progresa despacio durante meses o años. Otros tienen una enfermedad más activa que provoca sensaciones de enfermedad, fatiga y posible pérdida del peso.

Además, el trastorno está relacionado con la aparición de iritis, que causa una aguda inflamación y enrojecimiento del ojo y requiere asistencia médica inmediata para evitar un daño permanente del mismo.

Con el tiempo, la enfermedad podría mejorar o causar solamente una rigidez menor; o puede agravarse conforme la rigidez avanza, con limitación del movimiento de la espina dorsal, que tiene como resultado una posición encorvada, una columna redondeada y un pecho aplanado. La artritis de otras articulaciones, como la rodilla o la cadera, normalmente se solventan con el tiempo. Sólo muy pocos pacientes desarrollan una artritis progresiva que destruya sus articulaciones.

Artritis psoriásica

La artritis psoriásica no es un trastorno común. Es una artritis inflamatoria relacionada con la enfermedad cutánea llamada psoriasis, aunque no siempre es así y, en la mayoría de los casos, no es una consecuencia. De hecho, a veces la artritis se desarrolla primero. Aproximadamente 1 de cada 50 personas tiene psoriasis; de éstas, aproximadamente, 1 de cada 14 contrae una artritis psoriásica.

La artritis psoriásica afecta a hombres y mujeres por igual y empieza, generalmente, en la madurez. La causa es desconocida aunque, probablemente, la genética desempeña un pequeño papel. Al igual que la espondilitis anquilosante puede estar desencadenada por una infección.

¿Qué ocurre?

Muchas personas con artritis psoriásica experimentan una inflamación de una o dos articulaciones, como la rodilla o el tobillo. En otras personas, afecta a la articulación del final de los dedos (véase izquierda). A veces, se ven comprometidas muchas articulaciones y la enfermedad es similar a la artritis reumatoide.

Aproximadamente un tercio de las personas con artritis psoriásica también tienen una enfermedad de la columna vertebral, con dolor en la espalda o en el cuello debido a la inflamación vertebral. Los tendones, y el lugar de su inserción en los huesos, también pueden inflamarse. Esto puede causar dolor en el tendón de Aquiles, en los talones y alrededor de la cabeza del fémur.

Gota

La gota es una enfermedad con una causa claramente identificada:

la presencia de cristales de ácido úrico en el líquido sinovial de una articulación. La gota afecta a las articulaciones, particularmente a la del dedo gordo del pie, donde puede ser muy dolorosa. A decir verdad, durante un ataque agudo, esta enfermedad puede ser la artritis más dolorosa de todas.

La gota es un trastorno del metabolismo del ácido úrico. En España afecta a unas 100.000 personas y generalmente se desarrolla en la madurez. La gota está precedida generalmente por un periodo de niveles de ácido úrico altos en sangre. Está, en general, relacionada con varios factores relativos al estilo de vida, como el comer carne roja y beber alcohol en exceso.

Factores de riesgo

La genética y el sexo son los factores de riesgo más importantes. La frecuencia de la gota aumenta con la edad. Parte del ácido úrico que contribuye a la gota proviene de la abundante ingesta de purinas, moléculas esenciales que se encuentran en las lentejas, alubias secas, sardinas, mariscos y vísceras. La mayor parte del ácido úrico se produce en el interior del cuerpo cuando las purinas y proteínas se rompen.

- **GENÉTICA** Muchas personas con gota tienen una predisposición heredada a presentar unos elevados niveles de ácido úrico.
- **SEXO** La gota es aproximadamente tres veces más común en los hombres que en mujeres. Es muy raro que la gota afecte a las mujeres antes de la menopausia.
- **TRATAMIENTO MÉDICO** Los niveles de ácido úrico podrían aumentar después de un tratamiento médico.

P&R

¿Todas las personas que tienen el ácido úrico alto tienen gota?

No. Curiosamente, muchos pacientes que han tenido un ataque agudo de gota no han tenido una subida de los niveles de ácido úrico. Sin embargo, es verdad que cuando suben los niveles de ácido úrico se tiene una mayor posibilidad de sufrir un ataque de gota.

El tratamiento del cáncer hace que las células se destruyan y se liberen las purinas del ADN. Los diuréticos tiazídicos para la hipertensión, como la bendrofluazida, también aumentan los niveles de ácido úrico.

¿Qué ocurre?

La gota puede ser desencadenada por una enfermedad, una intervención quirúrgica, un traumatismo o un desarreglo metabólico. La gota aguda produce angustia. Hay un comienzo repentino del dolor en una única articulación que está caliente, roja y muy sensible al tacto. Algunas personas sufren episodios recurrentes; en otras, la gota es como la artritis reumatoide, llegando a ser crónica y destructiva.

El ácido úrico es, normalmente, excretado por la orina. Cuando la proporción entre la cantidad producida y la cantidad excretada se desajusta, aumentan los niveles en sangre; cuando son demasiado altos, se forman cristales que se depositan en los leucocitos, en las articulaciones y en otros tejidos, pudiendo causar una artritis aguda con dolor local intenso.

En la gota, los altos niveles de ácido úrico en sangre hacen que los cristales del ácido úrico se acumulen

La gota afecta a las articulaciones, particularmente a la del dedo gordo del pie, donde puede ser muy dolorosa. De hecho, durante un ataque agudo, esta enfermedad puede ser la artritis más dolorosa.

en el líquido sinovial y en la cápsula articular de una o más articulaciones. En un ataque de gota, que puede sobrevenir sin previo aviso, el dolor puede llegar a ser insoportable. La articulación afectada enrojece debido a la inflamación y se hincha.

Las articulaciones que con mayor frecuencia se ven afectadas por la gota son la articulación en la base del dedo gordo del pie, donde el dolor es insoportable, y otras articulaciones como los codos, las rodillas, tobillos, muñecas y manos.

Los cristales, afilados como agujas, también se acumulan en otras partes del cuerpo –por ejemplo bajo la piel, donde los depósitos blancos se conocen como tofos–. Éstos se buscan habitualmente en los lóbulos de las orejas, pero pueden aparecer en otras zonas, incluidos los tejidos blandos de manos y pies. Los cristales podrían también acumularse en los riñones, donde forman piedras y pueden producir insuficiencia renal.

En algunas personas los síntomas de la pseudogota son muy similares a los de la artritis reumatoide y la osteoartritis.

Pseudogota

Al igual que la gota, la artritis aguda puede producirse cuando cristales de dihidrato de pirofosfato de calcio se depositan en las articulaciones, particularmente en la rodilla y, con menor frecuencia, en el dedo gordo del pie. Esto se conoce como pseudogota debido al parecido que tiene con la gota.

La pseudogota, cuando se la compara con la gota, afecta a más hombres que a mujeres, pero normalmente aparece en una fase de la vida más avanzada. También puede producirse en familias. En algunas personas los síntomas de la pseudogota son muy similares a los de la artritis reumatoide y la osteoartritis.

Se desconoce la fuente exacta de los cristales y por qué producen artritis aguda. Debe existir una relación con un tejido conjuntivo o cartílago anormales, o con otros trastornos, como una glándula tiroides poco reactiva, un excesivo almacenamiento de hierro, una glándula paratiroides hiperactiva u otras causas de exceso de calcio en sangre. Pueden aparecer episodios de pseudogota después de una operación, de alteraciones metabólicas o de una lesión en una articulación.

Los cristales pueden depositarse en el cartílago alrededor de las articulaciones, especialmente en las personas mayores, sin ocasionar síntomas. Muchas personas mayores con osteoartritis pueden desarrollar una pseudogota cuando los cristales interactúan con su enfermedad.

Artritis e infección

Muchas formas importantes, aunque relativamente poco comunes, de artritis son debidas a infecciones

P&R

¿Puede la tuberculosis provocar artritis?

Sí. Las infecciones crónicas pueden provocar artritis. Casi el 1 por 100 de quienes la padecen desarrollan una artritis asociada. Suele afectar a la espina dorsal, caderas, rodilla, muñecas y tobillos. Se inicia lentamente y limitada a una articulación. Los síntomas incluyen fiebre baja, aumento de la sudoración, fiebre nocturna, disminución de la movilidad de la articulación e hinchazón y sensibilidad de las articulaciones.

víricas, bacterias u hongos. Pueden ocurrir por sí solas o a veces, como en el caso de la artritis infecciosa por bacterias, pueden complicar una artritis inflamatoria preexistente. Se diferencian en la forma de presentación y en su evolución.

Muchas formas de enfermedad viral pueden causar artritis. Esto, por lo general, tiene poca importancia, y los achaques y el dolor se presentan acompañados de una sensación de malestar general. Una artritis viral suele afectar a muchas articulaciones, produciendo dolor más que inflamación articular, con característico dolor y rigidez. Ocurre a menudo en las últimas etapas de la enfermedad viral y podría presentarse con algo de fiebre. Se necesita asistencia médica para impedir que la articulación se quede permanentemente rígida.

La infección bacteriana aguda tiende a causar artritis en una o más articulaciones que se ponen calientes, hinchadas y enrojecidas. Generalmente también cursa con fiebre. Ocasionalmente, una artritis séptica repentina puede afectar a una articulación, con fiebre alta y afectación grave de la salud. Las personas con una artritis preexistente son más propensas a desarrollarla.

Artritis reactiva

Esta artritis inflamatoria se desarrolla después de una infección bacteriana. Puede acompañarse de sarpullidos en las manos o pies, diarrea, conjuntivitis, úlceras bucales e inflamación del tracto genital, que produce una supuración en la vagina o en el pene.

La artritis reactiva dura generalmente 6 meses o menos y es raro que se presenten secuelas a largo plazo. Aproximadamente un 1 por 100 de personas que presentan un episodio de diarrea infecciosa o una infección de transmisión sexual desarrolla una artritis reactiva.

Enfermedad de Lyme

La enfermedad de Lyme fue identificada por primera vez en habitantes de Old Lyme en los EEUU y es muy poco común en Europa. Los síntomas iniciales de la enfermedad de Lyme, producida por una bacteria (véase arriba), incluyen fiebre, fatiga, dolor muscular y sarpullido. Después de unos meses, más de la mitad de las personas infectadas podrían desarrollar artritis, principalmente en las grandes articulaciones, especialmente en las rodillas.

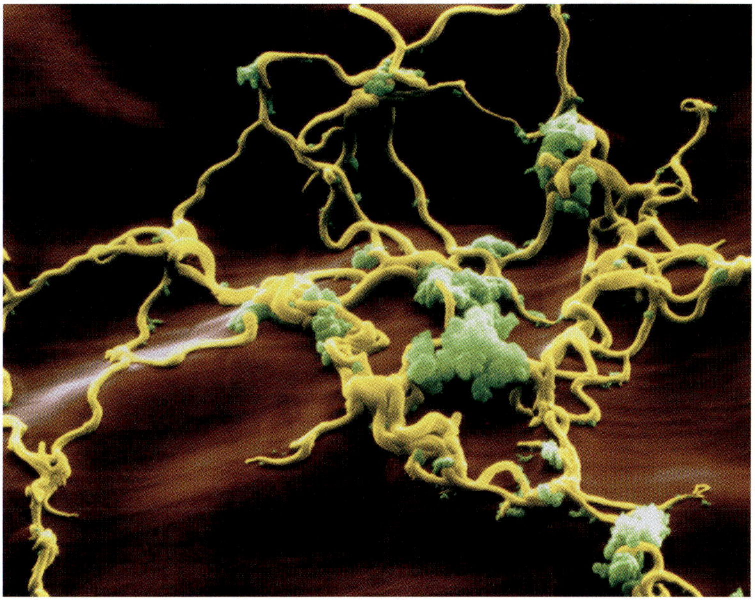

BORRELIA BURGDORFERI
La bacteria Borrelia burgdorferi (coloreada arriba en amarillo) causa la enfermedad de Lyme a seres humanos y se transmite a través de la picadura de una garrapata infectada.

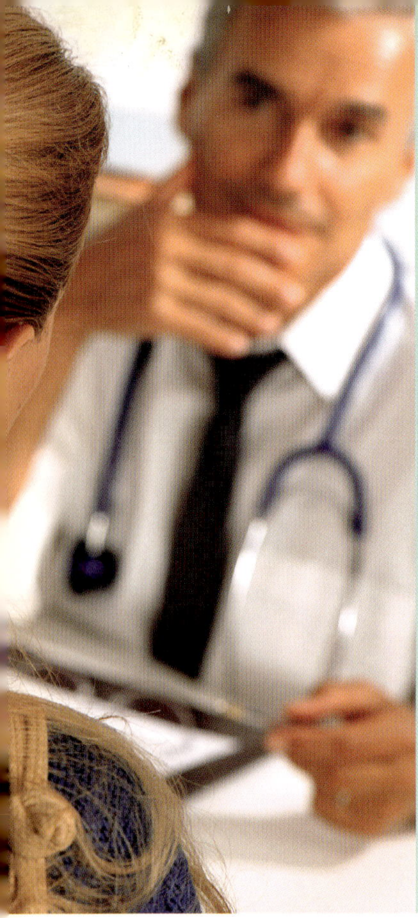

Enfermedades relacionadas

Muchas enfermedades que suponen la presencia de dolor articular o inflamación de los tejidos blandos y otras zonas del cuerpo pueden estar relacionadas con la artritis. Otros trastornos, como la vasculitis o el síndrome del túnel carpiano, pueden acompañar a diferentes tipos de artritis. Si sufre artritis, corre un riesgo algo mayor de desarrollar dichos trastornos, aunque su aparición no es inevitable; cualquiera de ellos puede afectar también a personas sin artritis, y algunos son muy poco frecuentes. Siempre debería consultar a su médico para que realice diagnóstico correcto y el tratamiento correspondiente si sufre alguno de los síntomas aquí descritos.

El lupus no tiene cura, pero la medicación puede ayudar a aliviar los síntomas y a controlar la evolución de la enfermedad.

Lupus (LES)

El lupus eritematoso sistémico (LES), o lupus para abreviar, es una enfermedad que causa inflamación en muchas partes del cuerpo. Las zonas afectadas pueden incluir las articulaciones, la piel y los tejidos de los pulmones, del corazón y de los riñones. El sistema nervioso también puede verse afectado. Sin embargo, el lupus rara vez daña las articulaciones.

El lupus es un trastorno del sistema inmunológico. No se sabe qué lo desencadena, pero las infecciones víricas, el estrés y los desajustes hormonales pueden estar involucrados. Determinadas medicinas pueden, ocasionalmente, provocar como efecto secundario síntomas que se asemejan a los del lupus. La enfermedad es mucho más común en mujeres que en hombres, y es también más frecuente en las mujeres afrocaribeñas y asiáticas. Las mujeres con lupus deberían hablar con su médico si piensan tener hijos. El lupus es relativamente raro en niños; suele desarrollarse en adultos a partir de los 50 años.

Síntomas y tratamiento

A menudo, los primeros síntomas son molestias y dolores en las articulaciones, especialmente en las manos y en los pies. Otro síntoma dominante es una erupción rojiza en la piel que habitualmente se extiende por la nariz y las mejillas –lo que se conoce como erupción en alas de mariposa–. Sin embargo, una erupción rojiza puede aparecer en cualquier otro lugar del cuerpo (véase abajo). Además, son comunes la depresión y la sensación de cansancio general.

Algunas personas desarrollan úlceras bucales persistentes y sufren caída del cabello. La inflamación del tejido que recubre el corazón y los pulmones puede provocar dolor de pecho y falta de aliento. Si se ven afectados los riñones, pueden surgir complicaciones graves, como hipertensión e insuficiencia renal, aunque es poco frecuente.

El lupus es muy variable. Muchas personas están afectadas de forma leve, mientras que otras pueden presentar síntomas graves que aparecen intermitentemente y luego remiten durante largos periodos de tiempo. Una mejoría permanente es rara. El lupus no tiene cura, pero la medicación (véase p. 87) puede hacer mucho para aliviar los síntomas y controlar la evolución de la enfermedad.

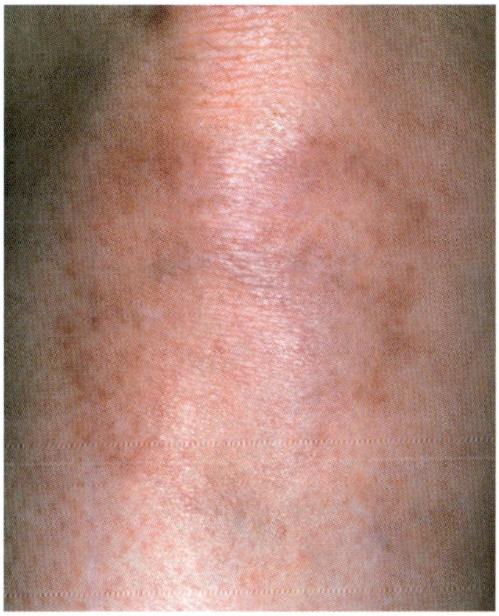

Fibromialgia

El término fibromialgia describe un conjunto de síntomas, de los cuales el más importante es el dolor persistente de muchas zonas del cuerpo. La fibromialgia afecta a los músculos y otros tejidos conectivos, como los tendones y los ligamentos, y no es un trastorno de las articulaciones como tal.

La causa de la fibromialgia es desconocida, pero puede estar relacionada con el estrés, la ansiedad o la depresión. Alrededor del 90 por 100 de las personas con fibromialgia son mujeres por encima de los 40. A pesar de que este trastorno puede persistir durante varios meses o años, no daña los músculos ni las articulaciones, y no conducirá al desarrollo de artritis ni hará que una artritis ya existente empeore.

Síntomas y tratamiento

El dolor puede producirse en cualquier localización, habitualmente en ambos lados del cuerpo al mismo tiempo; normalmente se experimenta como un dolor y una rigidez generalizados. Es típico que, en determinados sitios concretos del organismo –como la base del cráneo y alrededor de los omóplatos y del esternón–, aparezca dolor cuando se presiona sobre ellos. Los médicos usan el número y distribución de estos «puntos sensibles» para diagnosticar la fibromialgia (véase p. 28).

LA ERUPCIÓN CUTÁNEA DEL LUPUS
Una erupción enrojecida y moteada en la piel es un rasgo común del lupus. Las erupciones cutáneas tienden a empeorar con la exposición a la luz del sol o a la radiación ultravioleta. En algunos casos, la luz solar puede actuar incluso como un desencadenante y provocar que la enfermedad se manifieste.

Una mala postura puede contribuir al dolor de espalda, así que debería revisar si no está forzando demasiado los tejidos blandos sentándose de manera incorrecta en su escritorio o mientras conduce.

Alrededor del 90 por 100 de las personas con fibromialgia presenta fatiga severa y tiene problemas de sueño. Otros síntomas asociados incluyen dolores de cabeza, movimientos irregulares del intestino que alternan entre la diarrea y el estreñimiento (conocido como síndrome del intestino irritable) y una necesidad frecuente de orinar.

La fibromialgia puede ser difícil de tratar, aunque existen varias maneras de mitigar los síntomas. Por ejemplo, los analgésicos pueden aliviar el dolor y su médico puede prescribirle dosis bajas de antidepresivos para mejorar los problemas de sueño. También pueden ayudar las medidas de autoayuda, como el ejercicio de bajo esfuerzo y la aplicación de calor suave sobre las zonas doloridas.

Dolor en la parte baja de la espalda

El dolor en la parte baja de la espalda es una de las dolencias más comunes en los adultos. Puede tener muchas causas pero habitualmente es el resultado de una lesión menor en los tejidos sensibles de la espalda.

Síntomas y tratamiento

Un dolor agudo en la parte baja de la espalda que aparece repentinamente se debe con frecuencia a actividades físicas, como levantar un peso pesado, que pone demasiada tensión en los músculos o en los tendones. Una lesión de este tipo puede causar un dolor agudo en una zona específica o uno más generalizado y sordo, al igual que entumecimiento o rigidez al inclinarse.

LOS PUNTOS SENSIBLES DE LA FIBROMIALGIA

La fibromialgia puede ser difícil de diagnosticar, así que los médicos buscan los puntos sensibles, localizados en 9 pares simétricos. Aunque esta técnica no es infalible, ya que la sensibilidad puede variar de un día para otro, la fibromialgia puede confirmarse si 11 de los 18 puntos son sensibles a la presión. Los pares de puntos sensibles están en la base del cráneo, en la del cuello, en la parte superior de los hombros, en el eje interior de los omóplatos, debajo de los codos, en la parte superior del esternón, en la parte superior de las caderas, en la parte superior del exterior del muslo, y en la almohadilla de grasa situada justo sobre la parte interior de las rodillas.

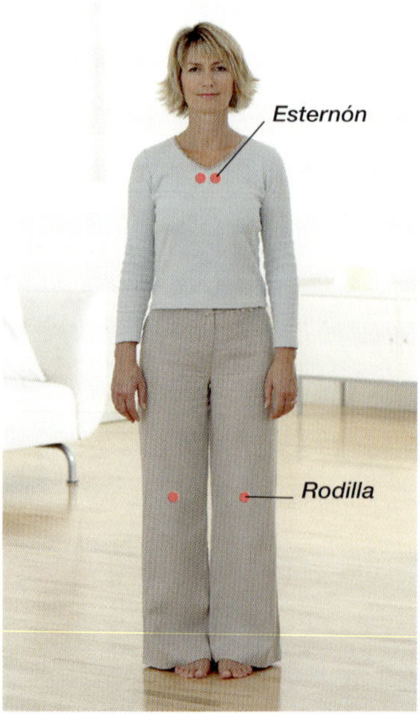

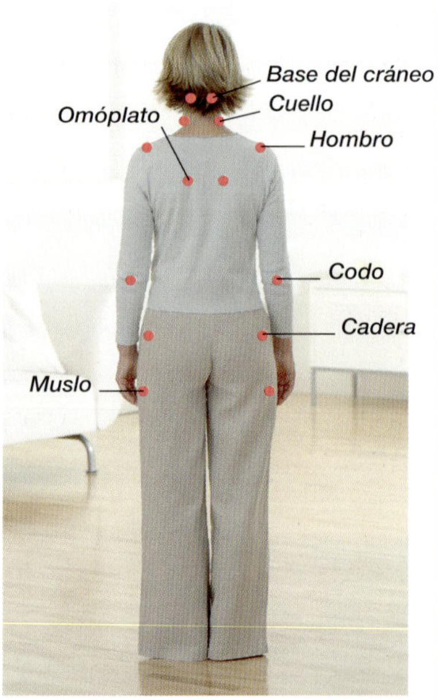

Una mala postura es una manera más gradual de contribuir al dolor de espalda, así que debería revisar si no está forzando demasiado los tejidos blandos sentándose de manera incorrecta en su escritorio (véase p. 178) o mientras conduce.

Otra causa del dolor de espalda es una enfermedad conocida comúnmente como «hernia discal», en la que uno de los discos de cartílago que absorben el dolor está desplazado (prolapsado) o dañado. Si el disco presiona sobre uno de los nervios en la espina dorsal, puede sufrir un dolor severo, a la vez que entumecimiento y hormigueo en una pierna. El dolor persistente de la parte baja de la espalda y la ciática suelen estar relacionados con algunos tipos de artritis, como la osteoartritis o la espondilitis anquilosante, que afectan a las articulaciones de la columna vertebral.

El dolor de espalda que se debe al daño de los tejidos menores normalmente cede en unas dos semanas. Su médico puede sugerirle que tome analgésicos y podría probar métodos de autoayuda, como aplicar un parche caliente o hielo sobre su espalda, para aliviar los síntomas. El reposo en cama puede ayudar si su dolor es severo, pero no lo prolongue más de un día o dos.

INCIDENCIA DEL DOLOR DE ESPALDA

El dolor de espalda parece golpear cuando menos se espera o cuando una acción sin importancia desencadena un episodio desproporcionadamente doloroso. Los problemas de espalda son más comunes entre los 30 y los 50 años, cuando los discos intervertebrales son más vulnerables.

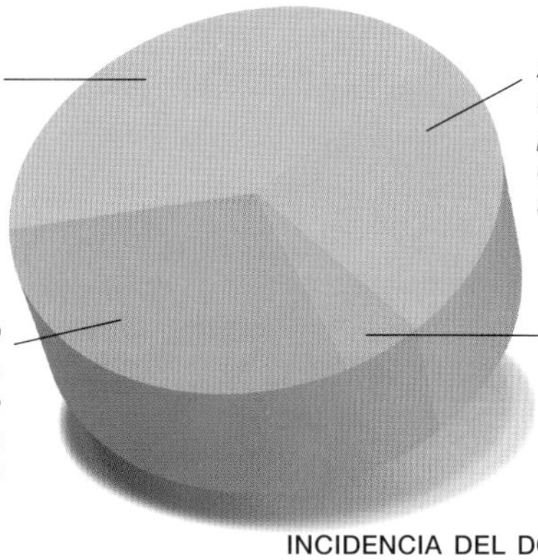

INCIDENCIA DEL DOLOR DE ESPALDA

Trastornos de los tejidos blandos

El dolor y la inflamación en las siguientes enfermedades comunes se ve normalmente circunscrito a los tejidos blandos situados alrededor de determinadas articulaciones.

Bursitis

Las articulaciones están recubiertas por sacos llenos de líquido llamados bolsas, que ayudan a reducir la fricción. En la bursitis, una bolsa se inflama y se sensibiliza, haciendo que la articulación se entumezca y que duela al moverla. Las zonas más comunes de la bursitis son la rodilla, el codo y el hombro. El movimiento repetido persistente o la presión son las causas más comunes; ocasionalmente, puede ser causada por una infección. La artritis inflamatoria puede hacerle más susceptible a la bursitis. Dejar en reposo la articulación, aplicar hielo y el uso de antiinflamatorios normalmente alivia los síntomas, que habitualmente desaparecen en una semana. Si la bursitis reaparece o persisten las molestias, su médico puede recomendar drenar la bolsa.

DOLOR DE LA PARTE BAJA DE LA ESPALDA

Si de repente sufre un ataque agudo de dolor en la parte baja de su espalda:

- Mantenga la calma y no se deje llevar por el pánico. Sólo relájese y respire profundamente.
- Mantenga su espina dorsal recta para descargar el peso de los discos cartilaginosos en su columna. Túmbese o siéntese, como se encuentre más cómodo, y descanse.
- Contacte con su médico si el dolor persiste.

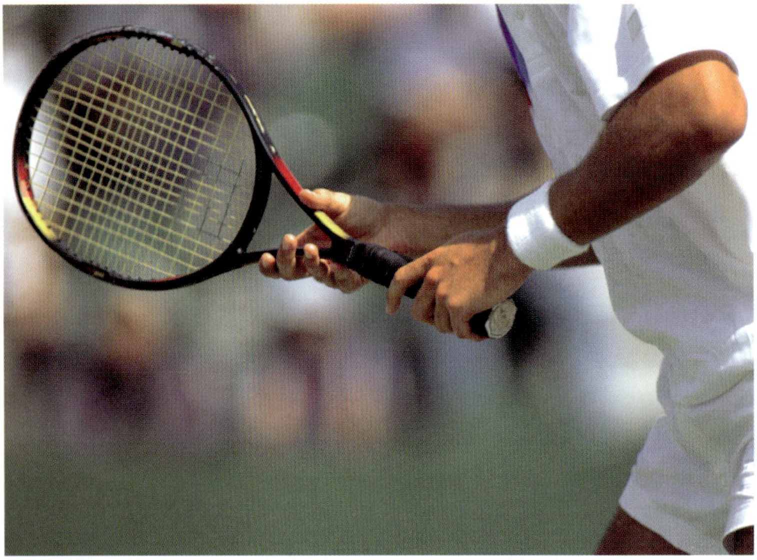

CODO DE TENISTA
Esta dolorosa enfermedad se produce cuando un tendón se inflama y duele justo en el punto de inserción en un hueso en el codo. Habitualmente es el resultado del exceso de uso o de movimientos repetitivos.

Tendinitis

La tendinitis es la inflamación de un tendón, uno de los cordones flexibles y resistentes que unen el músculo al hueso o un músculo a otro músculo. Normalmente está causada por una lesión o un sobreesfuerzo y, ocasionalmente, por la artritis. Raras veces, la inflamación se produce por una infección. En la tendinitis, la membrana sinovial (la funda de tejido que recubre el tendón) a menudo se inflama al mismo tiempo; este trastorno conjunto es conocido como tenosinovitis.

La tendinitis y la tenosinovitis causan dolor y entumecimiento de la articulación; la zona puede estar inflamada, enrojecida y caliente al tacto. Los tendones del hombro, del codo, de la rodilla y del talón son los que con más probabilidad se verán afectados. Si tiene artritis reumatoide, puede desarrollar tenosinovitis en los dedos. Su médico puede prescribirle medicamentos para reducir el dolor y la inflamación.

Codo de tenista

Esta enfermedad, en la cual la parte exterior del codo está inflamada y dolorida, no se debe necesariamente a la práctica del tenis. Médicamente se conoce como epicondilitis lateral y habitualmente se produce por movimientos intensos y repetitivos, como aquellos realizados en un trabajo manual arduo, que causa pequeños desgarros en el tendón. Esta enfermedad también puede ser originada por un golpe directo en el brazo o puede ser una de las complicaciones de la artritis.

Los síntomas incluyen dolor y un aumento de la sensibilidad alrededor de la parte ósea del codo, así como cierto entumecimiento en los movimientos. El dolor es producto del daño del tendón que une el músculo del antebrazo con el hueso de la parte superior del brazo (húmero). Si continúa usando en exceso el brazo, puede causar mayores daños al tendón, y el dolor y el entumecimiento pueden agravarse gradualmente.

Para un codo de tenista leve puede dejar el brazo en descanso, aplicar hielo sobre la zona dolorida y tomar medicación antiinflamatoria. Si la lesión es más severa, su médico puede recomendar fisioterapia, que incluye ejercicios suaves de estiramiento y un posible tratamiento con ultrasonidos. Si la enfermedad no mejora en unas semanas, su médico puede inyectarle corticosteroides en la articulación del codo.

Fascitis plantar

Este trastorno doloroso del pie consiste en una inflamación de la fascia plantar, que se encuentra en la planta del pie. La fascitis plantar, también conocida como espolón calcáneo, es habitualmente el resultado de algún traumatismo. Las personas mayores son propensas a sufrir esta enfermedad porque los tejidos de sus pies han perdido elasticidad y sus talones son menos capaces de amortiguar los golpes.

Los principales factores de riesgo son el aumento de peso repentino, lo que puede suponer un esfuerzo extra para los pies, y problemas ya existentes, como los pies planos o los pies cavos.

El dolor de la fascitis plantar, que puede ser punzante y severo, se siente debajo del talón (véase abajo), especialmente al levantarse por la mañana. El sentarse puede aliviarlo momentáneamente, pero el dolor tiende a volver cuando uno se vuelve a levantar o cuando se camina durante un tiempo.

Su médico puede recomendarle algunas medicinas que reducirán la inflamación. Puede resultar beneficioso el uso de una plantilla de apoyo al arco en su zapato y hacer ejercicios de estiramiento suaves.

Síndrome de Sjögren

Esta enfermedad es un trastorno del sistema inmunológico en el que los tejidos de las glándulas exocrinas, especialmente las lacrimales y las salivales, se inflaman. Los ojos se secan mucho y se sienten arenosos; la falta de saliva en la boca provoca habitualmente dificultad al tragar. En las mujeres, las glándulas que humedecen la vagina también pueden verse afectadas. Ocasionalmente, las articulaciones se inflaman, provocando síntomas similares a los producidos por la artritis reumatoide. El síndrome de Sjögren es mucho más común en mujeres que en hombres y es más probable que se desarrolle en la edad madura.

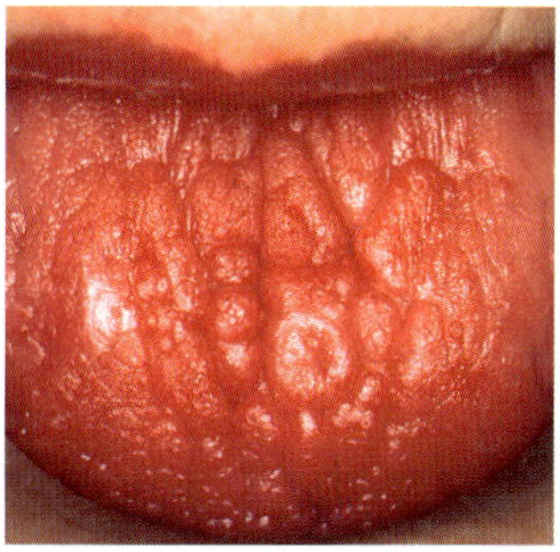

LENGUA SECA EN EL SÍNDROME DE SJÖGREN
En esta enfermedad, la lengua se seca ya que las glándulas salivales enferman y dejan de producir saliva.

LO QUE SUCEDE EN LA FASCITIS PLANTAR

A lo largo de la planta de cada pie, desde el talón hasta la base de los dedos, se extiende una banda de tejido grueso y fibroso llamado fascia plantar. Este tejido contribuye a la forma del arco del pie y, al mismo tiempo, le sirve de apoyo. Todos los días está expuesto a un estrés constante, cuando camina, corre o inclina su pie de cualquier manera. La fascitis plantar se produce cuando una zona de la fascia plantar se inflama, justo donde conecta con el hueso calcáneo del talón.

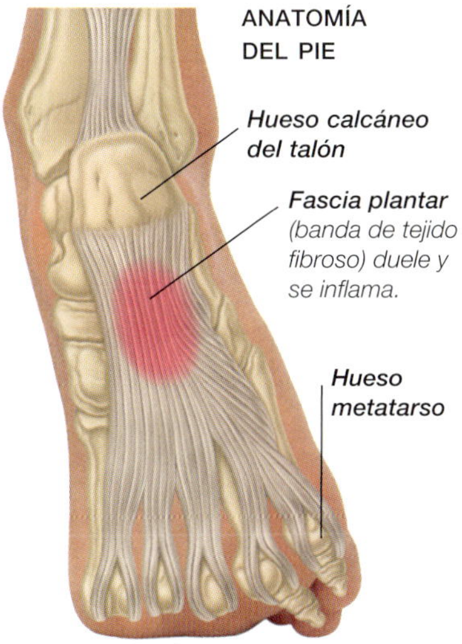

Sin tratamiento, el síndrome del túnel carpiano puede finalmente derivar en el entumecimiento permanente de la mano, en la atrofia de los músculos y puede llevar a una pérdida de fuerza de la prensión de la mano.

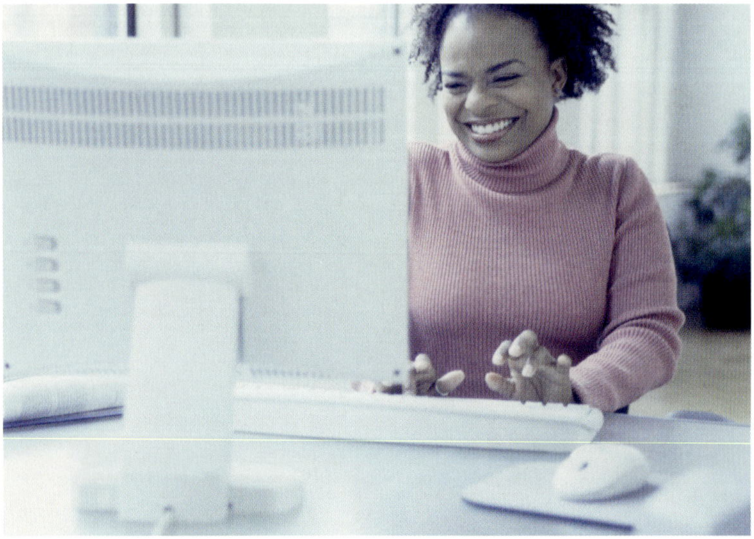

TENSIÓN REPETITIVA
Las personas que pasan horas delante de un ordenador someten a las articulaciones de sus muñecas y sus dedos a una tensión repetida y pueden desarrollar el síndrome del túnel carpiano.

No existe cura para la enfermedad, pero los síntomas pueden aliviarse con tratamientos como lágrimas artificiales para la sequedad de ojos y, en casos severos, medicamentos para reducir la inflamación.

Esclerodermia

En la esclerodermia (la palabra significa «piel dura»), los diferentes tejidos conectivos que sostienen y unen las diversas partes del cuerpo se vuelven duros y gruesos. La enfermedad, que se supone que es una anomalía del sistema inmunológico, afecta habitualmente a la piel y a las articulaciones, aunque los órganos internos también pueden estar dañados.

Los primeros síntomas incluyen el fenómeno de Raynaud, en el que los dedos se enfrían, se ponen blancos y se inflaman. Las articulaciones de los dedos pueden estar entumecidas y doler con el movimiento. El engrosamiento de la piel a veces se da en zonas extensas del cuerpo y se puede notar que la piel está tirante. La esclerodermia generalizada afecta con frecuencia al esófago (el tubo que transporta la comida de la boca al estómago), entumeciendo los tejidos, y provocando dificultad al tragar al mismo tiempo que problemas digestivos. En casos severos, el daño del tejido se propaga a los pulmones, al corazón y a los riñones, dañando sus funciones y provocando complicaciones a largo plazo.

La esclerodermia no tiene cura, aunque el tratamiento con medicamentos puede ralentizar la progresión.

Enfermedades concomitantes

Ciertas enfermedades potencialmente graves, como el síndrome del túnel carpiano, la polimiositis, la vasculitis y la osteoporosis, pueden acompañar a algunos de los tipos de artritis. No obstante, esta relación con la artritis no es inevitable. De la misma manera, las personas que no padecen artritis pueden desarrollar también estas enfermedades.

Síndrome del túnel carpiano

En esta enfermedad, el nervio principal de la mano está comprimido en su paso por la muñeca, provocando entumecimiento y hormigueo en la mano (véase p. 33). Se puede sentir dolor en la muñeca y también a lo largo del antebrazo.

La causa del síndrome del túnel carpiano no es siempre evidente, pero a veces está relacionada con movimientos repetitivos de la mano que causan la inflamación de los tejidos blandos que se encuentran dentro del túnel carpiano (véase a la derecha). A esto se debe que el síndrome del túnel carpiano sea una forma de lesión por tensión repetitiva. La afectación de las articulaciones de la muñeca, debida a una lesión o a la artritis, también puede provocar el estrechamiento del túnel carpiano.

Mucha gente descubre que sus síntomas son más agudos por la noche o cuando se despiertan por la mañana. Sin tratamiento, el síndrome del túnel carpiano puede finalmente derivar en el entumecimiento permanente de la mano, en la atrofia de los músculos, y puede llevar a llevar a una pérdida de fuerza de la prensión de la mano.

Llevar una muñequera o practicar una postura de yoga llamada *namaste* (véase a la derecha) puede producir alivio. Si los síntomas son especialmente severos, su médico puede prescribirle medicamentos antiinflamatorios. En algunos casos, la cirugía puede aliviar la presión sobre el nervio mediano.

SÍNDROME DEL TÚNEL CARPIANO

El túnel carpiano es el agujero existente entre los huesos de la muñeca (carpos). El nervio mediano atraviesa el túnel por debajo de una banda de ligamentos y ramificaciones nerviosas que van a parar a los dedos de la mano. Estos nervios controlan algunos de los músculos de la mano. En el síndrome del túnel carpiano, una presión en el nervio mediano produce entumecimiento y hormigueo, especialmente en los dedos meñique y corazón.

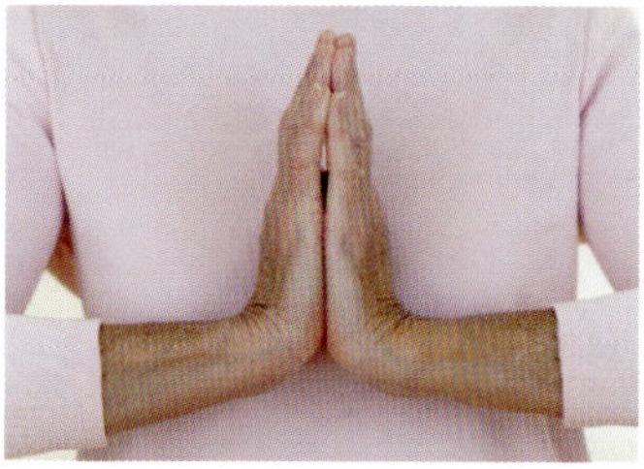

POSTURA NAMASTE DE YOGA
Una postura de yoga llamada *namaste* puede aliviar el dolor del síndrome del túnel carpiano. Las palmas se colocan juntas enfrente del pecho, con los codos apuntado hacia los lados.

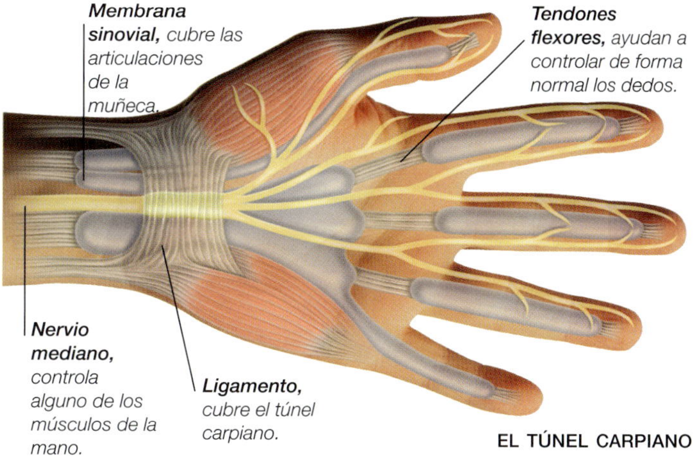

EL TÚNEL CARPIANO

Polimiositis y dermatomiositis

Estos dos infrecuentes trastornos son diferentes tipos de inflamaciones del tejido blando que pueden desarrollarse al mismo tiempo.

En la polimiositis, los músculos se ven afectados, especialmente alrededor de la pelvis y en los hombros, causando debilitamiento y dolor. Puede tener dificultad para levantar las manos por encima de la cabeza, para levantarse de una silla o para subir las escaleras. Si la enfermedad empeora, los músculos de la garganta, del pecho y del corazón también pueden afectarse, haciendo que sea difícil tragar y provocando falta de aliento.

En la dermatomiositis aparece una erupción, habitualmente en la cara y en el dorso de las manos. Típicamente, los párpados se inflaman y desarrollan una coloración parda, más violácea que rojiza. En los niños, la dermatomiositis severa puede causar también úlceras de piel.

No existe cura para la polimiositis ni para la dermatomiositis, pero su médico le puede prescribir medicamentos para reducir la inflamación y mejorar los síntomas.

VASCULITIS

La inflamación de los vasos sanguíneos del cuerpo, conocida también como vasculitis, puede acompañar a la artritis inflamatoria. Una de sus formas es la arteritis de células gigantes (enfermedad de Horton), que se debe a una respuesta del sistema inmunológico. Normalmente afecta a las arterias craneales y temporales en las personas mayores, provocando dolores de cabeza

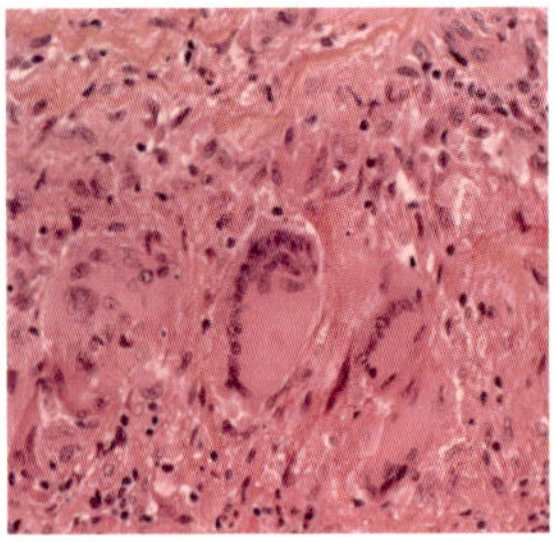

ARTERITIS DE CÉLULAS GIGANTES
Se caracteriza por la presencia de células gigantes –una de éstas puede verse en el centro de esta imagen captada con el microscopio.

Sin embargo, en la mayoría de los niños afectados, los trastornos desaparecen normalmente en unos dos años. Por otra parte, los adultos afectados probablemente necesiten tratamiento a largo plazo.

Polimialgia reumática

En este trastorno, el dolor y el entumecimiento pueden afectar a muchos músculos, principalmente en el cuello, en los hombros y alrededor de las caderas y de los muslos. Los síntomas pueden desarrollarse de manera gradual o aparecer rápidamente, e incluyen fiebre, sudores nocturnos, depresión, fatiga general y flojera. En algunas personas, la polimialgia reumática se asocia con la arteritis de células gigantes (véase a la izquierda y debajo).

La causa de este trastorno no se conoce. Las mujeres tienen más probabilidad de verse afectadas que los hombres y es un trastorno muy poco frecuente en personas menores de 50 años. El tratamiento suele consistir en medicamentos para aliviar el dolor y reducir la inflamación.

Enfermedades de los vasos sanguíneos

La inflamación de los vasos sanguíneos, conocida como vasculitis, se produce a veces en conjunción con otros trastornos inflamatorios, como la artritis reumatoide, aunque la enfermedad también puede desarrollarse en alguien que no haya tenido problemas de salud previos. La vasculitis puede afectar a todo tipo de vasos sanguíneos: arterias, venas y capilares. Dos de las formas de la vasculitis se describen a continuación.

■ **GRANULOMATOSIS DE WEGENER** El síntoma típico de este trastorno es la inflamación de los vasos sanguíneos que abastecen las fosas nasales, los pulmones y los riñones. A medida que progresa la enfermedad, provoca la formación anómala de grupos de células llamados granulomas, que finalmente remplazan a los tejidos sanos.

Los síntomas suelen aparecer primero en el tracto respiratorio en forma de hemorragia nasal, inflamación de los senos, tos con flemas que algunas veces están manchadas con sangre y falta de aliento.

Estos síntomas pueden verse acompañados de fiebre, molestias y dolores y cansancio. Algunas veces también se inflama el oído medio. Si la enfermedad afecta a los riñones, puede hacer que éstos no filtren normalmente los productos de desecho de la sangre. El tratamiento a largo plazo con medicamentos puede ser necesario para prevenir complicaciones.

■ **ARTERITIS DE CÉLULAS GIGANTES** También conocida como arteritis temporal, afecta a las arterias de la cabeza y del cuello –más comúnmente a las arterias temporales, que se encuentran justo por debajo de la piel de la sien–. El nombre deriva de las células anormalmente grandes que se desarrollan en las paredes de los vasos sanguíneos (véase a la izquierda).

El primer síntoma, habitualmente, es un dolor de cabeza, algunas veces severo, en ambos lados de la cabeza. Las arterias afectadas pueden estar inflamadas y el cuero cabelludo muy sensible. La enfermedad puede aparecer a la vez que la polimialgia reumática.

La arteritis de células gigantes necesita un tratamiento rápido porque pueden producirse complicaciones, de las cuales las más grave es la ceguera permanente de uno o de ambos ojos. Los medicamentos para reducir la inflamación suelen ser efectivos, aunque algunas personas necesitan tomar esteroides durante varios años para controlar la enfermedad.

Osteoporosis

Esta enfermedad difiere mucho de la artritis; los huesos pierden su densidad, se debilitan y se vuelven frágiles. Sin embargo, puede aparecer como una complicación adicional en personas con artritis.

Los huesos mantienen normalmente su estructura mediante células productoras de hueso llamadas osteoblastos, que luego destruyen. Este proceso continúa durante toda la vida. A medida que la gente envejece, las células de sus huesos se destruyen con mayor rapidez que con la que se reemplazan, por lo que su esqueleto se hace más ligero y poroso.

La osteoporosis afecta a todo el mundo en mayor o menor grado cuando envejecen y la producción de hormonas sexuales, esencial para el mantenimiento de los huesos, empieza a decaer. Las mujeres son especialmente susceptibles de padecerla al alcanzar la menopausia, porque sus niveles de estrógenos caen rápidamente cuando sus ovarios dejan de ser productivos (véase p. 192).

El ejercicio ayuda a fortalecer los huesos, así que la gente que está en cama o inactiva durante largos periodos por una enfermedad puede perder masa ósea rápidamente. Algunas medicinas, particularmente los esteroides, si son utilizadas durante mucho tiempo pueden acelerar la pérdida de densidad del hueso.

La osteoporosis en sí no es dolorosa, pero aumenta la probabilidad de fracturas. En realidad, el primer síntoma de los huesos debilitados es habitualmente una fractura, normalmente a causa de una caída menor. En las personas mayores, los lugares más comunes de las fracturas son la muñeca y la cadera.

Si la osteoporosis afecta a la espina dorsal, la espalda puede encorvarse produciendo una notable pérdida de altura. Cuando las vértebras se debilitan mucho, puede suceder que una o más se fracturen espontáneamente, lo que causa un fuerte dolor de espalda.

Una vez que se ha perdido masa ósea no se puede reemplazar. Su médico puede recomendarle medicamentos para ralentizar el progreso de la osteoporosis y para minimizar el riesgo de fracturas. Mientras tanto, existen diferentes medidas preventivas para protegerse de la pérdida de hueso (véase p. 194).

Cuando se necesita tratamiento para la osteoporosis su médico normalmente le prescribirá bisfosfonatos, que incluyen ácido alendrónico y residronato sódico. Éstos pueden a veces causar problemas de estómago en las personas mayores. El uso de la calcitonina es menos frecuente.

A medida que la gente envejece, las células de sus huesos se destruyen con mayor rapidez que con la que se reemplazan, por lo que su esqueleto se hace más ligero y poroso.

EJERCICIO DE ALTO IMPACTO
Desarrollar la fortaleza de sus huesos con ejercicio de alto impacto puede ayudar a prevenir la osteoporosis –y también puede ser motivo de disfrute.

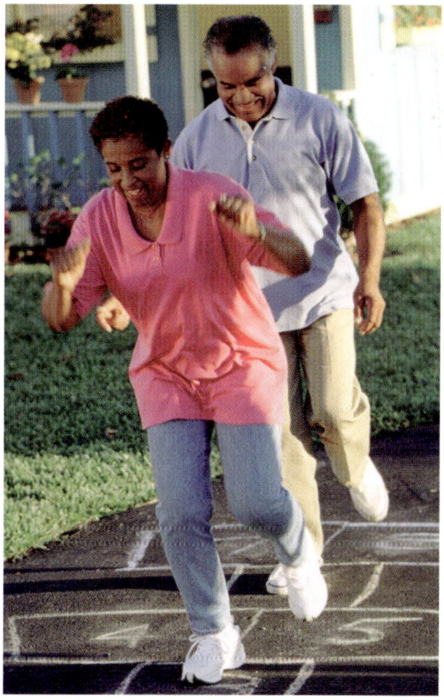

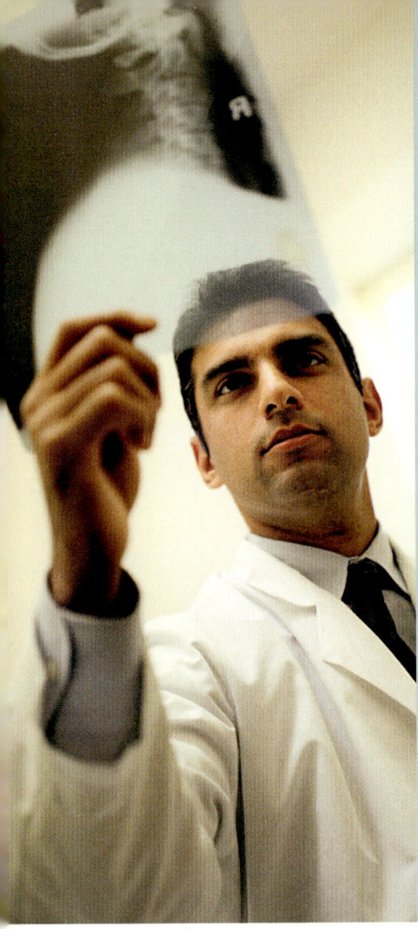

Síntomas y diagnóstico

Para la mayor parte de la gente con artritis, el dolor es el síntoma más inmediato y predominante. Otros síntomas, como el anquilosamiento y la inflamación se deben o a la enfermedad en sí o a sus consecuencias. Cuando un reumatólogo analiza todos sus síntomas en conjunto, surge un patrón que ayudará a dilucidar e identificar el tipo de artritis que usted sufre. Esos diagnósticos son apoyados y confirmados a menudo por una serie de técnicas –de los rayos X a los análisis de sangre– que están a disposición del reumatólogo.

El impacto de la artritis es que hace a la gente menos capaz de vivir con normalidad y, por tanto, con mayor tendencia a tener una discapacidad.

El examen de la artritis

Los síntomas varían enormemente de una persona a otra, dependiendo del tipo de artritis y de su amplitud y gravedad. Los síntomas también dependen de factores personales únicos de cada individuo. Los síntomas clave para reconocer la artritis son el dolor, la inflamación, el entumecimiento, la pérdida de funcionalidad, el daño articular y la fatiga.

Dolor

El síntoma dominante en todos los tipos de artritis, y en realidad en todas las enfermedades musculoesqueléticas, es el dolor. Las articulaciones inflamadas son dolorosas en reposo y en movimiento. Las personas con artritis habitualmente buscan consejo médico porque quieren algún tratamiento que les alivie el dolor de las articulaciones.

La sensación subjetiva del dolor en la artritis es muy personal. Afecta a diferentes personas de manera distinta. La descripción exacta de la naturaleza del dolor no ayuda en el diagnóstico de esta enfermedad.

A diferencia de muchas formas de dolor, el de la artritis puede ser crónico, lo que significa que está presente la mayor parte del tiempo y durante largos periodos. Las personas con etapas largas de dolor advierten otros efectos muy diversos, como la depresión.

En la artritis, el dolor normalmente está asociado con la sensibilidad de la articulación: cuando se presiona una articulación, duele. Cuanto más activa sea la artritis, mayor será el número de articulaciones que se verán afectadas. El número de articulaciones sensibles da una buena medida de la gravedad de la artritis.

Inflamación e hinchazón

Una articulación que está inflamada se hincha. Si el tejido de la articulación se hincha, la articulación inflamada tiene sinovitis. Si el fluido sinovial aumenta en volumen, la articulación inflamada tiene un derrame.

La inflamación en una articulación es lo mismo que una inflamación en cualquier otra parte del cuerpo. Es un proceso activo en el que las células inflamatorias (principalmente leucocitos) y una mayor cantidad de sangre penetran en la articulación. Al mismo tiempo, muchas moléculas inflamatorias, como pequeñas proteínas (péptidos), son liberadas hacia el tejido blando situado alrededor de la articulación.

El aumento de riego sanguíneo hace que la articulación se hinche y se note caliente. Los materiales inflamatorios hacen que los líquidos se acumulen dentro y alrededor de la articulación, lo que se suma a la tumefacción.

Entumecimiento

Las articulaciones inflamadas pueden notarse entumecidas a primera hora de la mañana. Lo importante es cuánto tiempo dura ese entumecimiento –una hora o más es signo de artritis–. Es difícil definir el entumecimiento matutino, a pesar de que la gente con artritis lo define como un dolor permanente combinado con una dificultad de movimientos.

El anquilosamiento después del ejercicio es habitual en la osteoartritis; es un signo de que las articulaciones comienzan a fallar. Las personas con artritis también pueden sentirse entumecidas cuando descansan, por ejemplo cuando están sentadas, después de un paseo o cuando se relajan por la tarde. Se podría decir de las articulaciones que «se cuajan», un término que recuerda a cómo se hace la gelatina; en otras palabras, un proceso gradual de solidificación.

Impotencia funcional

Cuando las articulaciones están doloridas, inflamadas y entumecidas comienzan a perder su funcionalidad,

IDENTIFICANDO LOS SÍNTOMAS

El dolor, la inflamación, la hinchazón y el entumecimiento son los cuatro síntomas que los médicos buscan para identificar la artritis. A veces, estos síntomas están acompañados de otros hechos, como la impotencia funcional y la sensación de cansancio insoportable, o síntomas generales que afectan a todo el cuerpo.

SÍNTOMAS	LO QUE SIGNIFICAN
Dolor	El dolor en una articulación puede ser leve, moderado o severo y es normalmente crónico. El dolor de las articulaciones es un síntoma de todos los tipos de artritis
Inflamación	La inflamación es un síntoma de varios tipos de artritis inflamatoria y en muchos casos de osteoartritis
Hinchazón	Ya sea porque la articulación se inflame o porque el líquido fluya dentro de la misma, suele indicar artritis inflamatoria
Entumecimiento	El entumecimiento matutino que persiste más de una hora normalmente indica algún tipo de artritis. El entumecimiento después del ejercicio suele indicar osteoartritis

La forma en la que la artritis cambia la apariencia de la gente y la forma en la que se ven a ellos mismos es un tema complejo y sutil.

REVISANDO LAS ARTICULACIONES Síntomas como el dolor, la debilidad y la inflamación son indicios de la naturaleza y la extensión de la artritis. Un médico examinará ciertas articulaciones, como la del codo, para ver si alguno de estos síntomas está presente.

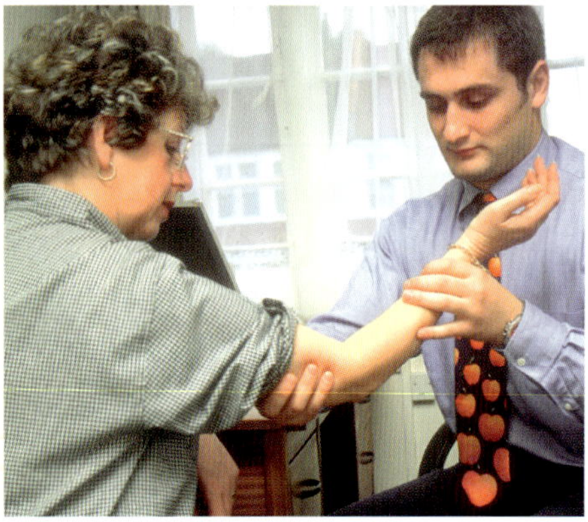

lo que significa que no funcionan bien o no se mueven correctamente. Como resultado, las tareas de cada día se convierten en empresas difíciles de completar. La artritis en las manos puede causar dificultades a la hora de cocinar y comer, mientras que si se da en las rodillas y en los pies provoca dificultad para andar.

Las formas en las que la artritis puede afectar a un individuo son relativas y dependen de las circunstancias. Por ejemplo, una persona que estaba en forma previamente puede estar menos incapacitada que una persona en baja forma.

La pérdida de funcionamiento de una articulación también es una experiencia subjetiva; lo que algunos consideran un inconveniente para otros puede representar un desastre personal. Esto no significa sólo que algunas personas afronten bien los problemas derivados de la artritis mientras que otros no. Es más complicado que todo eso. Por ejemplo, un músico profesional que toca el violín o el piano encontraría la artritis de las manos mucho más problemática que alguien que emplea su tiempo en charlar con otros y que no necesita una actuación física.

Cambios en la auto-percepción

La forma en la que la artritis cambia la apariencia de la gente y la forma en la que se ven a ellos mismos es un tema complejo y sutil. Nuestra imagen tiene una importancia increíble para todos nosotros. A largo plazo, la artritis afecta tanto a la propia imagen como a la apariencia real, con los consiguientes cambios en la auto-percepción. Aunque éstos son difíciles de cuantificar, cambian la calidad de vida de la persona en lugar de causar una discapacidad específica y son consecuencias importantes de la artritis.

Daño de las articulaciones

La inflamación persistente puede causar daños en una articulación artrítica. Finalmente, el daño es irreversible y las articulaciones cambian su apariencia. El camino final común de este daño es el de la osteoartritis y los fallos de la articulación, pero en las etapas anteriores la afectación es diferente dependiendo de los distintos tipos de artritis y las articulaciones afectadas.

La lesión del cartílago y del hueso también se acompaña de afectación en los tendones y en el tejido blando que rodea las articulaciones. Esto puede no ser evidente al principio, pero después suele causar anomalías muy típicas. Por ejemplo, en la artritis reumatoide el daño al tendón causa algunos cambios específicos en los dedos, como la deformidad en «cuello de cisne».

Fatiga

Un rasgo característico de la artritis es la sensación de cansancio insoportable. Está muy relacionado con el dolor y con el ánimo bajo, o incluso con la depresión, que es frecuente en la artritis. La fatiga se debe a la mala calidad del sueño, a la debilidad muscular y a la evolución de la enfermedad que afecta a la totalidad del organismo y a la mente.

Síntomas generales

La inflamación extensiva de las articulaciones –por ejemplo, en la artritis reumatoide grave– puede estar acompañada por una fiebre no muy alta, pérdida de peso y una sensación de malestar general. Esto es debido a que la enfermedad afecta a todo el cuerpo.

Los sarpullidos son una característica de algunos tipos de artritis, como la artritis psoriásica y el lupus. Sin embargo, en la mayoría de las personas es un efecto secundario común relacionado con el tratamiento.

El diagnóstico de la artritis

Después de valorar sus circunstancias personales y su estado de salud, su médico puede pedirle varios análisis de sangre y pruebas de imagen, como una resonancia magnética (IRM) (véase derecha), que le ayuden a confirmar –o desestimar– el diagnóstico de un determinado tipo de artritis.

Historia y examen clínicos

Su médico valorará escuchando su historia (historia clínica) y observará qué es lo que está mal (examen clínico).

Su historia tiene algunas características: la historia de la artritis propiamente dicha, los problemas generales, los tratamientos en curso y previos; la información sobre enfermedades anteriores; la existencia de artritis en sus parientes; su trabajo y situación social. El examen se centrará en sus articulaciones en particular.

ESCÁNER IRM

El examen de las articulaciones, como la rodilla, a través de un escáner de imágenes por resonancia magnética (IRM) puede revelar la extensión de la osteoartritis. Un escáner IRM literalmente toma imágenes de un corte de su cuerpo y muestra tejidos blandos que no se ven normalmente a través de los rayos X. El IRM de la articulación de la rodilla (abajo) pertenece a un hombre que desarrolló una osteoartritis a los 33 años, una edad demasiado temprana y poco común para desarrollar esta enfermedad. Los cortes muestran la parte inferior del hueso del muslo (fémur) y el extremo superior de la tibia. Debido a la osteoartritis, el tejido del hueso del fémur presenta una apariencia irregular con erosiones. Las fisuras que se abren al final de ambos huesos harán que la articulación pierda fuerza.

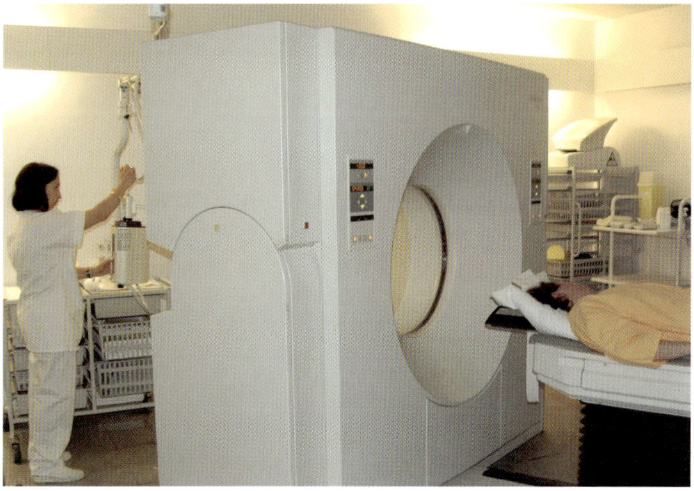

ESCÁNER IRM
Un escáner para la obtención de imágenes por resonancia magnética (IRM) alberga un gran imán que puede conseguir imágenes de cortes de su cuerpo. Usted deberá acostarse muy quieto en una mesa estrecha dentro de sun túnel. Si le preocupa sufrir claustrofobia, dígaselo a su médico para que pueda administrarle un sedante.

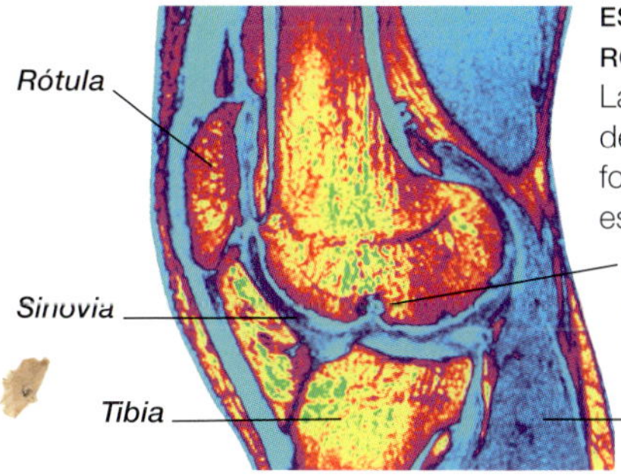

ESCÁNER IRM DE UNA RODILLA
Las partes duras y blandas de la rodilla aparecen de forma diferente a través del escáner IRM.

ARTROSCOPIA Y BIOPSIA

El artroscopio de fibra óptica es un tubo pequeño y flexible, con el que se puede ver dentro de las articulaciones como la rodilla y la muñeca. En una artroscopia de rodilla se puede diferenciar entre los problemas producidos por una lesión en el menisco (cartílago de la rodilla) y los problemas derivados de la artritis. También se pueden utilizar para obtener una biopsia del líquido sinovial y rastrear infecciones, cristales y células.

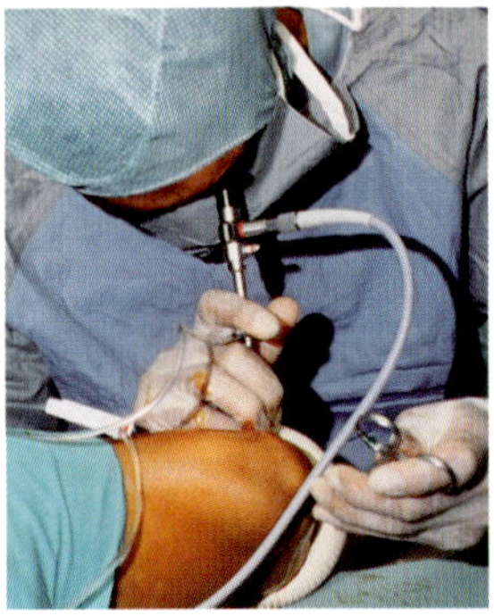

ARTROSCOPIA
Con un artroscopio de fibra óptica, un cirujano puede examinar una articulación de forma minuciosa y precisa para identificar el problema.

Al lego le podría parecer que los médicos efectúan toda una serie de preguntas, realizan un examen completo y luego llegan a una conclusión. En la práctica, la situación es muy diferente. Si un clínico experto no tiene una idea suficientemente adecuada del diagnóstico después uno o dos minutos de conversación con el paciente, será probablemente difícil que llegue a un diagnóstico más tarde.

La mayor parte de la historia que se obtiene del paciente es una forma de asegurar que se tiene suficiente información como para confirmar las primeras sospechas sobre el diagnóstico y conseguir información para poder recomendarle el tratamiento más apropiado.

El examen raramente ayuda al diagnóstico, pero facilita la evaluación de la gravedad de la enfermedad y señala con precisión problemas de articulaciones específicas. Es más un arte que una ciencia; a menudo hay desacuerdos entre expertos sobre las cuestiones más simples, como si una articulación está hinchada o no.

Rayos X

Las radiografías simples (rayos X) son el método clásico para la obtención de imágenes de articulaciones. Muestran el daño de la articulación y pueden ofrecer una evaluación fácilmente disponible de su gravedad y evolución. Pueden mostrar la pérdida de hueso en la artritis, lo que significa fundamentalmente la presencia de erosiones próximas a los márgenes de las articulaciones –una característica de la artritis reumatoide–. Los rayos X también muestran dónde hay aumentos del hueso, en particular la presencia de osteofitos (espolones óseos), en la osteoartritis y la pérdida de cartílago. Los rayos X pueden ayudar al médico a decidir si se necesita o no operar para reemplazar la articulación.

Otras técnicas de imagen

Hay algunas otras maneras de explorar las articulaciones, como la tomografía axial computerizada (TAC), la formación de imágenes por resonancia magnética (IRM), los ultrasonidos, la gammagrafía ósea o la absorciometría dual de rayos X (DEXA o DXA). Algunas, especialmente la IRM y los ultrasonidos, pueden mostrar la inflamación y la hinchazón del tejido blando. Otras, especialmente la DEXA, muestran la presencia de osteoporosis (véase p. 35).

Muchas técnicas facilitan la obtención de imágenes mejoradas de huesos y articulaciones en comparación con los rayos X. Al implicar una mayor tecnología y al ser más caras que la rutina radiológica, en la actualidad sólo se utilizan en muy pocos casos. Esto puede cambiar rápidamente y, en los próximos 10 años, reemplazarán probablemente a los rayos X para la obtención de la mayor parte de las imágenes de las articulaciones.

Análisis de sangre

El análisis de la sangre puede ayudar a confirmar un diagnóstico o indicar la gravedad de enfermedad. Los análisis nunca constituyen un diagnóstico por sí mismos. Se utilizan también a menudo para valorar la inocuidad y la eficacia del tratamiento.

■ VALORAR LA RESPUESTA DEL CUERPO
Los análisis de sangre pueden valorar la adecuación de la forma en la que el cuerpo responde a una

situación perjudicial, como una infección. En algunas formas de artritis, especialmente en la artritis reumatoide, se da una respuesta diferente de la esperada en una situación de normalidad. Esta respuesta se puede detectar por el incremento de la velocidad de sedimentación de los eritrocitos (VSE) (véase derecha).

■ DETECTAR INDICADORES DE ARTRITIS Se pueden buscar, a través de los análisis de sangre, productos químicos específicos que son indicadores de artritis. La prueba principal de este tipo de medidas es la medida de los niveles de ácido úrico en sangre. Éstos generalmente, aunque no necesariamente, están altos en las personas con gota. Sin embargo, también es cierto que hay muchas personas con un nivel de ácido úrico alto que no tienen gota. Además, en un ataque agudo de gota, los niveles de ácido úrico en sangre pueden ser normales.

■ DETECTAR AUTO-ANTICUERPOS Los análisis de sangre pueden identificar auto-anticuerpos como el factor reumatoide (véase abajo). Los autoanticuerpos son anticuerpos que reaccionan con proteínas de su propio organismo. Se piensa que son subproductos de un sistema inmunológico perturbado, que es una característica común en la artritis reumatoide y en algunas enfermedades del tejido conectivo.

Sin embargo, hay una paradoja. La presencia de autoanticuerpos no significa que una u otra de estas enfermedades esté presente; efectivamente, la mayoría de las personas con autoanticuerpos no tienen artritis. Además, su ausencia no descarta la enfermedad. Sin embargo, la mayoría de las personas con una artritis inflamatoria (como la artritis reumatoide) o una enfermedad del tejido conectivo, como el lupus, tendrán un autoanticuerpo que se pueda detectar en su sangre. Cuanto mayor sea el nivel de autoanticuerpos, mayor será la probabilidad de padecer una severa enfermedad.

■ ANTICUERPOS ANTINUCLEARES Los anticuerpos antinucleares reaccionan con componentes del núcleo de la célula normal. Son característicos del lupus, pero también están presentes en muchas otras enfermedades del tejido conectivo, la artritis reumatoide y otras enfermedades inflamatorias crónicas generalizadas. Son una familia de diferentes autoanticuerpos, más que un único y específico autoanticuerpo y, por consiguiente, son muy inespecíficos. Sin embargo, es normal que las personas con lupus tengan algunos anticuerpos antinucleares detectables en su sangre.

P&R

¿Qué es el factor reumatoide?

El factor reumatoide es al auto-anticuerpo mejor conocido y puede ser detectado por los análisis de sangre. Reacciona a proteínas que son liberadas por el sistema inmunológico y está presente en dos tercios de las personas que padecen artritis reumatoide, aunque su presencia en la sangre no confirma necesariamente la existencia de una artritis reumatoide ya que puede estar también asociado a otra enfermedad. La prueba del factor reumatoide es útil para el diagnóstico cuando se la considera junto a otras pruebas.

VELOCIDAD DE SEDIMENTACIÓN

Los glóbulos rojos (eritrocitos) de una muestra de sangre se depositan, tras un tiempo, en el tubo de ensayo. Con la prueba de VSE se mide la velocidad con que lo hacen. Cuanto más rápido se sedimenten, más alta será la VSE y mayor la inflamación. Se mide en milímetros por hora. Normalmente, es menor de 20, aunque en el caso de artritis reumatoide activa está entre 50-100. Al mismo tiempo, hay una leve disminución del número de glóbulos rojos. La proteína que con mayor frecuencia se mide es la C-reactiva. Su valor normal es menor de 5 mg / litro en sangre y en el caso de artritis activa puede estar entre 50-100 mg / litro.

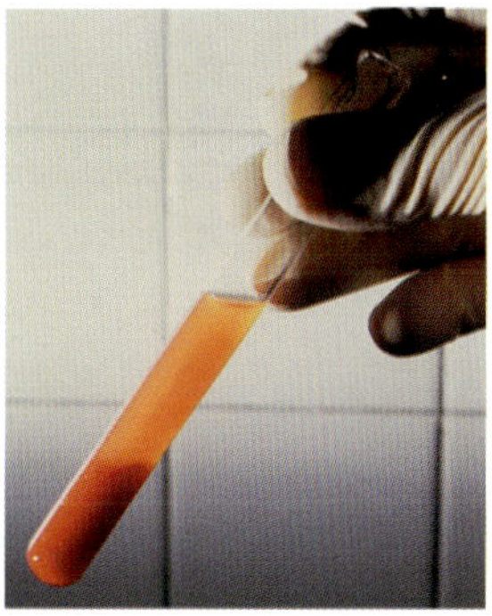

ANÁLISIS DE VSE

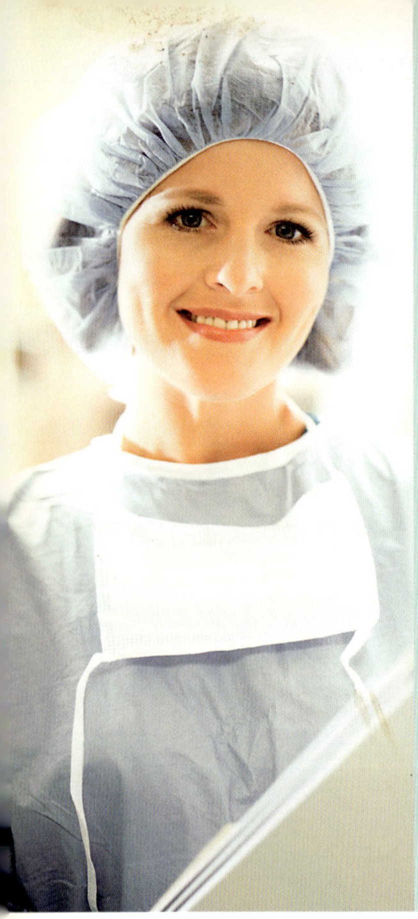

El cuidado de su artritis

No hay necesidad de sentirse indefenso ante un diagnóstico de artritis. Hoy contamos con más opciones disponibles de tratamiento que nunca, desde los medicamentos y la cirugía, a medidas de autoayuda y asesoramiento. Pero usted no debe ser un simple receptor del tratamiento. Cada vez más, sus comentarios pueden ser útiles para gestionar su propia artritis y serán bien recibidos y estimulados tanto por los médicos como por muchos otros profesionales sanitarios que puedan estar involucrados tanto en el diagnóstico como en el tratamiento.

Fomentar una relación de trabajo con su médico incrementará su confianza y le ayudará a sentir que controla su artritis.

Trabajando con sus profesionales de atención sanitaria

Si tiene artritis, es probable que necesite atención sanitaria con regularidad y a largo plazo. Establecer una buena relación con su médico y otros profesionales, como fisioterapeutas y enfermeras, puede ser una forma de reducir la preocupación y la ansiedad de enfrentarse al tratamiento y a las consultas.

Aún más, la confianza mutua y un buen entendimiento entre usted y sus profesionales sanitarios significa que tendrá la mejor oportunidad de conseguir que el tratamiento sea el más adecuado para usted.

Comunicación en doble sentido

La comunicación es la clave del éxito en la atención sanitaria. Como paciente, usted espera recibir la información que necesita de su médico. Es igual de importante que él o ella, a su vez, reciban información de usted.

Los médicos pueden aprender muchísimo acerca de su enfermedad a través de pruebas y exámenes físicos, pero hay cosas que no encontrarán a menos que usted se las diga. Sus conocimientos personales de cómo la artritis –y su tratamiento– le afecta serán valiosos para su médico. No vacile en compartir sus preocupaciones y tenga confianza para hablarle abiertamente de sus necesidades, síntomas y sentimientos. Construir una relación de trabajo con su médico aumentará su confianza y le ayudará a sentir que controla su artritis.

Aproveche al máximo la cita con su médico

Acudir a la consulta del médico o a la cita en el hospital puede acobardar, especialmente si se le ha diagnosticado recientemente una artritis. Acudir con un amigo o un pariente puede facilitar que la comunicación sea más fluida. Esta persona no sólo le prestará apoyo moral si está nervioso, sino que él o ella también pueden estar presentes para ayudarle si usted es duro de oído o si el español no es su primera lengua.

Los médicos trabajan bajo una enorme presión y la mayoría tienen menos de 10 minutos para ver a cada paciente, así que saque el máximo provecho al tiempo de ellos –y al de usted– preparándose adecuadamente para su cita. Antes de salir de casa, confeccione una lista de preguntas importantes que quiera formular o de puntos de los que desea hablar. Procure que esta lista sea lo más concisa posible y concéntrese en los aspectos más importantes.

La terminología médica puede ser confusa así que si no comprende lo que su médico le dice, no dude en pedirle que se lo repita o se lo explique de manera más sencilla y, si quiere más información, pídasela. Lleve un cuaderno de notas para escribir lo que quiera recordar; es fácil olvidar lo que nos han dicho cuando salimos de la consulta. Si se le ha acabado el tiempo y quiere preguntar más cosas, pida cita para otro día.

Conseguir el máximo beneficio de su tratamiento

Intente adoptar un papel activo en los cuidados de su artritis, aprendiendo sobre las diferentes opciones de tratamiento y sobre lo que usted puede esperar de ellas. Estar informado implica estar más involucrado en las

CONSEJOS

LO QUE PUEDE HACER

- Lleve un diario para controlar los progresos y los efectos de cada tratamiento. Esto le proporcionará unos registros para comentarlos con los profesionales de la salud.
- Si no está satisfecho con el cuidado de su salud, coménteselo a los médicos; no les molestará.
- No tenga miedo de comentar con su médico tratamientos alternativos, pero déjese guiar por su consejo.
- Cuando hable con los profesionales de la salud, sea honesto acerca de cómo su artritis afecta a su vida personal y a su bienestar emocional.

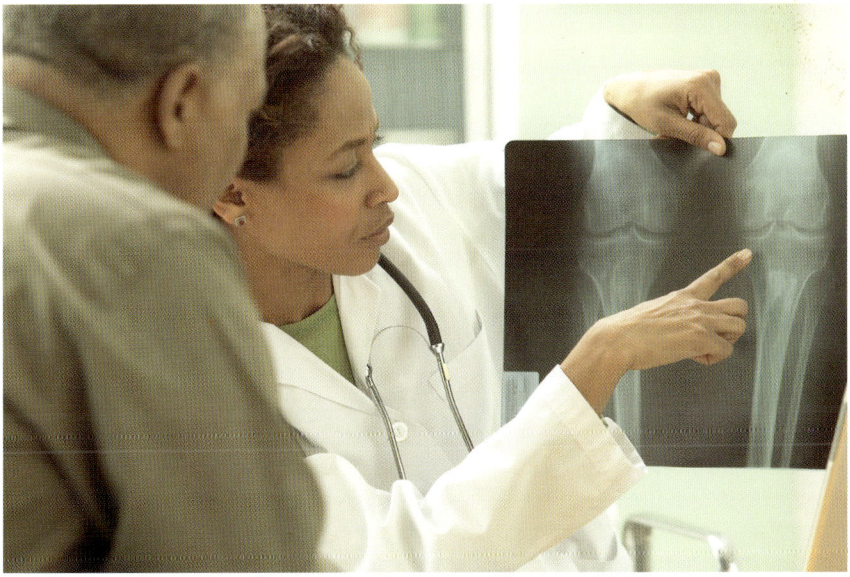

HABLANDO DE SU ARTRITIS Una cita con su médico es la mejor oportunidad que tiene para hablar de su artritis y comunicar sus ideas y sentimientos sobre la enfermedad.

CONSEJOS

ESTRATEGIAS DE AUTOAYUDA

Puede pensar que los medicamentos o la cirugía por sí solos no son suficientes para mantener la artritis bajo control. Independientemente de que pueda necesitar una ayuda médica extra, las siguientes estrategias de autoayuda marcarán una diferencia e indudablemente mejorarán, en general, su calidad de vida y podrán incluso aliviarle síntomas como el dolor y la inflamación.

- Haga cambios en su estilo de vida.
- Piense positivamente acerca de su artritis.
- Haga ejercicio (véase p. 64) o practique secuencias de ejercicios (véase p. 158).
- Aprenda a afrontar su estrés (véase p.152).
- Coma bien (véase p. 50).
- Practique la relajación y la meditación (véase p. 156).
- Una terapia complementaria (véanse pp. 108-131) también puede ayudarle a controlar su artritis.

decisiones respecto a su atención sanitaria.

El manejo de la artritis es diferente para cada persona, dependiendo de la gravedad de la enfermedad y de factores como la tolerancia individual a ciertos medicamentos. Lo que conviene a uno podría no funcionar tan bien en otro, así que asegúrese de que sus profesionales de la salud son conscientes de sus necesidades personales y preocupaciones. Cuanto más conozca su médico de usted y de su estilo de vida, con mayor precisión podrá adaptar el tratamiento a sus condiciones particulares.

Mantenga a su médico al día acerca de los aspectos de su tratamiento que afectan a su calidad de vida. Por ejemplo, su tratamiento puede estar causando efectos secundarios inaceptables o su programa de ejercicio puede llegar a ser demasiado extenuante. Una palabra en el momento adecuado se traducirá en que usted y su médico puedan trabajar juntos para prevenir que los pequeños problemas se conviertan en grandes problemas. Por supuesto, déle también las buenas noticias e infórmele sobre cualquier mejora.

Sea un paciente considerado

Su relación con los profesionales de la salud le resultará beneficiosa si sus expectativas son razonables. Llegue siempre a tiempo a una cita; si tiene que cancelarla, llame a la consulta o al hospital tan pronto como pueda. No pida citas con poca antelación ni solicite a su médico que le visite a domicilio a no ser que exista una necesidad urgente. Si le prescriben la misma medicación repetidamente, asegúrese de que pide una nueva receta antes de quedarse sin pastillas. Los imprevistos de última hora provocan interrupciones inoportunas a médicos atareados y a su equipo.

Sus opciones de tratamiento

La clase de tratamiento que usted y su médico decidan que necesita dependerá de una serie de factores, incluyendo el tipo y la gravedad de su artritis, los potenciales efectos secundarios y, por supuesto, sus propios sentimientos y preocupaciones respecto a su estilo de vida.

Tratamiento con medicamentos

El médico le puede recetar una gran variedad de medicamentos que puede comprar con o sin receta médica en la farmacia. Éstos incluyen analgésicos, antiinflamatorios no esteroideos (AINE), esteroides, fármacos antirreumáticos modificadores de la enfermedad (FARME), y agentes biológicos (véanse pp. 76-87).

Medicación sin receta

Muchos analgésicos (véase p. 77) y AINE (véase p. 78) están disponibles sin receta médica, pero en dosis más bajas que la que su médico prescribiría. El resto de los medicamentos para la artritis están disponibles solamente con receta. Lea siempre los prospectos cuidadosamente y asegúrese de que toma la dosis correcta. Las medicinas sin receta pueden ser peligrosas si no se toman apropiadamente.

Genéricos *vs.* medicamentos con marca (nombre comercial)

Todos los medicamentos tienen un nombre oficial o genérico. Paracetamol e ibuprofeno son ejemplos de nombres genéricos. Éstos son los nombres que, en general, utilizan los médicos. Los medicamentos sin marca son también mucho más baratos que los que tienen marca (nombre comercial).

Algunas veces, las marcas ofrecen ingredientes adicionales, aunque a menudo tienen una composición idéntica a las versiones de medicamentos genéricos más baratos. Hay leyes estrictas en cada lugar para asegurar que ambos medicamentos, genéricos y con marca, sean igual de efectivos y seguros.

Cirugía

Cuando los medicamentos no pueden controlar su artritis debido a la gran afectación de las articulaciones involucradas, su reumatólogo le puede indicar que se opere (véanse pp. 88-107). Se tarda tiempo en organizar una operación y puede que tengan que apuntarle en una lista de espera.

La sustitución de las articulaciones, particularmente la de las caderas, es habitual, aunque los cirujanos también pueden reemplazar las articulaciones de los hombros, rodillas, tobillos, codos, muñecas y dedos. También pueden quitar la cápsula de una articulación, retirar hueso y fijar las articulaciones para hacerlas más estables.

P&R

¿Es seguro comprar medicamentos por internet?

En España sólo es legal comprar por internet medicamentos que no exijan receta, desde el 27 de julio de 2006. No obstante, varios colegios de farmacéuticos han alertado acerca de esta práctica. Aunque hay farmacias reales online, muchas carecen del control y la regulación adecuadas y, por lo tanto, los medicamentos que ofrecen pueden no ser seguros o de buena calidad, y se puede perder una información esencial para el paciente. Compre exclusivamente sus medicinas en las farmacias legales y bajo la supervisión de su médico.

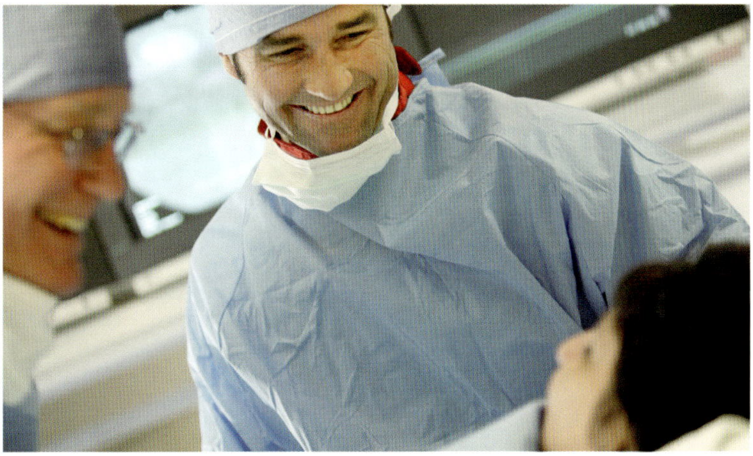

CONOCER A SU CIRUJANO
Antes de operarse de su artritis puede hablar con el cirujano que dirigirá la intervención quirúrgica.

Cuidado profesional

Diferentes profesionales sanitarios están involucrados en el diagnóstico y tratamiento de su artritis. A algunos solamente los verá una vez; a otros más de una vez, según cómo vaya el tratamiento en curso y dependiendo del tipo y de la gravedad de su artritis.

Médicos de cabecera

Su médico de cabecera es su socio en el cuidado de su artritis y será su punto de referencia para cualquier tratamiento a largo plazo. El médico de cabecera puede revisar sus articulaciones y buscar señales de hinchazón o de disminución de la movilidad. Puede, además, enviarle a un hospital cercano para que le hagan pruebas o le vea un especialista.

Reumatólogos

Los reumatólogos son médicos con una formación hospitalaria que han pasado por un adiestramiento especializado de 4 o 5 años en artritis y otras enfermedades que afectan a las articulaciones. Su médico de la Seguridad Social puede derivarle a uno o bien solicite cita con uno en consulta privada. Un reumatólogo puede interpretar sus pruebas y puede pedir más. Dicho profesional le comentará su tratamiento y podrá pautarle medicación o recomendarle cirugía si lo cree conveniente.

En el caso de niños de los que se sospecha que pueden tener artritis (véase p. 182), será necesaria la derivación a un pediatra-reumatólogo. Por otra parte, también podría ayudarle un reumatólogo normal.

FISIOTERAPIA
Los fisioterapeutas pueden emplear diversas técnicas y tratamientos físicos para ayudar a las personas con artritis a recuperar el movimiento normal de sus articulaciones.

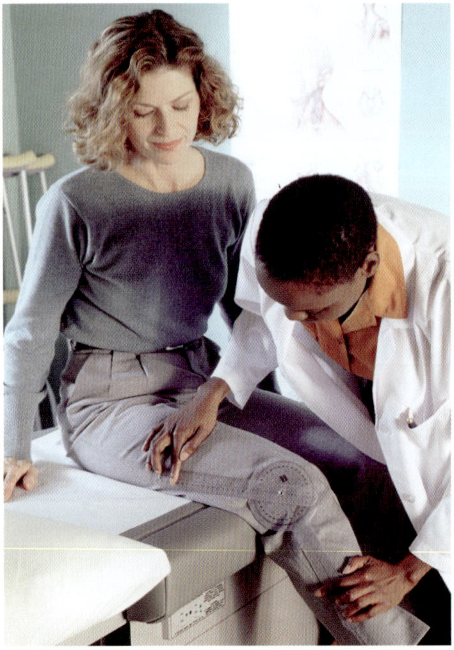

Ortopedas

Su médico de cabecera puede remitirlo a un médico ortopeda o cirujano especialista en trastornos del músculo y del hueso. Ejercen en el departamento de ortopedia de un hospital o conjuntamente con el departamento de reumatología. Los cirujanos ortopédicos llevan a cabo la operación de reemplazo de la articulación; algunos pueden especializarse en articulaciones específicas, como pies y tobillos.

Fisioterapeutas

Un fisioterapeuta es un especialista en los tratamientos físicos que ayudan a restaurar el movimiento y el funcionamiento del cuerpo. Puede utilizar diferentes métodos, desde el masaje y la manipulación hasta el calor y la hidroterapia. En la primera sesión le preguntará sobre su enfermedad y le examinará. Puede sugerirle un plan apropiado de tratamiento que puede requerir sesiones adicionales.

Terapeutas ocupacionales

Si su artritis le origina problemas prácticos en su casa o en el trabajo la persona que mejor le puede ayudar es un terapeuta ocupacional. Suelen estar generalmente ubicados en un departamento o servicios sociales hospitalarios. Pregunte a su médico de cabecera para que le derive o le ponga directamente en contacto con el departamento de servicios sociales. (Véase también p. 144.)

Enfermeros y enfermeros especializados

Entre los distintos papeles que desempeñan los enfermeros de su centro de salud o del hospital está el de organizar los análisis de sangre y ofrecer consejo sobre el tratamiento. Los enfermeros especializados son enfermeros muy experimentados que han tenido formación adicional que les permite asumir ciertos papeles que tradicionalmente eran realizados únicamente por médicos.

Dietistas y nutricionistas

Si usted necesita perder peso, su médico general puede remitirle a un dietista que le aconsejará sobre qué comidas son las mejores para usted. Para ejercer su profesión, los dietistas deben seguir un programa de formación establecido y estar en posesión de su correspondiente título. Los nutricionistas desempeñan un papel muy similar pero, aunque deben también tener una formación correcta, no la necesitan para ejercer.

Asesoramiento

Todos los médicos están de acuerdo en que el dolor es un proceso complejo y del que se sabe muy poco y muchas personas creen que hay una vinculación muy fuerte entre la mente y el cuerpo. Hablando con un consejero profesional o un psicólogo usted puede distinguir entre el nivel del dolor y el malestar que usted experimenta.

Grupos de apoyo

Ésta es una buena manera de ver los nuevos tratamientos para la artritis, adquiriendo habilidades para afrontar su dolor y su enfermedad, y contactando con otros que comparten sus experiencias o problemas. Puede que tenga que pagar unos honorarios de suscripción. La mayoría de los grupos de apoyo ofrecen líneas de ayuda o información gratis a través de internet. Puede encontrarlos en la página de la Sociedad Española del Dolor (véase Direcciones útiles, p. 215).

Unidades del dolor

Si tras el diagnóstico y tratamiento por su especialista, el dolor persiste más de 4 semanas y no responde a los tratamientos aplicados, su médico puede remitirle a un especialista del dolor o a una unidad de tratamiento del dolor. Allí los pacientes son tratados por profesionales de la salud expertos en problemas de dolor crónico severo. Algunas de estas unidades del dolor ofrecen tratamiento llevados a cabo por un equipo de profesionales, entre los que hay anestesiólogos, enfermeros y psicólogos, además de otros especialistas según se requiera. Estos equipos multidisciplinares se han desarrollado tras el reconocimiento del dolor crónico como causante de efectos negativos en la vida de quienes lo sufren. En la mayoría de los casos, el método más efectivo suele ser la combinación de tratamientos, ya que el dolor crónico es complejo y en muchas ocasiones conlleva problemas físicos y psicológicos. Según el nivel de recursos de que disponga la unidad de tratamiento del dolor, ésta podrá asumir todas las necesidades que conlleva su tratamiento o remitirle a otro especialista para que le ayude con su caso. Muchas unidades del dolor ofrecen programas de ayuda para poder volver a la vida normal, posibilitando volver a vivir de forma activa, incluso si no existe una forma inmediata de resolver el dolor.

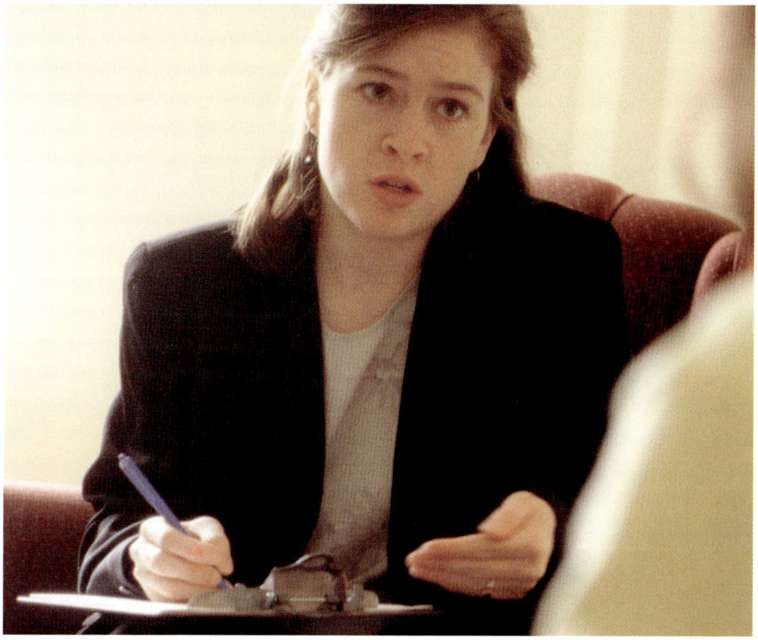

ASESORAMIENTO
Los profesionales de la salud le suministrarán cualquier tipo de tratamiento, consejo y orientación que le sea útil para el cuidado y manejo de su artritis.

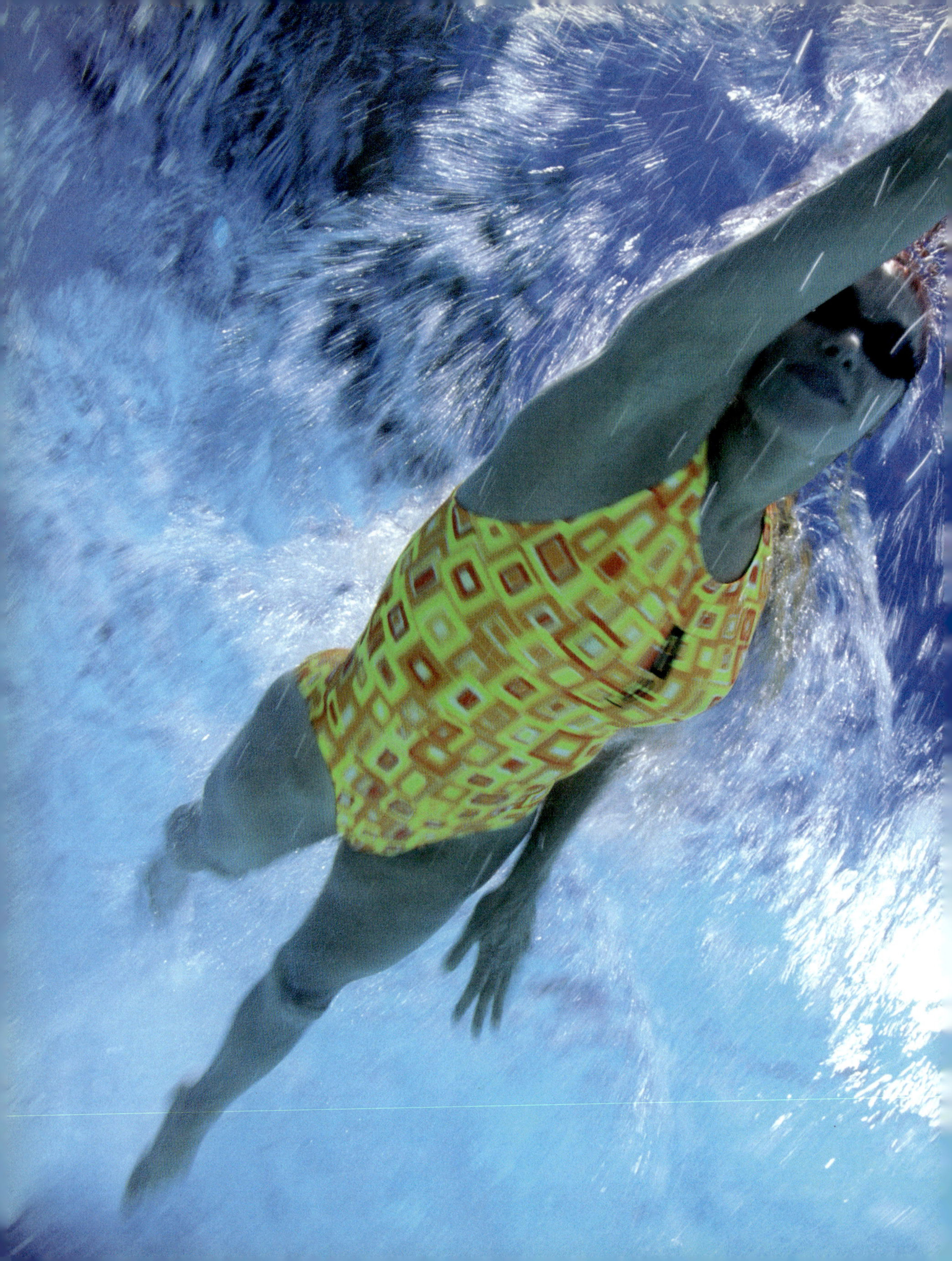

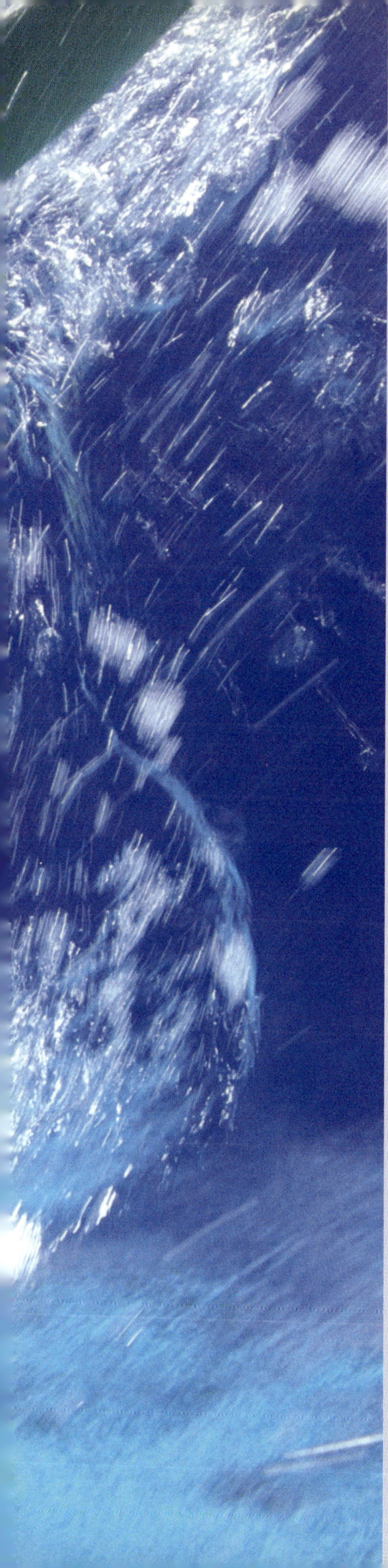

Comida, bebida y ejercicio físico

Seguir una dieta equilibrada y hacer ejercicio con regularidad son buenos consejos para cualquier persona, pero cobran especial importancia si se tiene artritis. Estos dos aspectos cruciales de la vida diaria no sólo le harán sentirse mejor, sino que también le ayudarán a controlar su peso.

Aunque no hay evidencia de que existan alimentos específicos que curen o causen la artritis, las investigaciones médicas sugieren que hay algunos nutrientes, como el ácido graso omega 3, que pueden ayudar a aliviar los síntomas. Sin embargo, el mejor consejo es seguir una dieta rica en pescado azul, fruta, vegetales y productos lácteos bajos en grasa, en vez de confiar en suplementos o superalimentos.

La actividad física regular y el ejercicio pueden suponerle grandes beneficios. Aunque no necesita exagerar, manténgase en unos márgenes cómodos para usted. Sus articulaciones ganarán en movilidad y flexibilidad, sin olvidar que los músculos adyacentes y otros tejidos blandos también se beneficiarán. Probablemente el beneficio mayor derivará de mantener a raya la rigidez y aliviar el dolor.

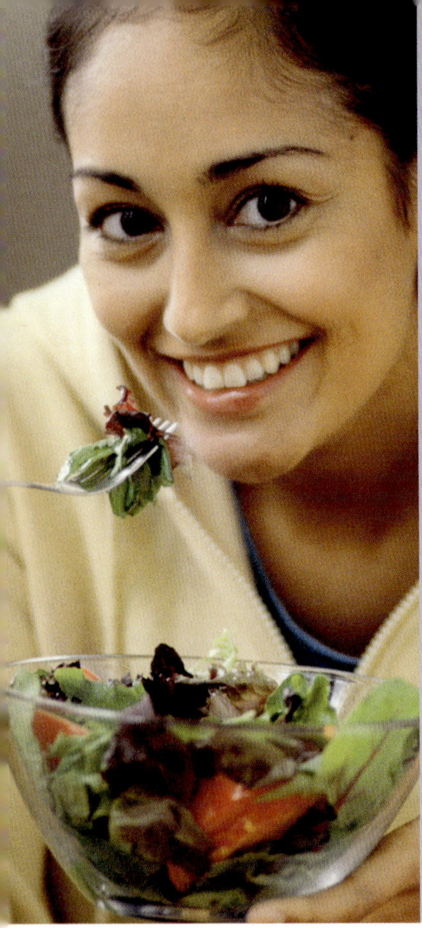

Comer para aliviar su artritis

Hay una creencia popular según la cual lo que se come puede aliviar la inflamación y el dolor de la artritis. Algunas personas están incluso convencidas de que ciertas comidas pueden disparar los ataques de artritis. Sin embargo, en la mayoría de los casos no existe evidencia médica clara que confirme esta creencia. Su médico puede restar importancia a esas relaciones entre la comida y la artritis, pero existen buenas razones para que preste atención a su dieta. Conforme nuestro conocimiento acerca de la artritis progresa, vemos con mayor claridad el beneficio potencial que puede tener la alimentación.

Si usted está ingiriendo los nutrientes correctos, maximizará sus oportunidades de luchar contra la enfermedad.

Comida y artritis

Las personas con artritis tienen que comer el mismo tipo de dieta equilibrada que cualquier otra persona, al margen de la edad o del estado de forma. Como guía general, las comidas deben incluir pescado, tanto pescado blanco como azul, productos lácteos bajos en grasa, muchas frutas frescas y verduras y, solamente a veces, comidas fritas ricas en grasas y procesados azucarados. Los amantes de la carne también pueden comer carne de ave y, de forma ocasional, carne roja.

Se han realizado muchas afirmaciones sin fundamento acerca de los beneficios que podría suponer eliminar comidas específicas, o grupos de comida, o de concentrarse en los supuestos «superalimentos» para reducir el dolor y la inflamación, pero debemos tomar esta información con extrema precaución. Dietistas y médicos no recomiendan tales dietas y pueden ser perjudiciales para su salud. Si quiere explorar las posibilidades de estas dietas especiales, consulte primero con un dietista titulado.

¿En qué consiste una dieta sana?

Comer sano significa escoger una variedad de comidas que aporte a nuestro cuerpo la energía suplementaria que necesita (calorías) para hacer que los sistemas funcionen con normalidad. Si está asimilando los nutrientes correctos maximizará sus oportunidades de luchar contra la enfermedad.

Los cinco componentes esenciales de la alimentación son: carbohidratos, proteínas, grasas, vitaminas y minerales. Usted necesita más cantidad de algunos de estos componentes que de otros; la clave de una dieta saludable es conseguir el equilibrio correcto.

Carbohidratos

Los carbohidratos son nuestra principal fuente de energía. Se encuentran principalmente en las féculas –como pan, cereales, arroz, pasta y patatas– y en el azúcar. Las féculas también contienen fibra y algunos nutrientes esenciales para la buena salud, incluyendo calcio, hierro y vitaminas B.

El azúcar suministra solamente calorías y es de poco valor nutritivo. Las féculas deberían constituir aproximadamente un tercio de lo que usted come. Variedades integrales de cereales o de grano entero, pan, arroz, y pasta son las mejores opciones, pues contienen más fibra que las variedades blancas. La fibra hace que una persona se sienta más llena durante más tiempo; también ayuda a que los intestinos funcionen eficazmente.

Trate de incluir féculas en todas las comidas principales. Por ejemplo, empiece el día con un cereal de grano entero o muesli. (Algunas variedades de cereales podrían contener mucha azúcar. Si necesita un edulcorante, añada un poco de fruta deshidratada o, en su lugar, un plátano.)

En la comida podría tomar un sándwich con pan integral o de grano entero, pita o chapata. En la cena podría incluir pan, patatas (con su piel), pasta o arroz.

Las alubias y legumbres son también ricas en fibra. Podría asimismo tratar de añadir garbanzos o lentejas verdes a las ensaladas o

MITO O REALIDAD

MITO

Las intolerancias alimentarias son una causa importante en el desarrollo de los síntomas de la artritis.

REALIDAD

La inflamación no suele ser causada por la sensibilidad a un alimento particular, aunque algunas personas encuentran que algunas comidas empeoran sus síntomas. Es preferible seguir una dieta con alimentos saludables y que puedan ayudar a rebajar la inflamación, y no culpabilizarse por una determinada dieta. Eliminar grupos de comida puede privarle de nutrientes importantes.

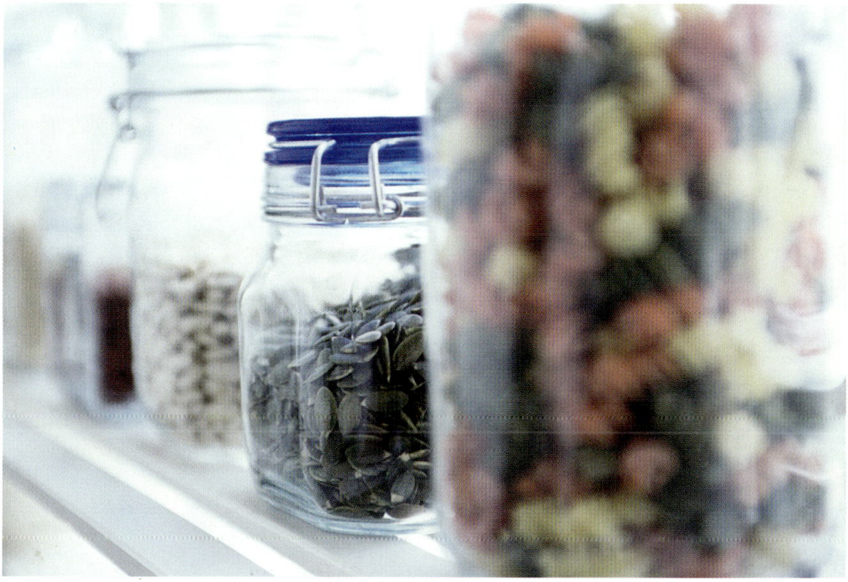

PASTAS, LEGUMBRES Y CEREALES
La gran variedad de pastas, legumbres y cereales posibilitan múltiples elecciones para asegurar que su dieta contiene suficiente fibra y proteína.

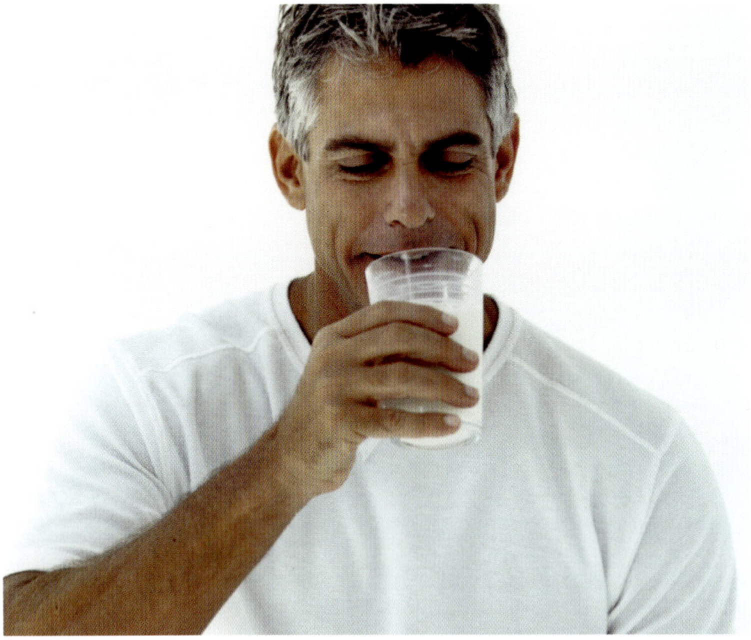

LECHE
Los productos lácteos, como la leche, el queso, la mantequilla y el yogur, son buenas fuentes de proteínas.

hacer chile con carne con alubias pintas sobre carne roja.

Si usted no está acostumbrado a comer mucha fibra, introdúzcala gradualmente en su dieta utilizando tanto comidas refinadas como de alto contenido en fibra. Por ejemplo, empiece con pan de molde integral o una rodaja pequeña de pan entero y utilícelo solamente para las tostadas del desayuno (puede guardar el pan de molde en el congelador). Trate de añadir un cereal de alto contenido en fibra, como muesli o salvado, al que esté acostumbrado.

Los bollos y pasteles contienen generalmente mucha harina refinada, así como azúcar y grasa, por lo que suponen demasiadas calorías que probablemente su organismo no necesita. Cómalos sólo ocasionalmente cuando el exceso de azúcar no sea malo para su salud. Si suele poner más de un par de cucharillas de azúcar en el té y en el café o sobre los cereales, disminuya la cantidad o prescinda de ellos, sobre todo si está tratando de perder peso (véase p. 62).

Proteínas

Usted necesita proteínas para mantener cada tejido de su cuerpo, incluyendo huesos, músculos, órganos internos y piel, en buen estado. Algunas proteínas son producidas de forma natural por las células del cuerpo; sin embargo, la mayor parte de las proteínas que necesitamos para estar sanos las extraemos de la dieta, donde se encuentran en una amplia variedad de alimentos, incluyendo pescado, pollo, vaca, huevos y productos lácteos como queso, leche y yogur.

Las legumbres (como las alubias rojas, los garbanzos, las lentejas y las judías) y los derivados de la soja (como el tofu) son también buenas fuentes de proteína.

Todas estas comidas contienen vitaminas y minerales esenciales para su salud –por ejemplo, hierro en la carne roja y en algunas legumbres, y calcio en los productos lácteos. Muchas personas necesitan solamente dos porciones de

P&R

¿Debería dejar de tomar leche de vaca porque contiene demasiadas proteínas y tomar en su lugar leche de soja?

No necesita dejar de tomar leche de vaca; si lo hace, reducirá la ingesta de calcio, que es fundamental para la fuerza y salud de los huesos. La leche de soja no tiene calcio a no ser que se le añada en el proceso de producción. Si continúa utilizando leche de soja, asegúrese de comprar una que tenga calcio añadido.

alimentos ricos en proteínas al día, así como leche en los cereales, té, y café. Una porción de 100 g de pollo asado contiene 25 g de proteínas, 120 g de filetes de salmón tienen 15 g de proteínas, 2 huevos tienen 12 g de proteína, 50 g de tofu contienen 11 g de proteínas y 230 g de pasta cocinada tienen 9 g de proteínas.

Un ataque de artritis, especialmente de artritis reumatoide, puede causar debilidad del músculo y pérdida de peso, pero también puede hacer que sienta un malestar general y que pierda el apetito. Así que podría necesitar comer pequeñas cantidades de alimentos ricos en proteínas con mayor frecuencia para conseguir la cantidad de proteínas que necesita.

Grasas y aceites

Todas las grasas y aceites tienen un alto poder energético y son esenciales para la absorción de ciertas vitaminas de nuestro cuerpo. Están presentes en los alimentos de diferentes formas y algunas son más beneficiosas para su salud que otras, así que es importante que usted sepa qué clase de grasa está comiendo.

El tipo conocido como grasa saturada se encuentra en la carne roja y en muchas comidas elaboradas –por ejemplo, embutidos, salchichas, queso duro, mantequilla, pasteles, nata, aceite de coco y aceite de palma–. Este tipo de grasa saturada no se contempla como grasa «sana», porque si se comen grandes cantidades puede incrementarse el nivel de colesterol en la sangre y, por consiguiente, sufrir un alto riesgo de desarrollar una enfermedad cardiaca. Grasas insaturadas, que se encuentran en aceites vegetales, algunas margarinas y en el pescado azul son, en general, mejores para usted y para su corazón. Hoy, la posibilidad de elección hace que no sea ni difícil ni caro comer grasas que puedan ser beneficiosas para la salud, particularmente para las personas con artritis.

Trate de disminuir la ingesta de comidas que contengan grasas saturadas y coma mayor cantidad de alimentos ricos en grasas no saturadas (o insaturadas). Éstos incluyen semillas de colza, girasol, aceite de oliva, pescado azul, aguacates y algunos frutos secos (como almendras y pacanas). (Véase p. 56 para información sobre ácidos grasos omega-3, que pueden ayudar aliviar la artritis.)

AGUACATE
Comer un aguacate en una ensalada le ayudará a aumentar su consumo de grasas no saturadas y a reducir la ingesta de grasas saturadas.

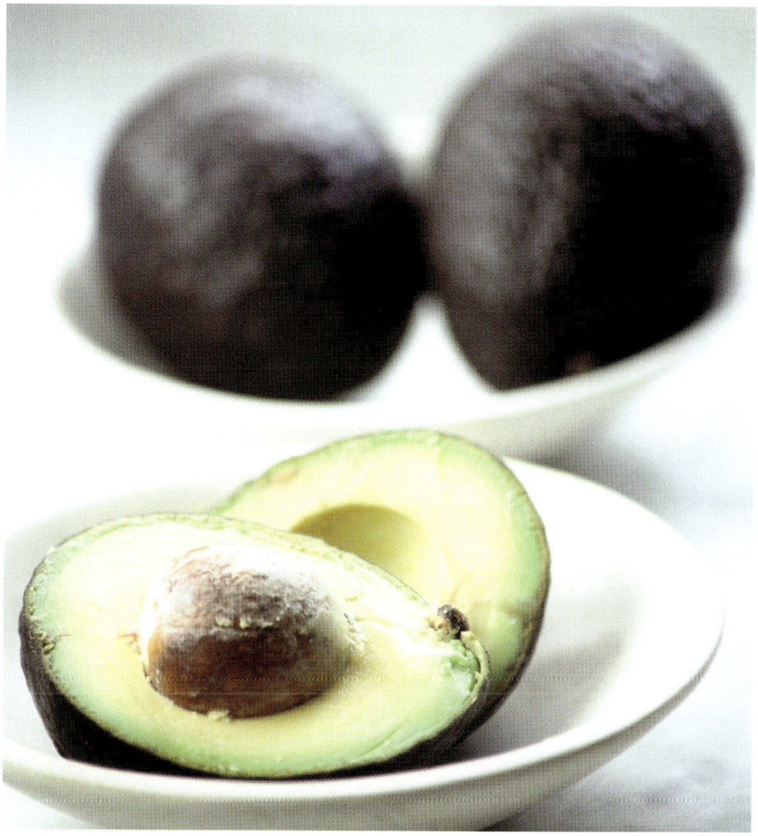

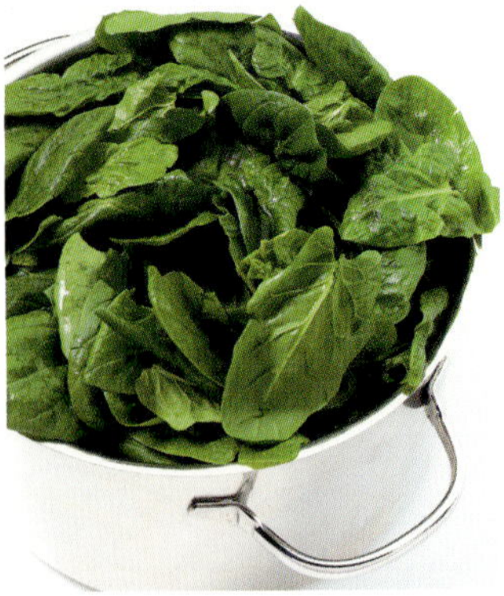

ESPINACA
Si no le gusta comer productos lácteos, las espinacas y otras verduras de hoja verde son también buenas fuentes de calcio.

Vitaminas y minerales

La mayoría de los alimentos frescos que comemos contienen naturalmente vitaminas y minerales, que trabajan de maneras diferentes y realizan funciones especializadas para mantener el funcionamiento normal del cuerpo. Nosotros sólo necesitamos cantidades minúsculas de algunas vitaminas y minerales, mientras que tenemos que absorber una mayor cantidad de otros.

La mayoría de la gente obtiene suficientes vitaminas y minerales de una dieta variada, pero si se evitan ciertas comidas o grupos de comidas, podría eliminar una vitamina o mineral específicos. Por ejemplo, si no toma productos lácteos ni toma suplementos, no podrá conseguir suficiente calcio, un mineral esencial para disfrutar de unos huesos resistentes y sanos.

Líquidos

El agua es esencial para la vida –entre un 60 y un 70 por 100 de su cuerpo está constituido por el agua– así que no se olvide de tomar bastante líquido. Debe tratar de beber entre 6-8 vasos (aproximadamente 1,5 litros) de líquido al día.

Si le resulta difícil beber agua natural hay opciones saludables, como agua con sabor y zumo de fruta. Debe beber solamente cantidades moderadas de té y café. Algunas personas creen que el agua, u otro líquido, puede aliviar la artritis lubricando las articulaciones. Esto no es cierto, pero la escasez del aporte líquido puede producir deshidratación, que le hará sentirse enfermo y podría provocar o agravar los ataques de gota.

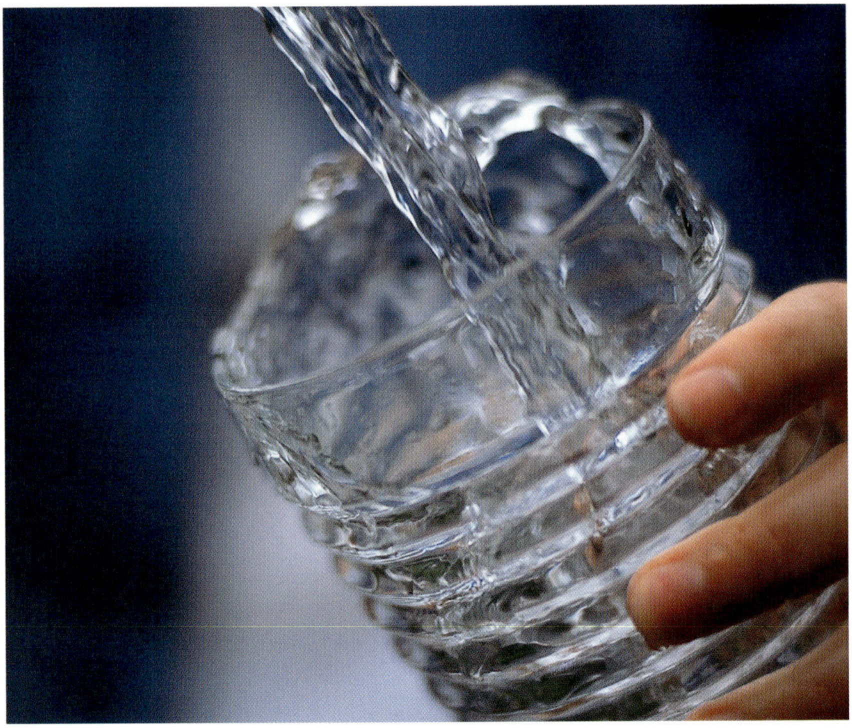

AGUA
Cuando bebemos agua ayudamos a reemplazar el agua que el cuerpo pierde por la respiración, la orina y la transpiración.

Sal

Aunque la sal es esencial para mantener el equilibrio de agua en el cuerpo, ingerir demasiada sal puede ser perjudicial –por ejemplo, puede elevar la tensión arterial–. Si ya tiene la tensión alta, tomar cantidades excesivas de sal puede ponerle en riesgo de complicaciones adicionales, como una enfermedad cardiaca o un accidente cerebro vascular.

Aproximadamente un 75 por 100 de la sal que comemos nos la aporta la comida procesada, como comidas precocinadas, sopas, salsas e incluso algunos cereales para desayuno. Podría estar comiendo demasiada sal sin darse cuenta. (Vea Grasas y sal, a la derecha, para conocer y valorar la cantidad de sal en un producto alimentario.)

Los adultos y los niños mayores de 11 años no deben tomar más de 6 g (aproximadamente una cucharadita) de sal en un día. Los siguientes consejos pueden ayudarle si quiere bajar su ingesta de sal.

- Trate de comer la mayor cantidad de alimentos frescos que pueda.
- No añada más que un pellizco de sal cuando cocine.
- Pruebe su comida antes de añadir más sal en la mesa; probablemente no la necesite.

GRASAS Y SAL

La información de las etiquetas de los alimentos no siempre clarifica los niveles altos o bajos de grasas y sal que contienen los productos. La explicación que se le ofrece más abajo le ayudará a saber si los productos que compra son opciones saludables.

¿QUÉ ES?	¿QUÉ SIGNIFICA?
Grasa Generalmente la etiqueta nos dirá cuántos gramos (g) libres de grasa hay en 100 g de alimento. Algunos alimentos también indican por separado la grasa saturada o «saturados».	• Demasiada grasa: 20 g de grasa o más por cada 100 g. 5 g saturados o más por cada 100 g. • Poca grasa: 3 g de grasa o menos por cada 100 g. 1 g saturados o menos por cada 100 g. Entre 3 g y 20 g por cada 100 g de alimento es una cantidad moderada de grasa total. Entre 1 g y 5 g es una cantidad moderada de saturados. Escoja alimentos con poca grasa (3 g de grasa o menos por cada 100 g) y rechace aquellos que contengan mucha grasa (20 g de grasa o más por cada 100 g).
Sal A menudo la sal se encuentra en las etiquetas como sodio. Un gramo (g) de sodio = 2,5 g de sal.	• Demasiada sal: 1,25 g de sal o más por cada 100 g. 0,5 g de sodio o más por cada 100 g. • Poca sal: 0,25 g de sal o menos por cada 100 g. 0,1 g de sodio o menos por cada 100 g. Trate de escoger alimentos bajos en sal (0,25 g sal o menos por cada 100 g).

Alcohol

No hay nada malo en tomar de vez en cuando alcohol. Pero el alcohol tiene muchas calorías y al beberlo con regularidad contribuimos a aumentar nuestro peso.

El exceso de alcohol puede, a largo plazo, dañar seriamente su salud y ponerle en situación de riesgo de contraer enfermedades del hígado, padecer trastornos cardiovasculares y algunos tipos de cáncer. También se sabe que el alcohol también provoca o agrava los dolorosos ataques de gota, así que probablemente sea mejor evitar bebidas alcohólicas si padece con frecuencia esta circunstancia.

Si bebe alcohol, trate de tomar la cantidad recomendada de unidades por semana. Para los hombres, no debe exceder de 3 unidades por día (21 unidades por semana) y, para las mujeres, no debe superar las

CONSEJOS

UNIDADES DE ALCOHOL

Una unidad de bebida estándar (UBE) es aquella cantidad de alcohol que un cuerpo sano puede eliminar en una hora, y esto equivale a la cantidad de bebida que contiene 10 g de alcohol puro. Por tanto, las unidades que una bebida contiene dependen de la cantidad y la graduación de la bebida. Como orientación, puede emplear esta guía:

- 1 UBE = 200 cc de cerveza; 100 cc de vino o champán; 70 cc de vermut; 50 cc de jerez;
- 1,5 UBE = una medida (50 cc) de coñac; una medida de anís; una medida de cointreau;
- 2 UBE = 1 combinado de ron, vodka, ginebra o whisky.

2 unidades por día (14 unidades por semana). Vea Unidades de Alcohol (izquierda), donde figuran las unidades de alcohol que hay en algunas de nuestras bebidas favoritas.

Si usted es un bebedor de vino, vigile el porcentaje de contenido de alcohol; puede generar una gran diferencia respecto al número de unidades que bebe. Si tiene gota, evite bebidas alcohólicas que contengan sedimentos, como cerveza natural, vino tinto reserva u oporto.

Finalmente, asegúrese de que deja al menos dos días sin alcohol por semana para darle un descanso a su hígado y, sobre todo, evite irse de borrachera.

Nutrientes que pueden aliviar su artritis

Si seguimos una dieta variada que incluya una gran cantidad de comidas frescas, podremos estar seguros de que conseguiremos los suficientes nutrientes, algo fundamental para conservarnos con buena salud. Sin embargo, las personas con artritis pueden sacar provecho de aumentar la ingesta de ciertas comidas y nutrientes. (Véase también Remedios naturales y suplementos, pp. 112-119, para información adicional sobre cómo añadir suplementos a su dieta.)

NUECES
Si no le gusta comer pescado, las nueces constituyen un buena alternativa para los ácidos grasos omega-3.

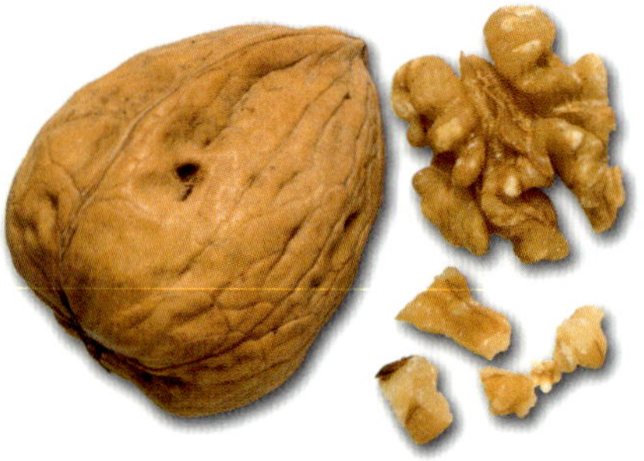

Ácidos grasos omega-3

Los ácidos grasos poliinsaturados son un grupo de grasas que pueden beneficiar a las personas con artritis. Una forma de éstos –conocida como ácidos grasos omega-3– ha sido utilizada para reducir tanto el dolor como la inflamación en las personas con artritis reumatoide.

Las comidas que contienen ácidos grasos omega-3 son, principalmente, los pescados azules, como caballas, salmones, truchas, sardinas, sardinillas, arenques, jureles y anguilas. (El pescado blanco contiene pocos ácidos grasos omega-3, aunque es una buena fuente de proteínas sin grasas.)

Otras fuentes de omega-3 son los aceites vegetales, como la colza y el cártamo, así como el aceite de semillas y nueces. Los ácidos grasos omega-3 tienen también otros beneficios para la salud. Son buenos para su corazón, así como para sus articulaciones, y el aceite de pescado es una fuente rica de vitamina D, fundamental para la salud de los huesos.

Se han producido algunas alarmas alimentarias durante los últimos años, alertando de que el pescado azul contiene altos niveles de productos químicos contaminantes, como mercurio,

P&R

¿Pueden los aceites vegetales aliviar algunos síntomas de la artritis reumatoide?

La acción de diferntes aceites vegetales, como el de oliva, en la lucha contra la artritis, ha despertado un gran interés. Un estudio ha mostrado que las personas que consumen más aceite de oliva tienen menos probabilidad de desarrollar una artritis reumatoide. Sin embargo, no hay evidencia de que tomando una gran cantidad de aceite de oliva se alivien los síntomas de la artritis reumatoide con la misma eficacia que con el pescado azul.

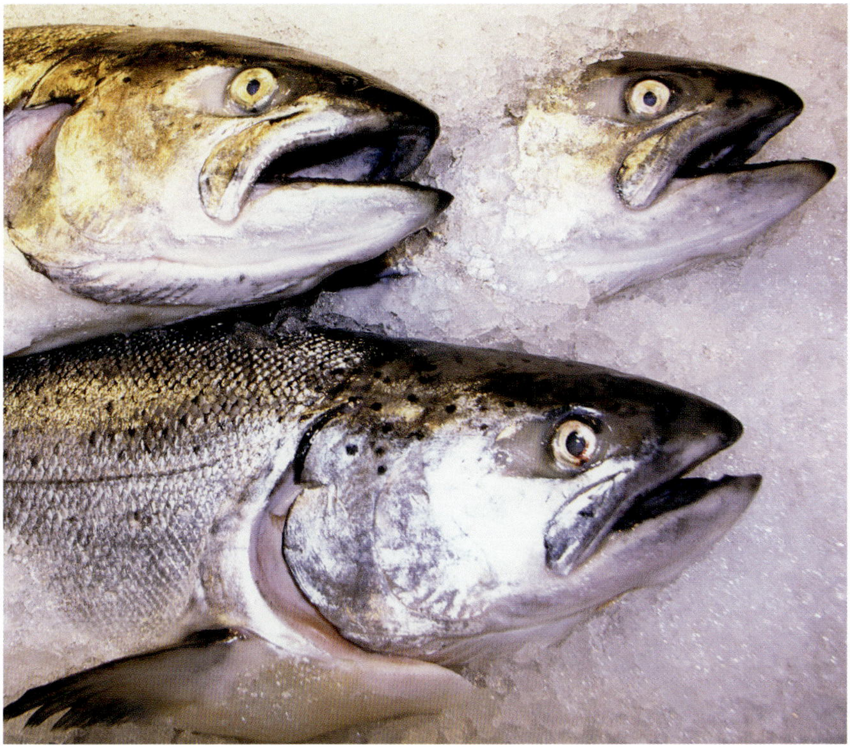

PESCADO AZUL
El salmón y otros pescados azules, como arenque, trucha, caballa y sardina, son buenas fuentes de ácidos grasos omega-3.

dioxinas y PCBs (bifenilos policromados). La Agencia Española de Seguridad Alimentaria recomienda comer al menos dos porciones de pescado por semana, sin limitarse en ningún caso a aquellas que pueden acumular contaminantes, como los grandes depredadores. Una porción contiene 140 g de pescado.

Sin embargo, las mujeres que planean quedarse embarazadas deben limitar su consumo de pescado azul a una vez a la semana. No coma más de una vez a la semana tiburón, pez espada, o marlin (pez aguja) debido a los altos niveles de mercurio que pueden contener (las mujeres embarazadas deben evitarlos totalmente).

Tomar suplementos alimenticios es una manera fácil de incrementar la ingesta de ácidos grasos omega-3, pero verifique las etiquetas o pida al farmacéutico consejo si no está seguro de lo que debe comprar. Los aceites del cuerpo del pescado contienen más ácidos grasos omega-3 y son, probablemente, el suplemento más eficaz para las personas con artritis, particularmente con artritis reumatoide.

El aceite de hígado de bacalao contiene muchos menos ácidos grasos omega-3 que los aceites del cuerpo del pescado. Los aceites de hígado de bacalao tienen altas concentraciones de vitaminas A y D. Ambas vitaminas son buenas para usted, pero tomarlas en exceso puede ser perjudicial. Si toma aceite de hígado de bacalao, limite la dosis a una cápsula al día y evite tomar otros suplementos que contengan cantidades altas de vitamina A.

MITO O REALIDAD

MITO

Algunos alimentos hacen que rebrote la artritis reumatoide.

REALIDAD

No necesariamente. Se suele decir esto de la familia de las solanáceas (patatas, cebollas, tomates y berenjenas) y varios pimientos y derivados (pimentón). Sin embargo, se ha demostrado que, aunque pueda existir cierta relación entre algunas crisis de la enfermedad y los alimentos, sólo afectan a un pequeño porcentaje y parece más una coincidencia que una auténtica relación.

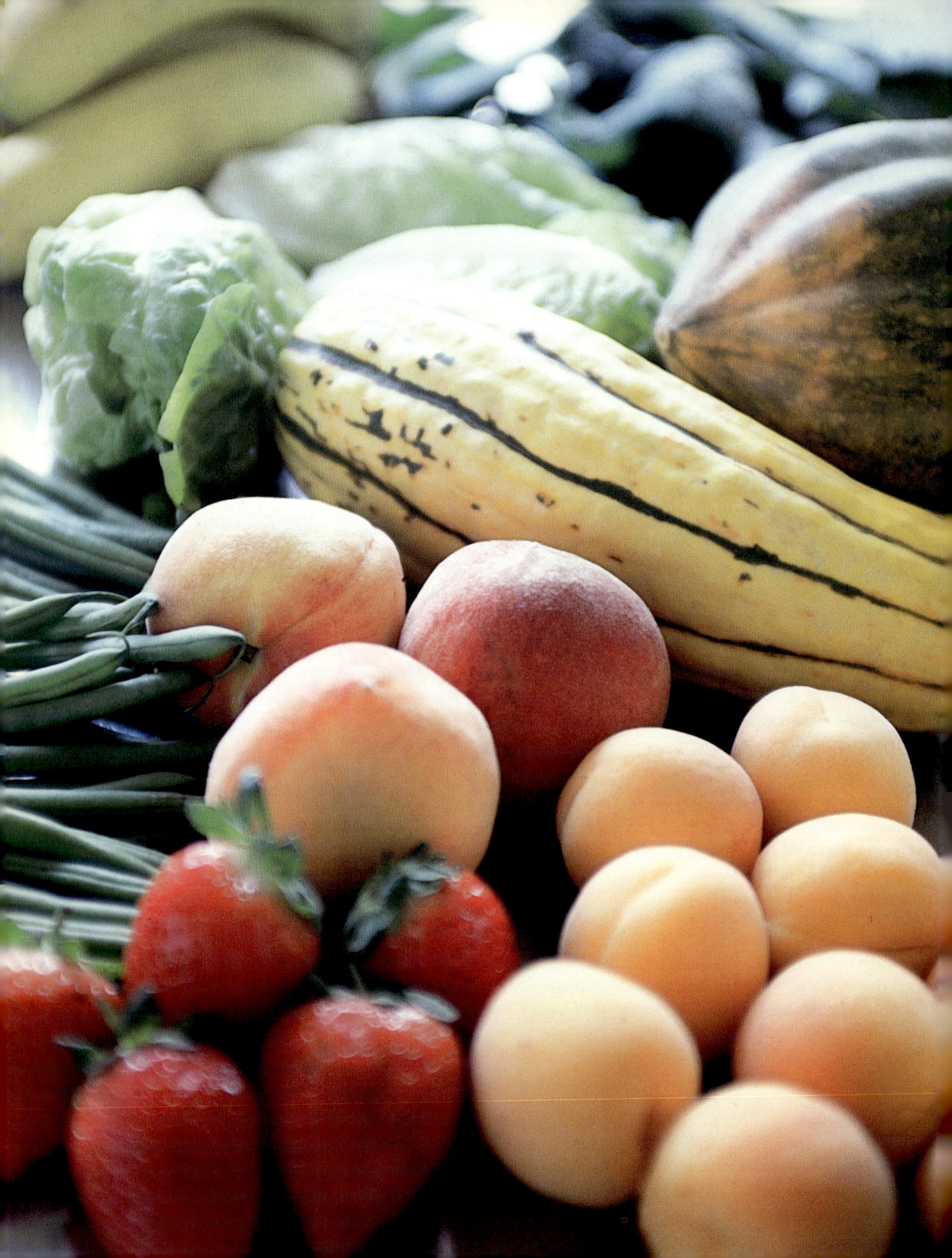

P&R

¿Debería dejar de comer naranjas y tomates por el riesgo de que el ácido pueda reagudizar la artritis reumatoide en mis articulaciones?

Muchas personas piensan que los cítricos y los tomates pueden producir una inflamación en las articulaciones. Sin embargo, no hay una evidencia real que respalde la recomendación de que las personas con artritis reumatoide deban evitar la ingesta de estos alimentos. Excluirlos de la dieta supone eliminar una fuente rica en vitamina C y ácido fólico.

Frutas, verduras y antioxidantes

Los nutrientes conocidos como antioxidantes pueden impedir o ralentizar el deterioro del tejido sano producido por su exposición a ciertas condiciones ambientales. Son fundamentales para su dieta y cobran especial importancia si tiene artritis (o quiere prevenirla).

Las frutas y verduras de color intenso contienen antioxidantes. Son buenas fuentes de antioxidantes las naranjas, los kiwis, el maíz tierno, los arándanos, las moras, las ciruelas secas, el brócoli, las espinacas, las zanahorias y los tomates. El té verde (véase p. 118) también es rico en antioxidantes y algunas investigaciones han mostrado que podría ser particularmente beneficioso para las personas con osteoartritis.

FRUTAS Y VERDURAS
Una ingesta regular y diaria de fruta fresca y verduras es esencial para la salud por las vitaminas, minerales y antioxidantes que contienen.

Plátanos, setas y tomates son buenas fuentes de potasio, un mineral que ayuda a que los músculos trabajen apropiadamente y contribuye a mantener los huesos sanos y a reducir el riesgo de osteoporosis. Algunos medicamentos que se recetan para la artritis pueden bajar el nivel de potasio en sangre, por lo que deberá incluir comidas ricas en potasio en su dieta para prevenir esta contingencia.

Cinco al día

Trate de comer al menos cinco porciones de fruta y verduras al día. Como guía preliminar, una porción equivale a:

- Una manzana, naranja, pomelo, pera o plátano.
- Dos ciruelas o kiwis.
- Una rodaja de melón o piña.
- Tres cucharadas colmadas de ensalada de fruta.
- Una cucharada colmada de fruta deshidratada.
- 150 ml de zumo de fruta puro.
- Ocho tomates cherry.
- Tres cucharas colmadas de verduras, como habas.
- Un tazón de ensalada como acompañamiento.

Comer cinco porciones puede ser más fácil de lo que usted piensa; sólo sume lo que come durante el día. Usted podría tomar:

- Un vaso de zumo y un plátano troceado con los cereales del desayuno (dos porciones).
- Una ensalada como acompañamiento en el almuerzo (una porción).
- Una pera como tentempié por la tarde (una porción).
- Una porción de verduras en la cena (una porción).

CONSEJOS

SAQUE EL MAYOR PARTIDO A LAS FRUTAS Y VERDURAS

- Tome fruta y vegetales lo más frescos posible.
- Tape y refrigere siempre las verduras cortadas. No las lave, se pueden perder las vitaminas y minerales.
- No las cocine demasiado. Hierva agua, eche las verduras, tape la olla completamente para conservar el vapor y que se cocinen más rápido. Puede así mismo hacerlas al vapor o el microondas.
- Cocine tanto las frutas como las verduras con poca agua y utilice esa agua para hacer sopa o salsas.
- No deje la fruta y las verduras cocinadas expuestas al calor, ya que comienzan a perder sus propiedades vitamínicas a los pocos minutos.

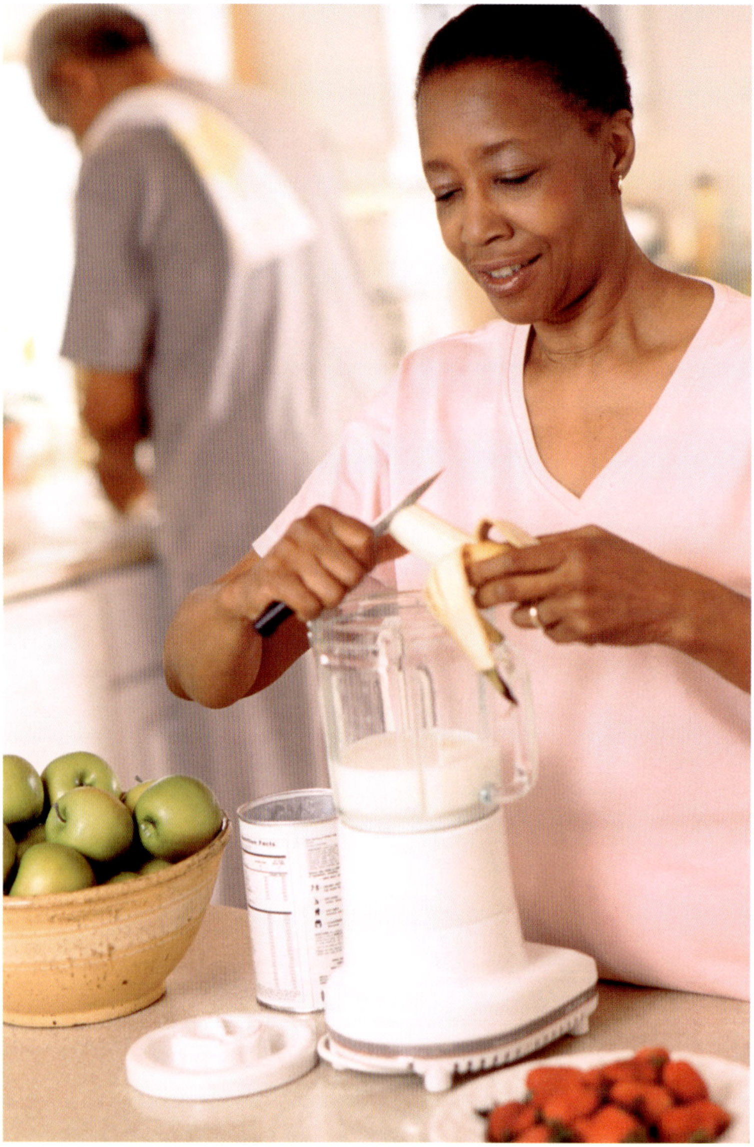

BATIDO DE PLÁTANO
Los batidos de fruta recién hechos en la licuadora son muy sanos y una manera excelente de comenzar el día.

Productos lácteos y calcio

Los dietistas recomiendan que todo el mundo, especialmente las mujeres, ingiera con regularidad alimentos ricos en calcio –lo ideal es tomarlo desde la infancia hasta la vejez– para mantener los huesos sanos y prevenir la osteoporosis (véase p. 35) en la vida adulta.

Los productos lácteos son buenas fuentes de calcio (como la leche, el yogur y el queso); también lo son ciertas frutas deshidratadas (como los orejones), las verduras de hoja verde (como la espinaca y la col), las legumbres, las semillas de sésamo y las sardinas con sus espinas. Debe tratar de incluir algunos de estos alimentos en su dieta diaria.

Ácido málico y magnesio

Algunas pruebas sin confirmar indican que una dosis alta de ácido málico y suplementos de magnesio podrían aliviar a las personas con fibromialgia que sufren dolores musculares generalizados en su cuerpo. Las manzanas son una fuente de ambos nutrientes. El magnesio puede interactuar con el tratamiento que está tomando, así que consulte con su médico antes de tomar dosis altas.

Ácido fólico

El ácido fólico, también conocido como folato, pertenece al grupo de las vitaminas B. Este nutriente puede ayudar a aliviar los efectos secundarios de algunos de los tratamientos para la artritis reumatoide, como el metotrexato y la sulfasalazina (véase p. 84). Para contrarrestar estos efectos secundarios, se receta normalmente una dosis alta de suplementos de ácido fólico una vez por semana.

También puede aumentar su consumo natural de ácido fólico tomando un amplio abanico de comidas que incluya verduras de hoja verde (como col, espinacas y coles de Bruselas), alubias, cereales integrales, pan integral, cereales enriquecidos para desayunar,

P&R

He evitado ciertos alimentos durante seis meses y no estoy seguro de que esto me resulte beneficioso ¿Cómo puedo saber si esta dieta de eliminación surte efecto y debo atenerme a ella?

Si no está seguro de que evitar dichos alimentos le haya resultado beneficioso, trate de añadir a su dieta uno cada semana. Escriba un diario con lo que come y anote cualquier síntoma que tenga. Este sistema hará que sea capaz de descubrir qué alimentos le hacen sentirse peor. Si hay alguno, continúe eliminándolo de su dieta, pero si no, vuelva a tomarlos y disfrute de ellos.

hígado, extracto de levadura, yema de huevo, así como leche y otros productos lácteos.

Vitamina E y selenio

La vitamina E (presente en el germen de trigo, aceites vegetales, nueces y semillas) y el mineral selenio, que se encuentra en las nueces de Brasil (una nuez contiene su ingesta diaria de selenio), carne y cereales, pueden beneficiar a las personas con artritis reumatoide. Las investigaciones llevadas a cabo al respecto hasta el día de hoy no son suficientemente concluyentes como para aconsejar tomar estos suplementos. Si los toma, asegúrese de que sean de origen natural y no se exceda de la dosis recomendada.

Comidas ricas en purinas y gota

Algunas comidas contienen alto niveles de sustancias llamadas purinas que, cuando se descomponen en el cuerpo durante la digestión, pueden causar un aumento de ácido úrico. El exceso de ácido úrico depositado en los tejidos articulares es la causa del dolor agudo que sentimos cuando tenemos gota (véase p. 23).

Muchas comidas son ricas en purinas. Éstas incluyen productos de casquería (hígado, riñones, corazón, lengua y patés), extractos de carne; caza (como venado, perdices y patos); algunos peces azules (como caballas, arenques, mariscos y anchoas); levaduras (extractos y pastillas); y queso muy curado.

Por desgracia, muchas de estas comidas, ricas en purinas, son también muy nutritivas; algunas, como el pescado azul, pueden recomendarse para enfermedades inflamatorias como la artritis reumatoide.

Si usted es propenso a sufrir ataques repetidos de gota, u en especial si no puede controlar sus síntomas con la medicación, la supresión de comidas ricas en purinas puede ayudarle a mantener a raya dichos ataques.

Dosis altas de ácido málico y suplementos de magnesio pueden ayudar a las personas con fibromialgia que sufren dolores generalizados.

HUEVOS
La yema de un huevo contiene varias vitaminas, como ácido fólico y vitamina B12, que son esenciales para la salud.

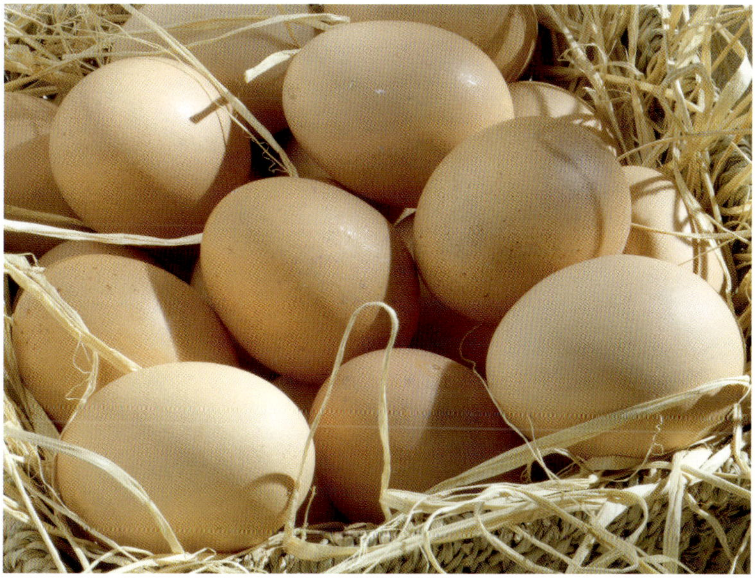

El alcohol, sobre todo la cerveza, es muy rico en purinas, así que restrinja su ingesta –o mejor, deje de tomar alcohol.

Control del peso

Una de las cosas más importantes que puede hacer es mantener su peso en un nivel saludable. Estar demasiado gordo o demasiado delgado no sólo afecta a la evolución de su artritis, sino que también puede tener implicaciones en otros aspectos de su salud. Debemos olvidarnos del llamado «peso ideal». Su peso adecuado depende de varios factores, como la altura, la edad y el nivel de actividad.

Hable con su médico antes de embarcarse en un programa para perder o ganar peso, porque puede que necesite ajustar su medicación y cualquier otro tratamiento que esté recibiendo. Si su peso es el adecuado (véase IMC [Índice de masa corporal], p. 199), trate de mantenerlo comiendo moderadamente y manteniendo un buen nivel de actividad.

Tener sobrepeso

Si tiene sobrepeso podría estar agravando su artritis al añadir una tensión adicional a sus articulaciones. Un exceso de grasa va estrechamente unido al proceso inflamatorio, por lo que las personas con artritis reumatoide deben ser especialmente cuidadosas con el control de su peso.

Se sabe que el sobrepeso excesivo (obesidad) es un factor de riesgo muy importante para el desarrollo de la artritis, especialmente en rodillas, caderas y manos. La obesidad puede hacer que se desestime la intervención quirúrgica de sustitución de las articulaciones como alternativa para tratar la artritis. Esto es debido a que las personas que tienen un exceso de sobrepeso corren mayor riesgo a la hora de una anestesia general y también porque tienden a no cuidarse bien después de la intervención.

Además de afectar a los síntomas de la artritis, el peso excesivo supone una tensión adicional para el corazón y es un factor de riesgo muy importante para trastornos severos como los accidentes cerebro-vasculares, la hipertensión arterial y la diabetes.

El perder el exceso de peso le ayudará a moverse más y a estar más activo, condición importante para mantener la salud de las articulaciones. La pérdida rápida de peso no es aconsejable, especialmente si tiene gota; una restricción repentina y severa del consumo de calorías

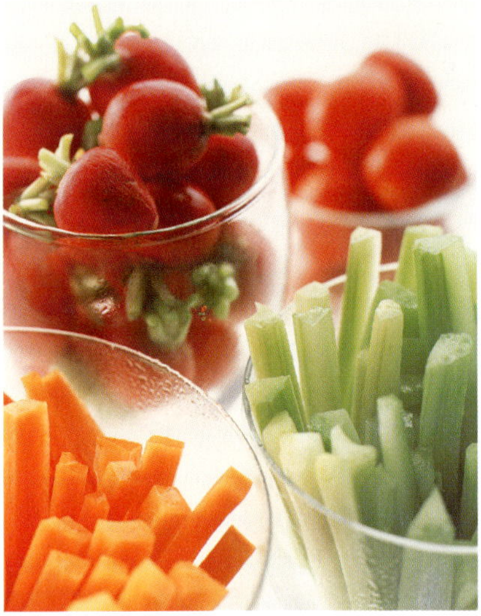

BOCADITOS DE VERDURAS CRUDAS
Coma frutas y verduras crudas como manzanas, apio, rábanos y palitos de zanahoria, en lugar de caer en la tentación de las galletas dulces y los pasteles.

CONSEJOS

CONSEJOS PRÁCTICOS PARA PERDER PESO

- Trate de perder peso de forma paulatina, nunca con dietas de choque.
- No se salte comidas, especialmente el desayuno, o picará o comerá en exceso en la siguiente comida.
- Sírvase un plato pequeño de comida en lugar de uno grande. Coma despacio, y tómese un respiro antes de tomar el siguiente bocado. Puede que tenga menos hambre de la que cree.
- Si tiene hambre entre comidas, beba un gran vaso de agua.
- Escoja productos lácteos desnatados.
- No tome alcohol y evite los refrescos dulces.
- Es mejor que pique fruta o verduritas crudas en lugar de galletitas y dulces.

puede provocar un ataque de gota. El ayuno es especialmente peligroso y puede dejarle débil y desnutrido. (Para sugerencias de una alimentación sana, vea Consejos para perder peso, p. 62.)

Peso por debajo de lo normal

No es sano estar demasiado delgado, esto puede provocar problemas, como una pérdida de fuerza en los músculos, y reducir la resistencia a las infecciones. Estar con un peso por debajo de lo normal es algo habitual en las personas con artritis reumatoide.

La pérdida de peso se produce a veces durante un brote de la enfermedad, cuando el metabolismo del cuerpo se acelera; además, el sentimiento de malestar general y los efectos de ciertos medicamentos pueden producir una pérdida de apetito.

Las personas mayores con artritis reumatoide son particularmente propensas a pesar menos de lo normal debido a sus problemas para utilizar las manos en la preparación la comida, por lo que no ingieren los nutrientes adecuados. (Para consejos de cómo preparar y cocinar comidas más fácilmente, vea p. 137.)

Tratar de ganar peso puede ser más difícil, a veces, que tratar de perderlo. Si usted no está seguro de qué debe comer, pida a su médico que le remita a un dietista profesional para que le diseñe una dieta. (Para sugerencias dietéticas, vea Consejos para ganar peso, derecha.)

CONSEJOS

CONSEJOS PRÁCTICOS PARA GANAR PESO

Comer para ganar peso puede acarrear el riesgo de añadir niveles de grasa insanos a su alimentación, especialmente cuando utilice productos lácteos con grasa. Consulte con su médico antes de incrementar su ingesta de grasa y aceites:

- Coma muchas comidas pequeñas durante el día en lugar de intentar (y no poder) comer una o dos comidas copiosas.
- Si le cuesta tomar alimentos sólidos, tome batidos de fruta o sopas con leche o nata añadida.
- Tome aperitivos nutritivos entre comidas, como queso o frutos secos.
- Coma pescado o carne magra cada día para fortalecer su ingesta de proteínas.
- Añada mantequilla o queso a las verduras.
- No beba líquido justo antes de las comidas: le producirá sensación de saciedad a la hora de comer.

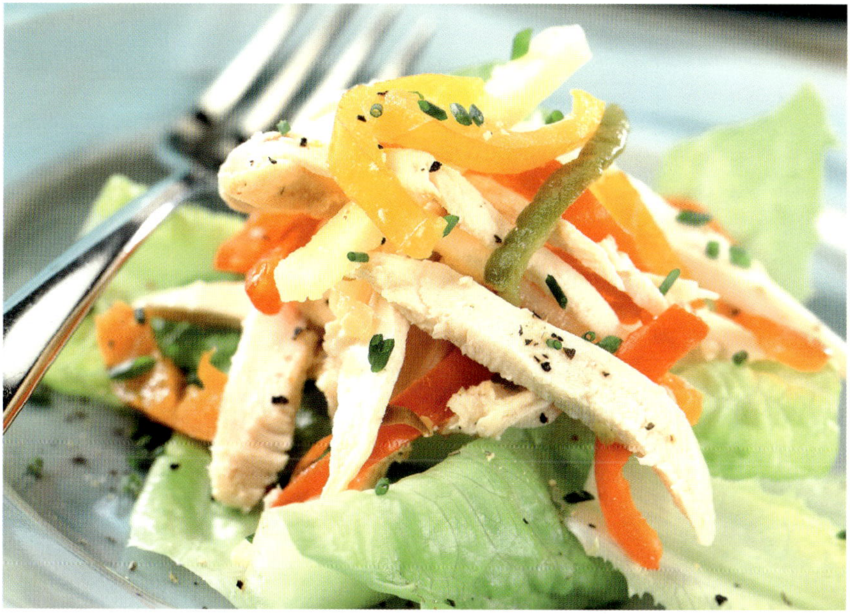

CARNE MAGRA
Las tiras de pollo frito constituyen una buena comida para las personas que tienen que comer carne magra todos los días para ganar peso.

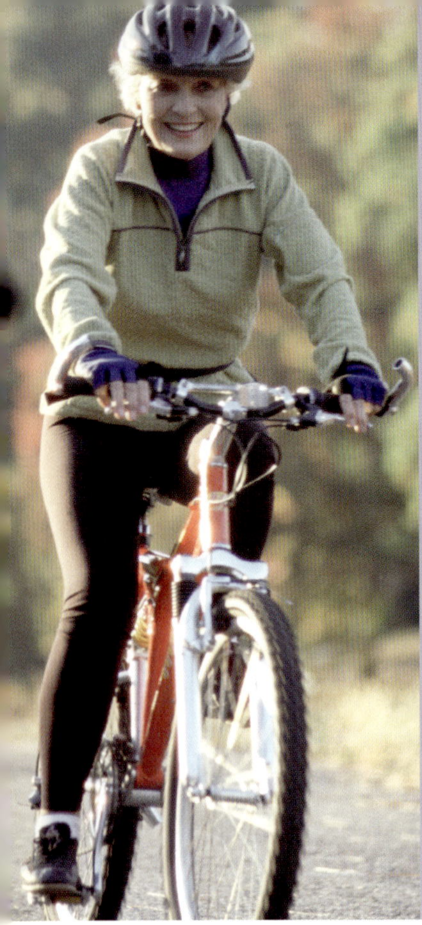

Actividad física

Se sabe que el ejercicio y la actividad física son muy efectivos para reducir el dolor y la disfunción de las articulaciones. Todavía son pocas las personas con artritis a las que se les aconseja hacer ejercicio y se implican en algún tipo de actividad física, Sus articulaciones y sus músculos dependen los unos de los otros para mantener y mejorar la salud y el control de los movimientos. Hacer ejercicio con regularidad es fundamental para mantener las articulaciones en un buen nivel de funcionamiento. Puede parecer una paradoja, pero la simple actividad física –no el descanso– puede no sólo mantener las articulaciones y los músculos funcionando de un modo eficaz, sino que también puede contribuir a disminuir el dolor y la incapacidad.

El ejercicio y actividad física ayudan a fortalecer el corazón, los pulmones y los vasos sanguíneos y a hacerlos más eficientes, de forma que usted podrá hacer más con menos esfuerzo.

Los beneficios de la actividad física

El movimiento es bueno para sus articulaciones. El ejercicio y la actividad física regular le garantizarán que sus articulaciones y músculos trabajan de forma eficiente y eficaz, haciendo aquello para lo que fueron diseñados –moverse, contraerse y trabajar.

Una creciente cantidad de pruebas indica que el movimiento involucrado en el ejercicio y en la actividad física tiene muchos beneficios para las personas con artritis. Puede reducir su dolor (véanse pp. 146-151), mejorar su fuerza muscular, disminuir su sensación de cansancio y mantener el movimiento de sus articulaciones. También puede ayudarle a restablecerse y mantener su movilidad (véanse pp. 158-171).

El ejercicio y actividad física benefician también al resto de su cuerpo. Fortalecen sus huesos, mejoran la respiración y la circulación, reducen la tensión, estimulan la digestión, le ayudan a mantener el peso y mejoran los patrones del sueño.

Los peligros de la inactividad

Alguien que deja de estar activo durante un largo periodo de tiempo se encontrará con que sus músculos y huesos se debilitan, y que el cartílago que cubre sus articulaciones se vuelve más fino.

P&R

¿Es cierto que si no hago ejercicio y permanezco inactivo tendré casi con seguridad problemas de salud?

Sí. Es difícil predecir qué problemas de salud padecerá porque son diferentes según las personas. El ejercicio y actividad física ayudan a fortalecer el corazón, los pulmones y los vasos sanguíneos y a hacerlos más eficientes, de forma que usted podrá hacer más con menos esfuerzo. Otros beneficios que puede encontrar incluyen una disminución en su colesterol, mejor control de la diabetes, protección frente a algunos tipos de cáncer, menos depresión, aumento de la confianza en sí mismo, y una mayor dignidad, independencia y autoestima.

Por consiguiente, pronto será presa del cansancio y sus articulaciones se entumecerán.

A decir verdad, la inactividad es mala para sus articulaciones. Causa rigidez y debilidad muscular, que aceleran el daño articular, produciendo un mayor dolor e incapacidad. «Descanse y tómese las cosas con calma», puede ser un sabio consejo cuando una articulación esté muy inflamada y duela mucho. Sin embargo, en cuanto el dolor y la inflamación bajen, la rigidez, el dolor, la debilidad muscular y la incapacidad volverán a aparecer y empeorarán, a menos que usted recupere su antiguo nivel de actividad.

Puede comprender intuitivamente que el movimiento es bueno para sus articulaciones; después de todo, es para lo que están diseñadas y por lo que existen. Lo que puede confundirle es su experiencia de que la actividad a menudo causa dolor en las articulaciones y el descanso lo alivia. Puede interpretar su experiencia como: señales de dolor en las articulaciones deterioradas causadas por la actividad mientras que el descanso previene del daño en las articulaciones. Lógicamente, puede suponer que reducir la actividad física prolongará la vida de sus articulaciones y hará su vida más soportable.

El descanso, a corto plazo, puede hacerle sentirse un poco mejor. Pero con el tiempo, usted descubrirá que todo –especialmente su movilidad y flexibilidad– empeora.

Haga ejercicio como parte de su tratamiento

Muchas personas con artritis consideran que el dolor de sus articulaciones constituye una consecuencia incurable e inevitable de la propia vida y el envejecimiento. Los analgésicos son, quizás, el único tratamiento que realmente se les ha ofrecido.

Cada vez hay más personas con artritis a las que se les aconseja convenientemente acerca de los beneficios de la actividad física

HACER EJERCICIO
Hacer ejercicio con regularidad es una de las piedras angulares de la salud, mantiene el cuerpo en buen estado y anima a la mente para que esté alerta.

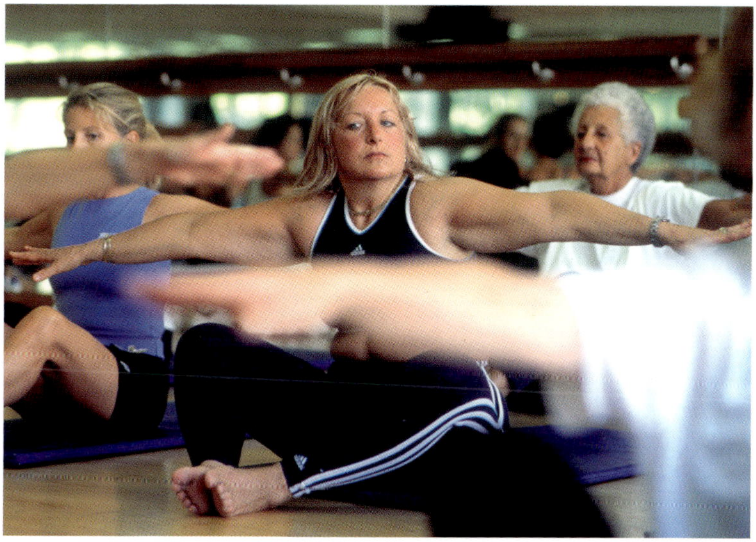

CONSEJOS

EJERCICIOS PARA LA SALUD DE SUS MÚSCULOS

- Para mejorar la gama de movimientos de una articulación, muévala hasta el extremo de su gama actual y mantenga dicha posición de modo que sienta un estiramiento leve. No fuerce demasiado.
- Para conseguir fuerza muscular realice algunas breves e intensas contracciones de los músculos contra una fuerte resistencia, como puede ser un objeto inamovible o algo muy pesado.
- Para incrementar la resistencia del músculo realice numerosas y pequeñas contracciones del músculo contra un objeto ligero que le oponga una resistencia pequeña.
- Para mejorar la destreza muscular practique con frecuencia actividades específicas, como si estuviese aprendiendo a caminar o escribir. Los patrones de actividad muscular del movimiento se incorporan y entonces puede ejecutarlos casi sin pensar.

y del ejercicio para controlar su artritis. Las citaciones de seguimiento pueden servirle para hacer un repaso general de su enfermedad y para reforzar este consejo; pueden, incluso, ser inestimables como medio de re-motivación (véase p. 72).

Confiar en otros tratamientos

Muchas personas con artritis no se dan cuenta de los beneficios del ejercicio y, por lo tanto, confían en otros tratamientos, principalmente medicamentos, que les ayudan a controlar su artritis. Sin embargo a la mayoría de las personas, o no les gusta tomar medicamentos, o experimentan efectos secundarios, o padecen enfermedades respiratorias, del corazón, circulatorias, o problemas de estómago que les impiden tomar dichos medicamentos.

Además, aunque la medicación puede reducir algunos de los síntomas de la artritis, como la inflamación y el dolor, no modifica la enfermedad subyacente y no previene los problemas que la artritis puede causar, incluyendo la lesión de las articulaciones, debilidad, fatiga e incapacidad (véase p. 36).

La cirugía puede proporcionar un último escalón eficaz, pero es una alternativa que generalmente se retrasa –y además, muchas personas no quieren o no pueden someterse a una intervención quirúrgica por un sinfín de razones personales.

Así pues, las personas han de depender y confiar en ellas mismas para ayudarse. Esto no es necesariamente algo negativo, pues la artritis es tratable y hay bastantes oportunidades para controlar la enfermedad y depender menos de los demás. El ejercicio y la actividad física son partes importantes del plan.

Ejercicio y medicación

Las personas con artritis inflamatoria, como la artritis reumatoide, utilizan una medicación que les ayuda a controlar sus síntomas. Siga tomando lo que le hayan recetado y, si quiere, comente con su médico la necesidad de hacer ejercicio.

Sin embargo, si padece la osteoartritis más común, pregunte a su médico si puede reducir la cantidad de medicación que necesita para controlar sus síntomas. Debería poder tomarla cuando la necesite para obtener el máximo alivio posible cuando sea preciso, como antes de salir, antes de acostarse o de hacer ejercicio. La medicación puede hacer su vida más cómoda y soportable y permitirle mantenerse físicamente activo.

Por separado, tanto los medicamentos como el ejercicio pueden resultar beneficiosos; juntos, pueden ser muy eficaces. Si empieza a hacer ejercicio, todavía es probable que experimente a veces episodios de dolor, pero éstos no serán tan frecuentes, tan intensos y no durarán tanto.

El ejercicio controlado, e incluso la simple actividad física, son buenos para sus articulaciones y su salud general. Cualquier cosa que consiga supondrá un gran esfuerzo, pero se verá recompensado por el sentimiento de satisfacción personal y la habilidad para controlar algunos de sus síntomas.

Amplitud de movimiento

Cada una de las articulaciones de nuestro organismo está diseñada para moverse gradualmente con una cierta amplitud de movimiento (véase p. 12). Las articulaciones tienen que ejercitarse con regularidad para que no se limite dicha amplitud de movimiento.

La falta de ejercicio probablemente hará que la articulación deje de trabajar de una manera eficaz y, por consiguiente, no responderá satisfactoriamente cuando usted la necesite. Por ejemplo, si no puede doblar sus rodillas y caderas completamente, descubrirá que para usted se ha vuelto difícil caminar. Si se ha limitado el movimiento de su hombro, descubrirá que es más difícil peinarse, lavarse y vestirse. En términos generales, cuando se envejece, se pierde la amplitud de movimiento de las articulaciones más rápidamente y se recupera con mayor lentitud.

Músculos sanos

Para que sus articulaciones funcionen de manera eficaz y eficiente, es fundamental que sus músculos estén en buena forma. Para que se mueva una articulación, uno o más de los músculos unidos a ella tienen que contraerse. Aún cuando sus músculos no ejecuten grandes movimientos, sí realizan movimientos suaves y controlados. Cuando estas dos

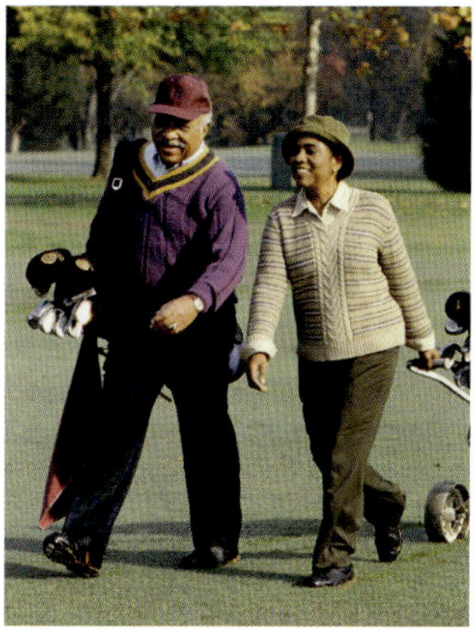

TONO MUSCULAR
Jugar una partida de golf mejora, por lo general, el tono muscular y ejercita varias articulaciones de nuestro cuerpo.

CÓMO LOS MÚSCULOS MUEVEN UNA ARTICULACIÓN

Cada músculo de nuestro esqueleto conecta dos huesos por medio de una articulación. Un tendón, compuesto de una proteína dura llamada colágeno y envuelto en una membrana sinovial, fija las fibras de un músculo al tejido óseo.

Cada músculo tiene la capacidad de contraerse y ejercer una fuerza que tira de los huesos a los que está conectado. Muchos músculos esqueléticos, como son el bíceps y el tríceps del brazo, están colocados por pares a cada lado de la articulación. Los pares musculares funcionan en oposición, haciendo que la articulación trabaje y mueva una parte específica del cuerpo. Por ejemplo, los tríceps se relajan cuando los bíceps se contraen, provocando que se flexione el codo y se mueva la parte inferior del brazo y la mano hacia arriba. Cuando el tríceps se contrae, el bíceps se relaja, se extiende el codo y se endereza el brazo.

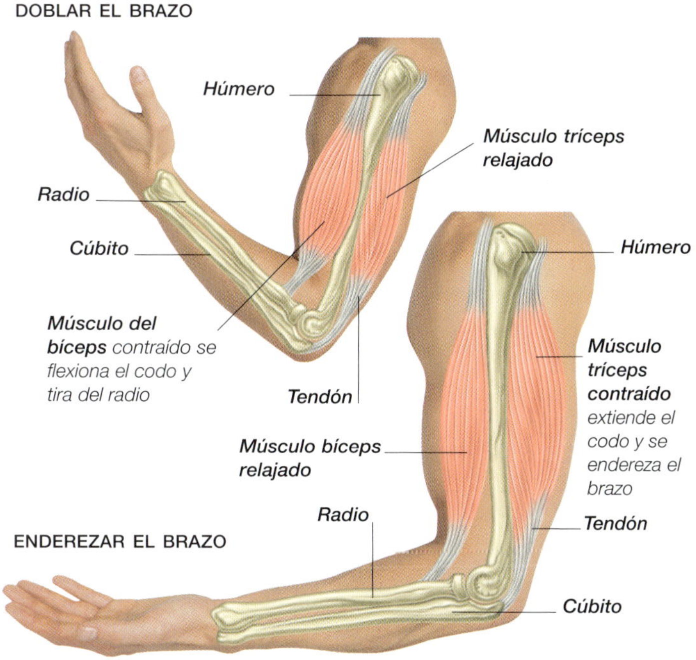

> **MITO O REALIDAD**
>
> **MITO**
>
> **Para que sea efectivo el ejercicio debe ser extenuante.**
>
> **REALIDAD**
>
> Realizar casi cualquier ejercicio físico con regularidad es mejor que no hacer nada con regularidad. En general, cuanto más haga mejor, pero no tiene por qué ser un ejercicio duro.

formas de actividad muscular están equilibradas trabajando en conjunto, le permiten tener movilidad y ser estable al mismo tiempo.

Los músculos también tienen un sistema de alarma que manda una señal cuando una articulación se está moviendo más allá de un rango seguro de movimientos. Por consiguiente, pueden prevenirnos de un movimiento perjudicial y protegernos de lesiones articulares.

Por ejemplo, los músculos impiden que las articulaciones de sus piernas choquen o se descoordinen cuando camina. La actividad de los músculos implicados en los movimientos de las articulaciones que soportan el peso –tronco, caderas, y rodillas– permite que podamos mantener una postura erguida cuando caminamos. Aun más, los músculos, simultáneamente, le permiten ejercer un control exquisito del movimiento en esas articulaciones, así como mantener un caminar armónico, sin sacudidas de las articulaciones de sus piernas.

Músculos anquilosados

Necesitamos mover los músculos para mantener su fuerza y su función. Al igual que ocurre con la amplitud de movimiento de sus articulaciones, debe usar sus músculos si desea mantenerlos. Los músculos que no se utilizan con regularidad se «anquilosan» e incapacitan, se vuelven más pequeños, más fofos, más rígidos y más débiles; se sienten pesados y se cansan rápidamente durante las actividades normales.

Los músculos anquilosados incrementan el riesgo de torceduras, deformaciones y dolores porque reaccionan con mayor lentitud y, por tanto, falla la señal de alarma cuando las articulaciones se mueven más allá de una amplitud segura –por encima de sus posibilidades–. No pueden producir movimientos suaves y finamente controlados, provocando unos andares torpes, disparejos y discordantes.

Con el tiempo, esto puede causar dolor y lesionar las articulaciones que soportan el peso, reduciendo su función e independencia. Por lo tanto, necesitamos mantener los músculos en buena forma para mantener sanas las articulaciones.

Incorpore el ejercicio a su vida

Con la cantidad de beneficios que tiene para la salud, ¿por qué hay tan pocas personas con artritis que hagan ejercicio con regularidad? A la mayoría nunca se les ha dicho lo beneficioso que puede llegar a ser y a los pocos a los que se les ha dicho, a menudo reciben bastante información de signo contrario como para que adopten y perseveren en un cambio en su estilo de vida.

Todos buscamos excusas para no hacer ejercicio: «No tengo tiempo» o «Es caro» o «Es un trabajo demasiado duro para llegar a conseguir beneficios». Quizá piense que necesita la supervisión de un experto, el acceso a un equipo caro y sofisticado y un medio de transporte.

Conseguir el beneficio deseado para la salud por medio del ejercicio requiere, sin lugar a dudas, esfuerzo, determinación y fuerza de voluntad. Pero no requiere sesiones de ejercicio agotadoras y extenuantes, ni acudir a un gimnasio o utilizar un equipo caro.

Ejercicio formal e informal

Ajustar el ejercicio a la sobrecargada rutina diaria puede ser difícil, pero si lo considera una tarea onerosa nunca lo hará. El ejercicio no tiene por qué ser una actividad «formal», en la que usamos un equipo especial y que una vez finalizado dicho ejercicio o actividad, regresamos a la vida normal. La mayoría de las actividades que realizamos como parte de la vida diaria son «informales» y tienen, sin embargo, los mismos beneficios potenciales para la salud que el ejercicio formal.

Caminar es un buen ejemplo de ejercicio informal o actividad física, simple pero eficaz, que es fácil de hacer por uno mismo, sin equipo especial ni instalaciones. Incluso la jardinería, ir de compras, hacer las tareas domésticas o pasar un día fuera puede contemplarse como ejercicio informal o actividad física.

Ejercitar otras actividades más formales, como el ciclismo, la natación o la gimnasia en un centro social, es desde luego muy agradable, pero requiere el esfuerzo adicional, el equipo, las instalaciones y, a veces, la supervisión. En realidad, puede hacer ejercicio donde desee, solo en casa o en una clase de gimnasia; no hay ninguna diferencia.

Lo importante es encontrar una actividad que le motive, que sea divertida, asequible y accesible. También tiene que sentirse cómodo haciéndola. Si no es así, probablemente la abandonará pronto. Si se siente cómodo, encuentre el nivel de ejercicio adecuado para usted y póngase como objetivo el mantenerlo.

CONSEJOS

RECOMENDACIONES PARA EL EJERCICIO

- Asegúrese siempre de que está estable y seguro.
- Comience un nuevo ejercicio despacio y con cautela. Incremente gradualmente la duración, frecuencia e intensidad del ejercicio.
- Decida qué quiere hacer, cuándo, dónde y durante cuánto tiempo lo va a hacer.
- Establezca metas realistas y realizables. Una vez que las consiga, fíjese metas más altas, pero que sigan siendo realizables.
- Si un ejercicio le produce dolor prolongado, molestia o inflamación, no lo practique durante unos días.
- Sangre, sudor y lágrimas no constituyen una parte fundamental, ni deseable, del ejercicio.

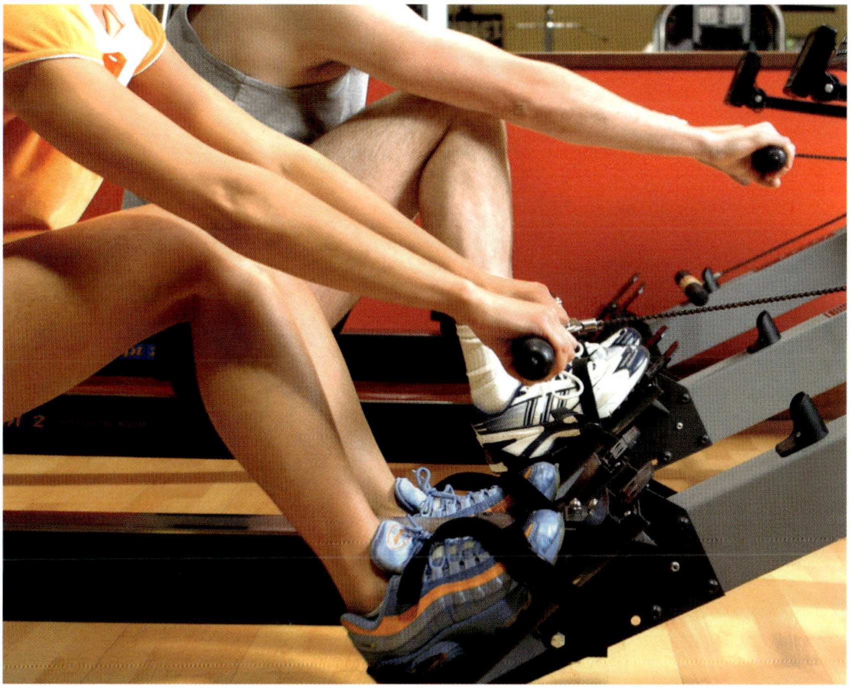

EJERCICIO FORMAL
Hacer ejercicio en el gimnasio es una actividad formal que requiere un equipo especial y supervisión para impedir que se lesionen las articulaciones y músculos.

Comenzar a hacer ejercicio

En general, las personas con artritis deben consultar con su médico antes de embarcarse en un programa de ejercicios; son muy pocas las que no deben hacer ejercicio en absoluto. Éstas son personas muy enfermas con una enfermedad avanzada y grave, en condiciones médicas delicadas. Si está preocupado o necesita ayuda, pregunte a su médico, fisioterapeuta o enfermera acerca de qué tipo de ejercicio puede hacer.

La gran mayoría de personas con enfermedades comunes pueden empezar a hacer ejercicios suaves y progresar lentamente sin miedo a los efectos adversos. No sea demasiado ambicioso en un principio. Si no es una persona activa, comience con ejercicios tranquilos que no sean de soportar peso –por ejemplo, flexione y extienda despacio sus rodillas sentado sobre la cama, el sofá o en el suelo.

Durante los siguientes días, semanas, o incluso meses, incremente gradualmente la frecuencia e intensidad de estos ejercicios. Trate de hacer ejercicio durante unos 30 minutos la mayoría de los días de la semana. No tienen que ser seguidos; puede dividirlos en dos periodos de 15 minutos o en tres de 10 minutos.

Realizar un poco de actividad física con regularidad es mejor que no hacer nada en absoluto. Dentro de lo razonable, cuanto más haga, mejor. Recuerde, cualquier ejercicio, por pequeño que sea, resulta beneficioso.

Su objetivo eventual es practicar ejercicio donde se soportan pesos o actividades que utilicen el peso de su cuerpo como resistencia. Por ejemplo, subir o bajar un escalón o

CAMINAR

Caminar es probablemente la mejor manera, y la más simple, de animar a las personas con artritis a moverse. Sin embargo, con frecuencia descubren que caminar incrementa su dolor y esto puede constituir una preocupación.

- Lleve un buen calzado, zapatos o botas.
- Evite las caminatas largas si éstas empeoran el dolor, pues minarían su confianza en su habilidad de valerse por sí mismo.
- Vea cuánto puede caminar antes de que comience el dolor y fije como objetivo esa distancia.
- Camine poco y a menudo, dentro de esta distancia y con un paso cómodo.
- Descanse si lo necesita. Un bastón puede ayudarle a continuar.
- Incremente gradualmente la distancia: bájese del autobús una parada antes, camine a paso ligero alrededor de la manzana o parque.
- Todas las semanas deberá incrementar un poco la distancia. Cambie los recorridos para hacer sus paseos más interesantes y placenteros. Pasee con amigos y alterne las caminatas por lugares diferentes.
- Si hace mal tiempo, trate de practicar los ejercicios descritos en las pp. 160-171 dentro de su casa.
- Si no camina con regularidad, empiece con una caminata breve y tranquila, según su capacidad, a una velocidad y una distancia que no cause o incremente ningún dolor importante. La próxima vez que camine, vaya un poco más lejos y camine más enérgicamente.

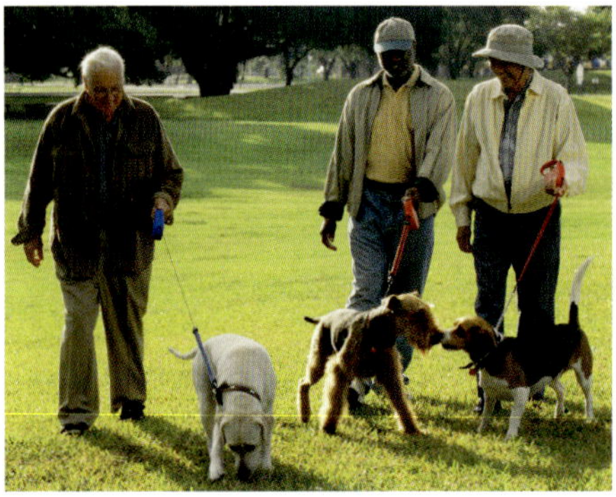

PASEAR AL PERRO
Una manera de animarse a hacer ejercicio es pasear al perro con regularidad. Asegúrese de que sus articulaciones pueden aguantar el entusiasmo de un perro tirando de usted.

CAMINAR
Para las personas con artritis, caminar es una de las mejores y más agradables maneras de hacer ejercicio. Caminar no debe ser una actividad estresante o agotadora; camine con regularidad y cómodamente al paso que haya elegido.

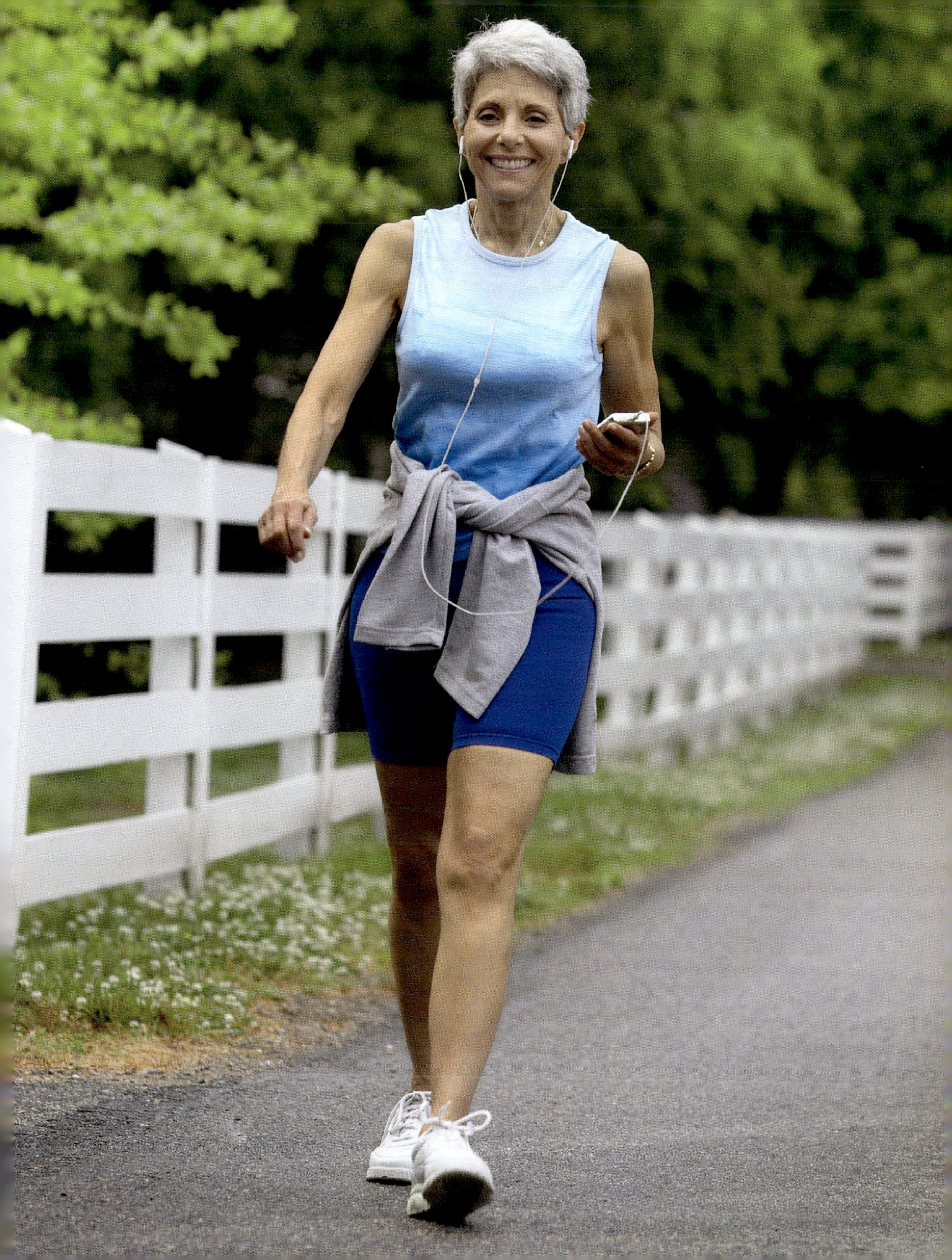

CONSEJOS

MOTIVACIÓN

- Consiga que su familia y amigos le apoyen.
- Obsérvese: haga un informe de lo bien que lo está haciendo.
- Crea en usted y en su habilidad para estar activo.
- Haga ejercicio por las razones correctas: le ayuda, quiere hacerlo y lo disfruta. No es una condena.
- Piense en cómo superar las barreras y cómo conseguirlo.
- Planifique una recaída; cuando consiga fortalecerse, piense cómo va a organizarse para retomar sus ejercicios.
- Prémiese cuando consiga sus metas.

levantarse después de sentarse en una silla baja (véanse pp. 166 y 169). También puede comenzar con actividades de bajo impacto que no causen dolor, como una caminata tranquila.

Cualquiera que sea el ejercicio o actividad que haga, asegúrese de marcarse un ritmo, equilibrando la actividad con el descanso, sin permitirse que los días que descanse a causa del dolor se conviertan en una excusa para mantenerse inactivo los días que casi no tenga dolor.

Esfuércese un poco

Cuando realice cualquier tipo de ejercicio, trate de hacerlo esforzándose casi al máximo razonable. Esto no significa que haga todo lo posible hasta quedar completamente exhausto. Sólo intente esforzarse solamente un poco más para sacar el máximo partido al ejercicio.

Al realizar ejercicio sentirá calor, que su corazón late un poco más rápido, pero debe ser capaz de mantener una conversación; si no puede, probablemente haya hecho un ejercicio demasiado duro. Hacer bien un ejercicio es tan importante como la frecuencia con la que se realiza.

Cuando comience cualquier actividad inusual sentirá algunas molestias o dolores durante o después de la misma. Si experimenta un aumento de dolor o se le hinchan las articulaciones durante dos a tres días, descanse durante varios días hasta que el dolor se calme y comience luego suavemente con un ejercicio en un nivel en el que se encuentre a gusto.

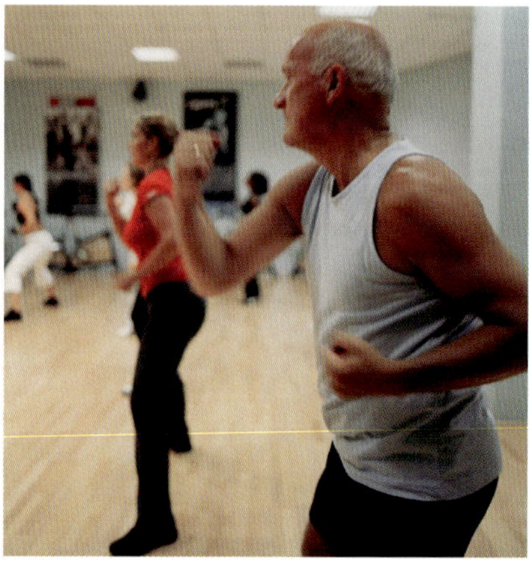

MANTÉNGASE ACTIVO
Asistir a clases de gimnasia en su comunidad le animará a estar activo y a compartir con otros los beneficios para la salud.

Continuar haciendo ejercicio

Probablemente haya ocasiones en las que no pueda hacer ejercicio debido al dolor o porque esté demasiado ocupado, cansado o por el mal tiempo. Acepte esto como inevitable pero trate de identificar sus barreras potenciales para hacer ejercicio y planifique la forma de vencerlas. La falta de tiempo, el dolor o el mal clima podrían ser, de hecho, las razones por las que no pueda hacer ejercicio, pero también pueden ser excusas. Reconozca los obstáculos y encuentre la forma de motivarse a sí mismo (véase Motivación, izquierda).

Si le duelen las articulaciones, descanse un rato. Si hace mal tiempo, déjelo por un día, pero empiece luego otra vez. A menos que el dolor sea muy fuerte, podría seguir haciendo ejercicio suave en donde se encuentre a gusto. Si hace mal tiempo, trate de hacer ejercicio en su casa. Lo más importante es continuar haciendo ejercicio cuando el dolor se calme, su entusiasmo reaparezca o haga buen tiempo. Recuerde que lo importante de la actividad física es mantener su salud –y mantenerse motivado.

ESTABLEZCA OBJETIVOS Y PLANES DE ACCIÓN

Considere su nivel de actividad actual y el impacto que la artritis tiene en su vida diaria. Pregúntese qué actividades le gustaría llevar a cabo si pudiera. Puede utilizar éstas como objetivos que puede conseguir por medio del ejercicio y de la actividad física.

- Para empezar, establezca objetivos simples y estimulantes, que pueda conseguir en pocos días o en una semana, y persígalos con tenacidad. Deben ser importantes para usted. Las personas con artritis tienen, con frecuencia, dificultad para llevar a cabo actividades comunes de la vida diaria, pero el poder realizarlas con mayor facilidad puede tener un gran impacto en la independencia de una persona y en su satisfacción personal, así como en su calidad de vida.
- Determine exactamente lo que quiere hacer: cuándo, dónde y cómo va a hacerlo. Sea muy preciso para evitar hacer planes que luego no realice y caigan en el olvido. Escríbalos en un plan de acción y cuélguelo de la pared con chinchetas, donde pueda verlos a diario, y manténgalos. Pasado un tiempo, hacer ejercicio se convertirá en un hábito.
- Cuente su plan a su familia, amigos y colegas. Una «declaración» pública le puede ayudar a a llevar a cabo su determinación de hacer ejercicio. O lo que es más importante, ellos pueden recordarle que haga cosas y pueden convertirse en un importante estímulo, apoyo y motivación.
- Haga un seguimiento de su progreso. Rodee los días que ha hecho ejercicio en un calendario y aspire a cubrirlo todo con círculos. Cuando haya conseguido un objetivo, prémiese con algo que le guste. Valore lo mucho que ha mejorado, cuente sus logros: este estímulo puede ayudarle a mantenerse motivado.
- Si lo desea, revise sus objetivos aumentando su dificultad con el propósito de ir ampliando progresivamente los límites de lo que hace. Con un poco más de esfuerzo, se sorprenderá de lo que puede llegar a hacer, de lo fácil que le resultará vivir y de lo bien que se siente con usted mismo.
- Si no puede conseguir un objetivo, no se preocupe. Reexamine el objetivo y busque otro menos ambicioso y algo más fácil; así no se desilusionará y seguirá creyendo en su habilidad para conseguir lo que se proponga.

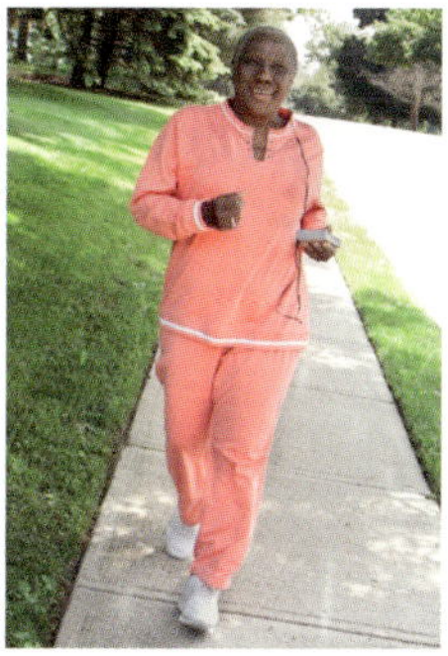

OBJETIVOS REALISTAS Póngase un objetivo realista que sea alcanzable, partiendo de su nivel actual de forma. No todo el mundo es capaz de salir a correr por la acera.

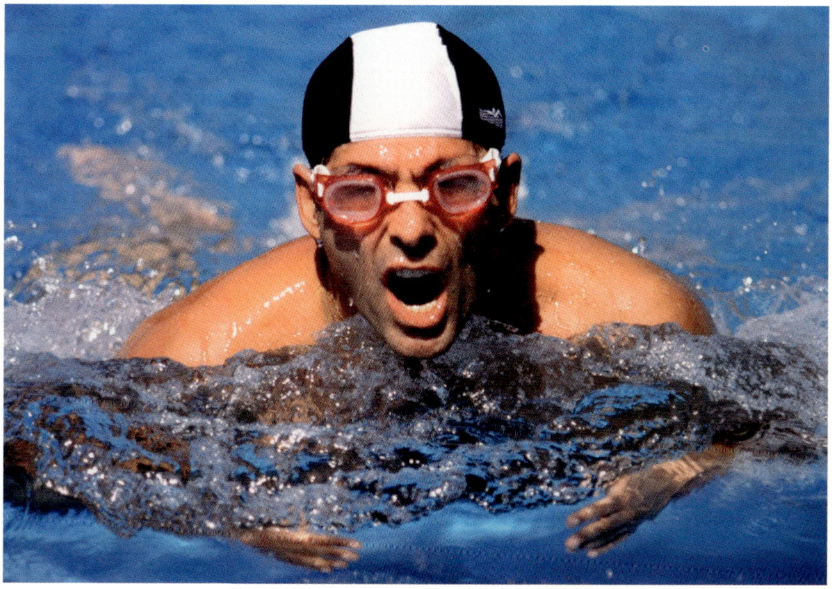

CONSEGUIR EL OBJETIVO Cuando consiga el objetivo que se puso al inicio de su plan de ejercicios, descubrirá que ha conseguido un nivel de forma que nunca pensó que pudiera estar a su alcance.

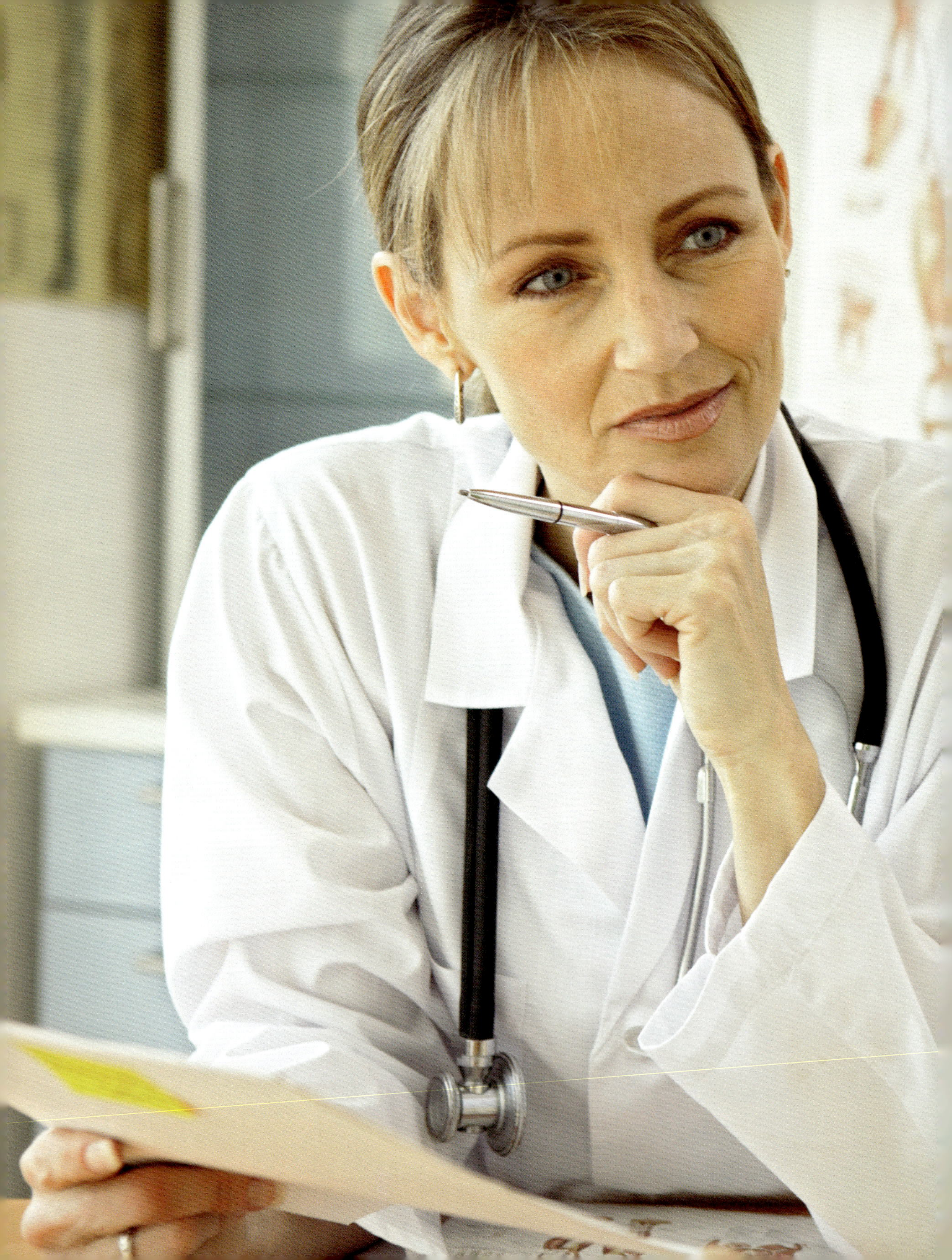

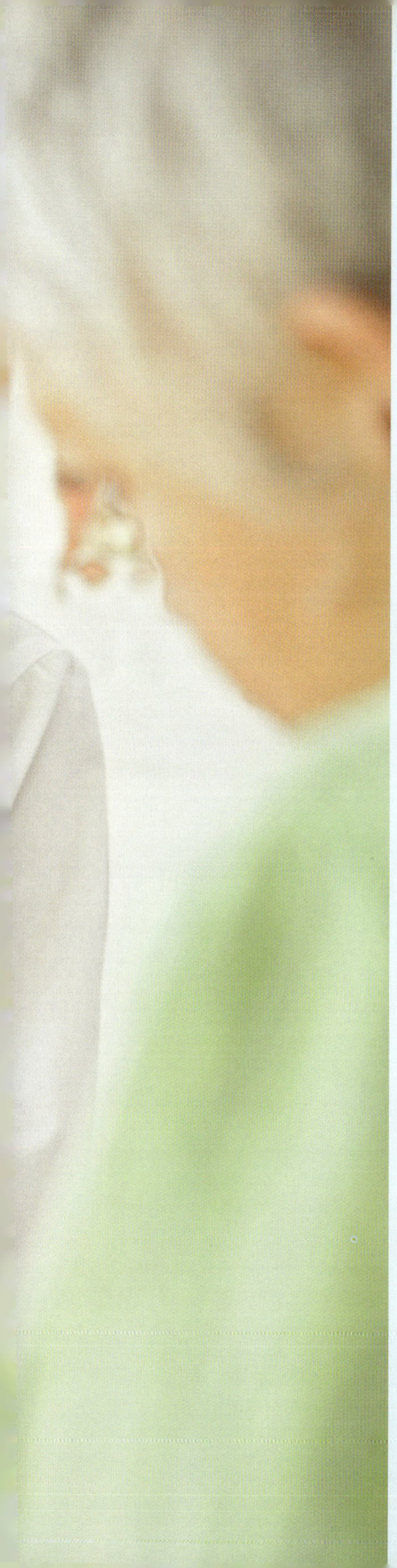

El tratamiento de la artritis

Para las personas con artritis las perspectivas de tratamientos beneficiosos y eficaces son mejores que nunca. No existe cura para muchos tipos de artritis, pero los profesionales de la salud pueden ayudarle a controlar su enfermedad para que pueda vivir la vida plenamente.

Encontrar la medicación correcta depende del tipo de artritis que padezca, así como de la gravedad y del impacto que tenga en su vida. Muchos medicamentos pueden ayudar a paliar el dolor, la inflamación y la hinchazón, aunque decidir cuál es el apropiado depende de la respuesta de su cuerpo a tratamientos específicos.

La cirugía ofrece una opción segura y fiable cuando los medicamentos ya no son efectivos. La sustitución de algunas articulaciones, en particular la cadera y la rodilla, genera esperanza y un aumento del nivel de vida de los pacientes, que redescubren el placer de moverse sin sentir dolor.

Aliviar el dolor, fomentar el sueño, reducir la fatiga, mejorar la postura: éstos son algunos de los beneficios que se pueden conseguir con terapias complementarias. Si quiere intentar estos tratamientos, analícelos detenidamente, preferiblemente con la ayuda de su médico. Puede descubrir que ofrecen un gran alivio de los síntomas de la artritis, especialmente si se utilizan junto a los tratamientos convencionales.

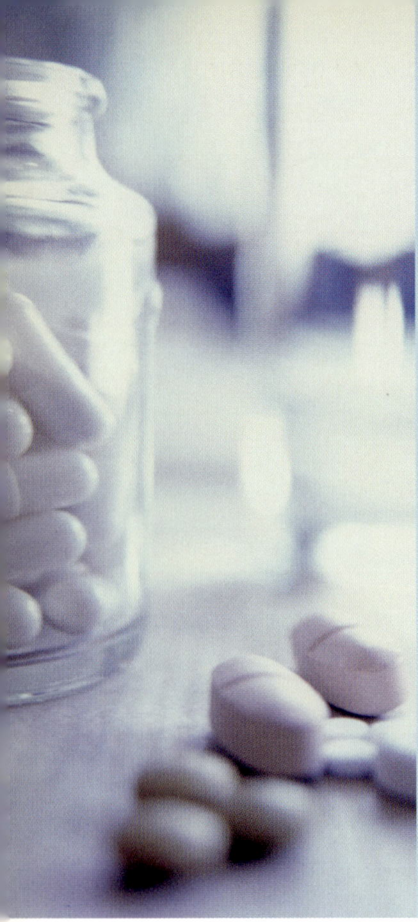

Tratamiento farmacológico

Durante el último medio siglo los farmacólogos han intentado aplicar medicamentos específicos a enfermedades concretas. Ya no buscan una píldora mágica que cure todos los tipos de artritis y los trastornos músculo-esqueléticos asociados. El tratamiento para la gota, por ejemplo, es bastante específico y diferente del tratamiento para la osteoartritis, para la que sólo existen remedios menos específicos. En la mayor parte de los casos, la medicación se combina con otros métodos, como la fisioterapia. Este capítulo analiza el arsenal terapéutico farmacológico, resaltando los potentes y específicos fármacos disponibles para la artritis reumatoide.

Su médico debería ser capaz de plantear tanto las ventajas como las desventajas del tratamiento con fármacos, permitiendo que tome su propia decisión tras recibir la información adecuada.

El comienzo de la medicación

La mayor parte de las personas con artritis necesitan empezar a medicarse en algún momento. Sin embargo, los fármacos nunca son el único tratamiento; el descanso y el entablillamiento en periodos cortos también pueden resultar beneficiosos, mientras que los ejercicios de fisioterapia pueden fortalecer los músculos que rodean dicha articulación. Estos pasos son importantes porque lo que se pretende es, en la medida de lo posible, evitar la medicación; ningún fármaco está completamente libre de efectos secundarios.

Puede comprar algunos medicamentos sin receta médica consultando al farmacéutico. Sin embargo, lo más probable es que necesite consultar con su médico de cabecera, que puede recetarle analgésicos y medicamentos antiinflamatorios no esteroideos (AINE) en las primeras etapas de muchos tipos de artritis. Para un tratamiento farmacológico más fuerte, su médico normalmente le remitirá al reumatólogo de un hospital de zona para que reciba consejo especializado.

De esta manera, su tratamiento evoluciona gradualmente, avanzando desde los medicamentos simples hasta los más complejos, que pueden administrarse solos o en combinación, según la gravedad de su enfermedad. A menudo los fármacos más potentes son también los más caros, así que los costes también deben de tomarse en consideración.

Los efectos secundarios de los medicamentos

Si se le muestran las perspectivas del tratamiento con fármacos también es lógico que se preocupe por conocer los efectos secundarios. Pero no olvide el beneficio que probablemente obtendrá del medicamento. Su médico debería ser capaz de plantear tanto las ventajas como las desventajas del tratamiento farmacológico a seguir, permitiendo que usted tome su propia e informada decisión.

En este capítulo, los efectos secundarios se mencionarán sólo cuando sean graves; se usarán los nombres genéricos en lugar de marcas comerciales. A veces, las personas no se dan cuenta de que la composición de un medicamento es la misma, aunque éste sea comercializado por diversos fabricantes y reciba diferentes nombres comerciales.

Interacción de los medicamentos

El potencial que tiene un medicamento para la artritis de interactuar con un fármaco utilizado para otra enfermedad es enorme. Hay cientos de medicamentos que pueden usarse contra la artritis y miles de fármacos que pueden teóricamente ser prescritos para otras enfermedades.

Su médico tiene acceso a una lista completa de interacciones entre medicamentos, por lo que podrá informarle sobre las interacciones más serias. Cuando un médico receta medicamentos con importantes interacciones, como son los anticoagulantes, también le facilitará las advertencias necesarias.

Por ley, se deben adjuntar especificaciones detalladas de la interacción de un medicamento en el envase. También se puede consultar en Internet o pedir consejo al farmacéutico, pero no confíe completamente en ninguna de las dos fuentes para tomar una decisión ponderada.

Consulte siempre a su médico para sopesar los peligros y los beneficios. Puede descubrir que los beneficios de un medicamento sobrepasan los riesgos de una potencial interacción.

Analgésicos

El analgésico más simple, disponible en la mayoría de los países sin receta médica, es el paracetamol. Este calmante puede tomarse de manera segura en una dosis de

SU FARMACÉUTICO
El farmacéutico conoce los medicamentos que le han recetado y puede ayudarle a resolver sus dudas sobre los mismos.

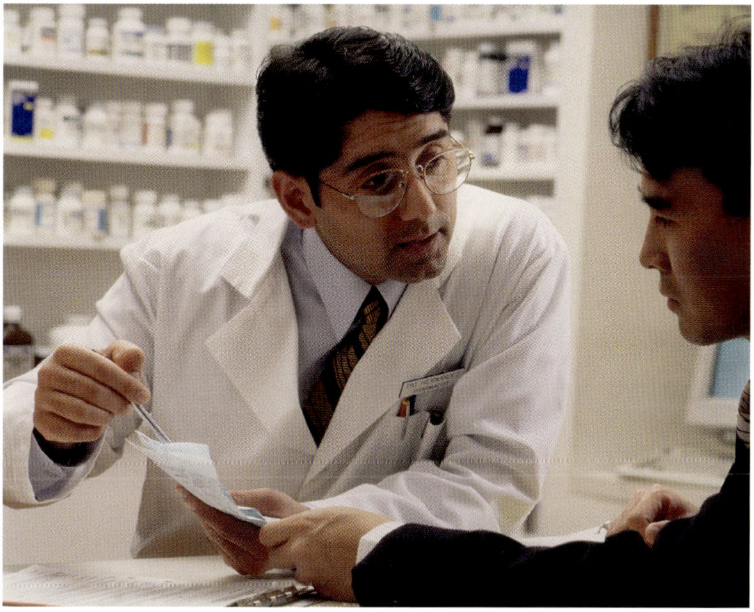

CONSEJOS

MEDICARSE DE MANERA PRUDENTE

- Antes de tomar nada, asegúrese de conocer su medicación y de cómo se supone que le va a ayudar.
- Infórmese sobre los detalles de la dosificación: cuánto necesita tomar, con cuanta frecuencia y a qué hora del día. Haga un horario para no tener que recordarlo todo.
- Entérese de cualquier posible interacción con otros medicamentos o con hierbas, suplementos o remedios naturales (véase p. 112) que pueda estar tomando.

500 mg hasta ocho veces al día (normalmente en dos comprimidos cuatro veces al día) sin riesgo de efectos secundarios graves. Evite dosis mayores porque pueden dañar el hígado.

El paracetamol, por sí solo, aliviará el dolor de muchos tipos de artritis. Si no lo hace y su médico confirma que el tipo de artritis que padece es una enfermedad degenerativa, que es menos probable que responda a los AINE, deberá cambiar a comprimidos más fuertes, como el co-codamol o el co-didramol. Si éstos tampoco le alivian, su médico puede plantearse analgésicos más caros y potentes –meptazinol o tramadol, posiblemente en este orden.

Los organismos competentes revisan constantemente los fármacos en la mayoría de los países. Por ejemplo, en 2005, el co-proxamol, del que podría decirse que era el favorito entre los distintos analgésicos para la artritis, fue declarado peligroso. Se argumentó que la combinación particular del co-proxamol era más letal que la del co-codamol y la del co-didramol en caso de sobredosis deliberada. Muchas personas con artritis que se dosifican sensatamente habían descubierto que el co-proxamol les resultaba especialmente útil. Actualmente, está disponible bajo prescripción facultativa y con receta médica.

AINE

Los AINE (medicamentos antiinflamatorios no esteroideos) son recetados habitualmente porque ayudan a personas con diferentes tipos de artritis, especialmente los que presentan un componente inflamatorio que cursan con hinchazón, entumecimiento y, en ocasiones, calor local en la articulación, en lugar de un simple dolor articular.

En la artritis temprana, normalmente se le prescribirán AINE después de haber probado con analgésicos.

Los AINE tienen más efectos secundarios que los analgésicos,

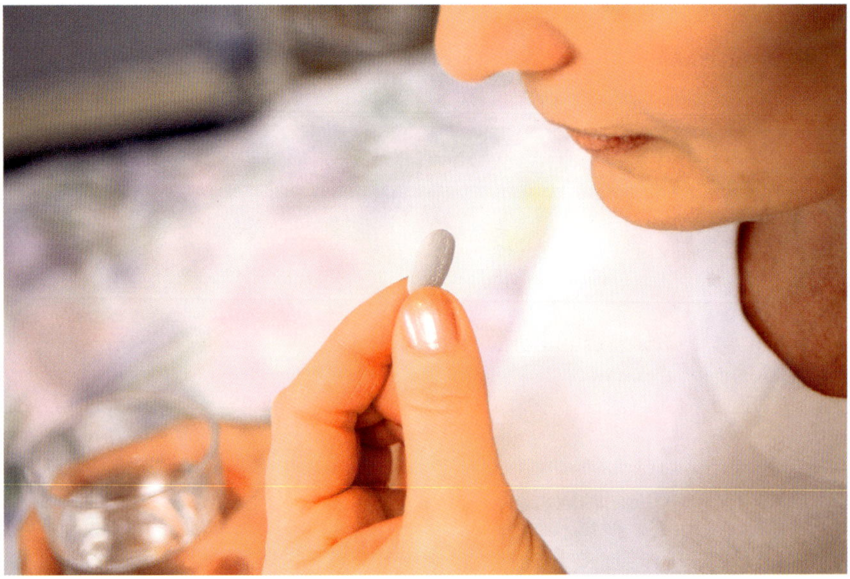

MEDICARSE
Los fármacos para la artritis normalmente se administran por vía oral, aunque también puede aplicarse sobre la piel o inyectarse, lo que es necesario si el estómago destruye el medicamento.

aunque las personas que los necesitan los encuentran extremadamente efectivos. Sólo un AINE –el ibuprofeno– se puede comprar sin receta.

La elección del mejor AINE

En la actualidad se comercializan unos 40 o 50 AINE. Usted y su médico de cabecera deberían considerar tres factores cuando elijan el mejor AINE para usted.

Primero, si la familia a la que pertenece el AINE tiene algún efecto secundario que pueda sufrir. Algunos efectos secundarios, especialmente la irritación gastrointestinal, son comunes a todo el grupo así que consulte a su médico para protegerse adecuadamente –puede que le receten un protector gástrico–. La mayoría de los AINE también producen un cambio ligero, pero reversible, en el funcionamiento del riñón.

Segundo, es importante la duración de la actuación del AINE cuando se toma un único comprimido. Algunos comprimidos se tienen que tomar cuatro o cinco veces al día, mientras que otros sólo se toman una vez.

Tercero, puede ser importante la forma de actuación del AINE sobre el proceso inflamatorio. Normalmente, los AINE bloquean la acción de una determinada sustancia química del cuerpo, conocida como un mediador inflamatorio.

Por supuesto, también es importante que decida con su médico qué AINE puede ayudarle a controlar sus ciclos de dolor.

Preocupación por el precio

Si el precio de un medicamento supone una preocupación, es probable que su médico comience por recetarle un AINE genérico de los clásicos, que están considerados como medicamentos seguros desde hace tiempo.

La elección puede estar entre medicamentos de acción corta, como el ibuprofeno y el ketoprofeno, que necesitan tomarse cuatro o más veces al día; fármacos, como el diclofenaco o el naproxeno, que se toman dos o tres veces al día; y medicamentos, como el piroxicam, que se toma una vez al día.

Si ninguno de estos medicamentos le conviene particularmente y las dosis frecuentes son un inconveniente, también están disponibles los preparados de liberación retardada para los medicamentos de acción corta.

Inhibidores de la COX-2

Los AINE causan problemas estomacales porque bloquean la acción de una enzima protectora denominada COX-1. Por esta razón, algunas veces se les llama inhibidores de la COX-1.

Un tipo relativamente nuevo de AINE, los inhibidores de la COX-2, es más específico y tiene

P&R

¿Puedo evitar los efectos secundarios gástricos de los AINE si los tomo en forma de supositorio?

La respuesta es no. Muchos de los efectos secundarios gástricos son consecuencia de los restos de componentes de los medicamentos que circulan en la sangre, más que de la irritación de la mucosa del estómago. La utilización de supositorios sólo reduce levemente el riesgo.

más éxito reduciendo la inflamación, protegiendo además el tracto gastrointestinal, especialmente si se compara con medicamentos más antiguos.

La experiencia tras varios años de prescripción de inhibidores de la COX-2 ha demostrado que pueden crear predisposición a enfermedades cardiacas y circulatorias. Sin embargo, es bastante poco frecuente y muchos piensan que si las personas tratadas con inhibidores de la COX-2 volviesen a su antigua medicación, con el consiguiente daño gástrico, la tasa global de muertes excedería con creces a la misma tasa relacionada con los efectos secundarios cardiovasculares.

Se ha sugerido que el riesgo de sufrir un accidente cerebro-vascular, aunque sea leve, o un ataque al corazón, se sitúa en torno a una vez de cada 400 años de tratamiento o incluso menos. Además, hay pruebas que sugieren que no existe riesgo si el medicamento se toma durante menos de un año.

MEDICAMENTOS TÓPICOS
A algunas personas les gusta aplicarse crema en la zona afectada porque sienten que hacen algo de manera activa para su tratamiento. Otras lo encuentran engorroso y serían más felices con una dosis reducida de comprimidos.

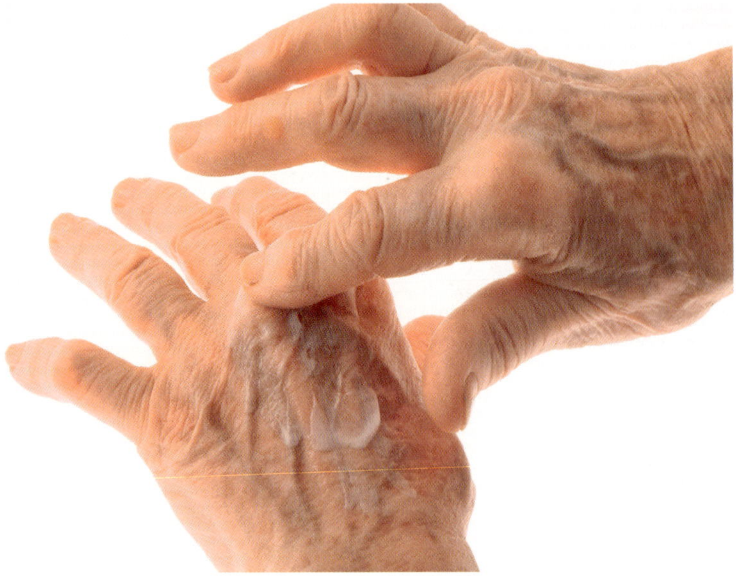

El rofecoxib y el valdecoxib, inhibidores de la COX-2, fueron retirados en 2004 y 2005 respectivamente; el celecoxib y el etoricoxib siguen en el mercado, mientras que el lumiracoxib todavía puede ser introducido. En un estudio de 2005 de la EMEA (Agencia Europea del Medicamento), se recomendó a los médicos que prescribieran la menor dosis efectiva durante el menor tiempo posible.

Debería discutir con su médico los riesgos de tomar inhibidores de la COX-2. Los antecedentes familiares de cardiopatías o de accidentes cerebro-vasculares no significan necesariamente tener que evitar su uso, pero si usted ha tenido alguna de estas enfermedades con anterioridad, solicite consejo médico. Alternativamente, su médico le puede recomendar volver a los AINE, añadiendo un segundo fármaco para proteger su estómago.

Agentes tópicos

Puede comprar AINE, analgésicos y remedios homeopáticos en forma de crema o pomada para aplicar sobre la piel alrededor de las articulaciones afectadas. Estos agentes tópicos se absorben a través de la piel más lentamente que cuando se ingieren por la boca. Por lo tanto, los efectos secundarios se reducen, aunque no se evitan por completo.

Pocas evidencias indican que los agentes tópicos permanezcan en la articulación por un periodo significativo de tiempo antes de ser arrastrados por el torrente circulatorio. Así pues, las aplicaciones tópicas podrían funcionar en parte por autosugestión.

Los contrairritantes, como la capsaicina (véase p. 116), se administran únicamente por vía tópica cutánea. Los fabricantes de la capsaicina resaltan que el único efecto secundario es el dolor en el punto de aplicación, pero la gente se aclimata a esto en seguida mientras que, seguramente, se olvidan del dolor procedente de la articulación.

Terapia esteroidea

El tratamiento de la artritis con esteroides ha despertado mucha controversia entre los reumatólogos. Los esteroides son sumamente efectivos para aliviar la inflamación, pero son responsables de una amplia gama de efectos secundarios que resta valor a su uso. Estos efectos secundarios incluyen la supresión de las glándulas suprarrenales, hipertensión, úlceras pépticas, cataratas y osteoporosis. En las diversas formas de artritis, el uso de esteroides hace que el colágeno se debilite, lo que provoca que la piel también se vuelva frágil y se magulle con facilidad.

El uso de esteroides en la artritis reumatoide incipiente también genera controversia. Existe una base mucho más lógica para el uso de esteroides cuando la enfermedad se acompaña de inflamación de las arterias. Para algunas dolencias, como la polimialgia reumática o la artritis de células gigantes (véase p. 34), los esteroides son muy efectivos. Hay también pruebas razonables para prescribir una pequeña dosis oral de esteroides en la artritis reumatoide de los ancianos.

Inyecciones intraarticulares

Los medicamentos inyectados directamente en la articulación afectada –una técnica denominada inyecciones intraarticulares o infiltraciones– pueden funcionar en muchos tipos de artritis. El fármaco que se suele administrar es un esteroide (corticosteroide), que es especialmente útil cuando la artritis inflamatoria afecta a una sola articulación. Una alternativa que posee su médico para reducir el riesgo de efectos secundarios de los esteroides es seleccionar, entre la variedad de preparados esteroideos disponibles, uno que sea relativamente insoluble, ya que es más probable que permanezca en la articulación durante un periodo de tiempo más largo.

Se ha desarrollado una amplia variedad de lubricantes, como el ácido hialurónico, para su uso como inyecciones intraarticulares. Estos lubricantes tienden a ser más caros que los esteroides, pero su uso puede ser más racional si su enfermedad no tiene un componente inflamatorio. Los lubricantes, por consiguiente, tienden a ser utilizados para aliviar los síntomas de la osteoartritis, lo que habitualmente consiguen durante un corto periodo de tiempo.

Tratamiento de la osteoartritis

La medicina preventiva que implica ejercicio para fortalecer los músculos alrededor de una articulación afectada es muy importante en las primeras etapas de la osteoartritis. A algunas personas les beneficia el uso de medidas locales específicas, como vendar la rótula en la osteoartritis de la rodilla, como una forma de retrasar el comienzo de los síntomas o, por lo menos, aliviarlos.

Los esteroides son sumamente efectivos para aliviar la inflamación, pero son responsables de una amplia gama de efectos secundarios que resta valor a su uso.

ALIVIO DE LA OSTEOARTRITIS CON AINE

Las articulaciones que soportan peso, como la cadera, son propensas a sufrir daño en el cartílago, lo que constituye un rasgo de la osteoartritis. Los AINE se suelen utilizar para tratar el dolor y la rigidez que acompañan a la enfermedad reduciendo la inflamación de la articulación. Los AINE no curan la enfermedad ni frenan su desarrollo.

Al daño al cartílago y al tejido óseo le sigue una respuesta del sistema inmunológico del organismo que libera unas sustancias químicas llamadas prostaglandinas, que provocan la inflamación y el dolor. Los AINE pueden reducir la inflamación de la articulación y aliviar el dolor deteniendo la producción de las prostaglandinas.

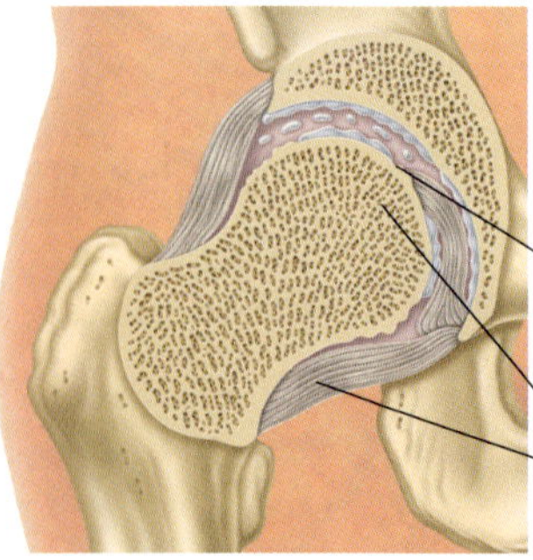

ANTES DEL TRATAMIENTO
El cartílago en una cadera con osteoartritis está dañado y el tejido de la articulación inflamado (izquierda).

Cartílago dañado *en la fosa de la cadera y en la cabeza del hueso del muslo (fémur).*

Cabeza del hueso del muslo

Tejido blando inflamado *que rodea la rodilla.*

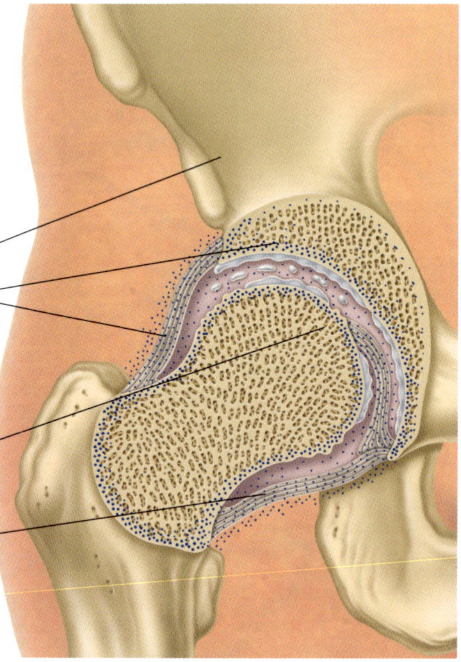

DESPUÉS DEL TRATAMIENTO
El tratamiento con AINE reduce la inflamación (derecha) ayudando así a aliviar el dolor, pero sólo durante el tiempo que se esté tomando el medicamento.

Pelvis

Los AINE *alcanzan los tejidos que rodean la articulación, donde detiene la producción de prostaglandinas.*

Cabeza del hueso del muslo

La inflamación disminuye *en los tejidos blandos que rodean la articulación.*

El descanso también suele resultar beneficioso.

Una vez ensayadas estas medidas, su médico posiblemente comience por recomendarle analgésicos, y pasará a los AINE si dichos analgésicos no funcionan por sí solos o si padece episodios inflamatorios en su tipo específico de osteoartritis.

A menudo, el dolor se hace notar solamente con el ejercicio, tal vez a una hora particular y previsible del día, como cuando sale a hacer sus compras. Si es así, la toma de un medicamento de vida media corta justo antes de necesitarlo, es un enfoque más sensato que la dosificación durante las 24 horas del día.

Las inyecciones intraarticulares y los contrairritantes tópicos suelen ser de utilidad. Sin embargo, si a través del ejercicio observa que su osteoartritis conlleva el rápido deterioro de un pequeño número de articulaciones, normalmente será un candidato para la cirugía (que es muy efectiva en esta enfermedad) antes de que el daño en una articulación afecte a las demás y el problema se generalice.

Tratamiento de la artritis reumatoide

La artritis reumatoide es una enfermedad inflamatoria que inicialmente afecta a una articulación y a los tendones y membrana sinovial de la articulación. Es más grave que la osteoartritis aunque menos común. A medida que la enfermedad avanza, puede comprometer otras partes del cuerpo, como los ojos, el corazón, los pulmones, la piel y los vasos sanguíneos.

Décadas de investigación han llevado a desarrollar medicamentos extremadamente específicos y potentes; por consiguiente, el control de la artritis reumatoide en los hospitales está muy bien asentado. Algunos disponen de clínicas para la «artritis precoz»: existen algunas pruebas que indican que si su artritis reumatoide es tratada agresivamente en los seis primeros meses, será mucho menos grave, aunque quizá sea muy optimista sugerir que se pueda curar.

En el inicio de la enfermedad, los analgésicos no suelen ser efectivos, pero los AINE pueden proporcionarle alivio. Esto puede producirle un sentimiento erróneo de seguridad debido a que los AINE enmascaran los síntomas pero no nos protegen de un daño progresivo en las articulaciones.

Dicho deterioro se previene mejor con fármacos antirreumáticos modificadores de la enfermedad (FARME), que están desarrollados específicamente para esta dolencia (a pesar de que algunos de los primeros se descubrieron por casualidad). Los FARME representan el tipo más específico de medicamento y pueden ser comparados con el ajuste de una llave específica en el cerrojo de una enfermedad particular. Actualmente hay varios FARME disponibles, ensayados, analizados y relativamente baratos, que se pueden utilizar por sí solos o en combinación (véase p. 87).

Si su respuesta a los FARME es inadecuada, puede que sea considerado para una nueva generación de fármacos llamados agentes biológicos. Los agentes biológicos se desarrollaron a mediados de la década de los noventa y bloquean específicamente el elemento químico que causa la artritis reumatoide en sus primeras etapas. En España hay cuatro disponibles: infliximab, etanercept, adalimumab y anakinra. En la próxima década probablemente se desarrollen más.

Un elemento disuasorio para recetar un agente biológico es el coste –un agente biológico sería más de 15 veces más caro que un FARME de una generación anterior con una dosis estándar–. Las implicaciones financieras han provocado angustia en los servicios de salud, que disponen de unos recursos limitados. Con instituciones locales particulares, ahora bastante autónomas del gobierno, las decisiones de financiación son invariablemente locales, así que las oportunidades de recibir agentes biológicos pueden variar de una a otra comunidad.

FARME

Los siguientes FARME pueden recetarse en el tratamiento de la artritis reumatoide:

- **ORO INYECTABLE** Erróneamente presentadas en la medicina como una posible cura de la tuberculosis, las inyecciones de oro se descubrieron por casualidad para estabilizar la artritis reumatoide. Los efectos secundarios incluyen erupciones cutáneas, daño renal y depresión de la médula ósea, por lo que son necesarios análisis periódicos de sangre y de orina. A pesar de todo, el medicamento es extraordinariamente efectivo en muchos individuos y probablemente esté infravalorado. El oro oral (auranofin) fue desarrollado posteriormente; es

Décadas de investigación han llevado a desarrollar medicamentos extremadamente específicos y potentes; por consiguiente, el control de la artritis reumatoide en los hospitales está muy bien asentado.

Desde el inicio de la década de los noventa, la mayoría de los reumatólogos han considerado el metotrexato como el tratamiento más efectivo para la artritis reumatoide.

menos efectivo y con frecuencia provoca diarrea, así que se usa con menor frecuencia.

■ **HIDROXICLOROQUINA** La indicación de los medicamentos antimaláricos para mejorar la artritis reumatoide fue también fruto de la casualidad. Hay varios disponibles, pero la hidroxicloroquina, aunque sea el más caro, es probablemente el más inocuo. Un efecto secundario muy poco común pero importante es el deterioro de la visión, por lo que se recomiendan chequeos oculares bajo prescripción facultativa.

■ **AZATIOPRINA** Este prototipo de un grupo de medicamentos desarrollados contra el cáncer inhibe la multiplicación de las células. Como la artritis reumatoide es esencialmente una enfermedad en la que prolifera la membrana sinovial, se descubrió que dosis bajas podrían ser efectivas para el control de esta enfermedad.

Los efectos secundarios incluyen erupciones cutáneas, daño hepático y depresión de la médula ósea, por lo que son necesarios análisis periódicos de sangre y de orina. Este medicamento ha sido reemplazado en gran parte por el metotrexato (véase a la derecha).

■ **D-PENICILAMINA** Aunque este medicamento fue desarrollado inicialmente para enfermedades metabólicas poco comunes, se descubrió que reducía el factor reumático de la sangre. Los ensayos clínicos mostraron que era efectivo para conseguir un control relativo de la artritis reumatoide.

La D-penicilamina es probablemente menos efectiva que el oro inyectable y, con la llegada de nuevos fármacos, de alguna manera ha pasado de moda. Los efectos secundarios más importantes son erupciones cutáneas, problemas renales y depresión de la médula ósea, por lo que son necesarios análisis periódicos de sangre y de orina.

■ **SULFASALAZINA** Se desarrolló para su uso en la artritis reumatoide hace casi 50 años. Este medicamento cayó en descrédito y fue asumido por los gastroenterólogos porque era efectivo en el tratamiento de la colitis ulcerosa y en el de la enfermedad de Crohn. Fue reevaluado para la artritis reumatoide a principios de 1980, y se demostró que, después de todo, era efectivo. De origen sueco, disfrutó de mucha popularidad en Europa mientras que en EEUU se apoyaba al metotrexato.

La sulfasalazina es un fármaco muy difundido, aunque comparte algunos efectos secundarios con el metotrexato (como el daño a la médula ósea y al hígado, y las erupciones cutáneas), que muchos consideran menos severos. Es necesaria la realización de análisis de sangre regulares.

■ **METOTREXATO** Desarrollado como medicamento contra el cáncer, el metotrexato es muy efectivo para la psoriasis en dosis mucho menores que las utilizadas en el tratamiento contra el cáncer. En algunas personas induce la remisión de la psoriasis. También es efectivo para la artritis asociada con la psoriasis. Ensayos posteriores demostraron que el metotrexato es efectivo también en la artritis reumatoide.

Desde el inicio de la década de los noventa, la mayoría de los reumatólogos han considerado al metotrexato como el tratamiento más efectivo para la artritis reumatoide. La dosificación se calcula según las necesidades de cada paciente, pero la media normal es de 20 mg a la semana. Algunas personas prefieren las inyecciones intramusculares, una alternativa cuando los comprimidos no funcionan.

Son necesarios análisis de sangre periódicos para vigilar la acumulación de cantidades tóxicas de metotrexato en la médula ósea y en el hígado. Este medicamento puede causar úlceras en la boca y, raras veces, inflamación severa de los pulmones. Para protegerse contra los efectos secundarios se suele recetar ácido fólico simultáneamente con el metotrexato.

■ **CICLOSPORINA** Desarrollada específicamente a partir de un hongo para prevenir el rechazo en los trasplantes de riñón, se descubrió que tenía cierta actividad frente a la artritis reumatoide. Podría decirse que es mucho menos activa que el metotrexato o que otros medicamentos, por lo que la ciclosporina es usada en la actualidad con menor frecuencia. Los efectos secundarios, entre los que se incluyen la hipertensión y la alteración de la función renal, no suelen ser severos, aunque deben ser controlados.

■ **LEFLUNOMIDA** Este medicamento, introducido a mediados de los 90, está diseñado específicamente para tratar la artritis reumatoide. Bloquea un camino concreto de la multiplicación celular, frenando la propagación de la enfermedad. Ha resultado ser extraordinariamente efectiva en algunas personas y, en muchos casos, constituye una segunda opción después del metotrexato. Los efectos secundarios de la leflunomida son la elevación de la tensión arterial, una mayor propensión a las infecciones de las vías respiratorias y, a veces, pérdida de peso. En conjunto, estos efectos secundarios son poco comunes y no demasiado graves.

Agentes biológicos

En la década de los noventa los científicos descubrieron que la artritis reumatoide se activa en el cuerpo por un mensajero químico del grupo de las citoquinas, que es conocido como el FNT-alfa. Descubrieron que otra citoquina, conocida como IL-1, desempeña un papel secundario en la aparición de la enfermedad. Los investigadores médicos han desarrollado desde entonces un grupo de medicamentos denominados agentes biológicos para inhibir y, así, neutralizar la acción de estas citoquinas. Los agentes biológicos proporcionan un grado mucho mayor de especificidad que los FARME.

P&R

Mi marido y yo queremos tener hijos. ¿Afectarán los FARME al bebé

Sí, los FARME pueden causarle problemas al bebé, especialmente en los 3 primeros meses de embarazo. Como norma general, probablemente tenga que dejar de tomar FARME durante 3-6 meses antes de concebir. Hable con su médico antes de quedarse embarazada e infórmese sobre los riesgos. Es posible que tenga que discutir un régimen alternativo de medicamentos para poder hacer frente a los síntomas hasta que se quede embarazada. En algunas personas el embarazo «tranquiliza» la artritis reumatoide

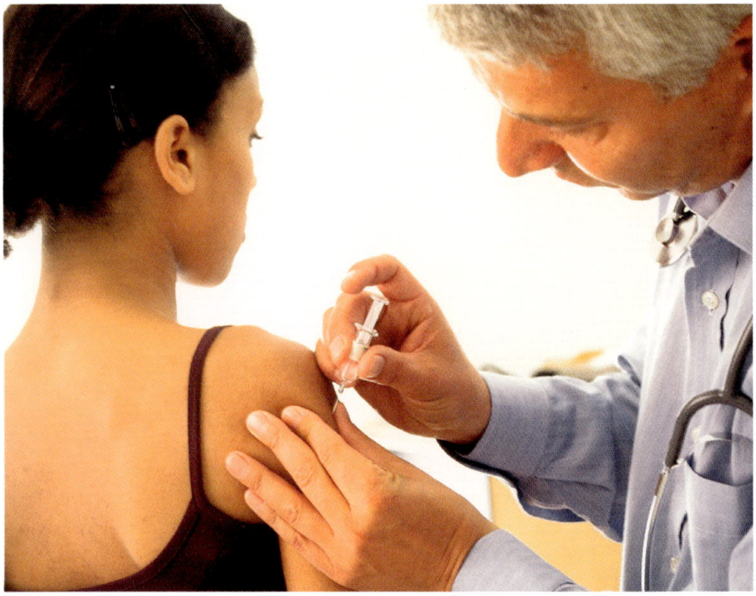

INYECTAR MEDICAMENTOS
Los medicamentos pueden suministrarse por inyecciones de diferentes tipos, intravenosas o intramusculares.

Hay disponibles cuatro agentes biológicos: infliximab, etanercept y adalimumab, que inhiben la acción del FNT-alfa, mientras que la anakinra bloquea la IL-1. En la actualidad, todos estos medicamentos tienen que ser inyectados.

Las citoquinas juegan un papel tan fundamental en la regulación de las enfermedades que la prescripción de agentes biológicos ha sido prudente. La Sociedad Británica de Reumatología, por ejemplo, ha establecido un registro nacional de agentes biológicos con la esperanza de descubrir cualquier tendencia desfavorable en la etapa más precoz posible.

Hasta la fecha, la inquietud teórica de que estos medicamentos pudiesen aumentar la susceptibilidad al cáncer (ya que el FNT-alfa protege contra el cáncer) no se ha hecho realidad, aunque continúan las investigaciones a este respecto. Un segundo riesgo teórico, el incremento en las infecciones (ya que el FNT-alfa protege contra las infecciones), tampoco ha sido corroborado, excepto para algunas infecciones crónicas, especialmente la tuberculosis, donde el riesgo consiste más en despertar una enfermedad latente previa, que en la aparición de un nuevo contagio.

- **INFLIXIMAB** Es un anticuerpo contra el FNT-alfa. Se fabrica parcialmente hecho en ratones, por lo que contiene proteínas «extrañas» de ratón, lo que requiere que se tome al mismo tiempo metotrexato en una dosis pequeña para prevenir una reacción alérgica. El infliximab tiene que suministrarse por vía intravenosa, lo que puede requerir un ingreso de medio día en el hospital cada vez que se necesite (normalmente cada dos meses después de dos dosis iniciales).
- **ETANERCEPT** Compite en el organismo con el FNT-alfa, desplazándolo de los sitios donde es dañino. Además, el etanercept puede usarse también contra otras citoquinas. Este medicamento se suministra mediante inyección subcutánea, normalmente dos veces por semana.
- **ADALIMUMAB** Es un anticuerpo producido independientemente de los animales, por lo que es menos probable que cause algún tipo de reacción alérgica. Se inyecta bajo la piel, normalmente cada dos semanas, porque actúa durante más tiempo que el etanercept.
- **ANAKINRA** Este medicamento también se debe suministrar con pequeñas dosis de metotrexato (véase infliximab). Inhibe la citoquina IL-1, pero sus efectos pueden ser decepcionantes.

Terapia combinada

El coste de la terapia biológica llevó a los reumatólogos a desarrollar terapias combinadas específicas para personas que habían probado algunos o todos los medicamentos disponibles. Es especialmente provechosa para personas recién diagnosticadas de artritis reumatoide. Una combinación utiliza sulfasalazina, metotrexato e hidroxicloroquina.

La teoría es que la remisión de la enfermedad es mantenida por la combinación de medicamentos que actúan en el organismo de diferentes maneras, con efectos secundarios menos potentes porque cada fármaco es suministrado en una dosis menor que si se utilizase por sí solo.

Cuando el reumatólogo prescribe un tratamiento de medicamentos combinados, suele revisar los diversos FARME por separado, para proponer a continuación una combinación específica basándose en la idiosincrasia de cada persona. De esta manera, un medicamento que previamente había sido descartado por ineficaz cuando se suministró como único tratamiento, puede resultar efectivo cuando se usa en combinación con otro.

Por consiguiente, a algunas personas con artritis reumatoide a las que se les niega la terapia biológica por poca disponibilidad o por los costes elevados, puede irles bastante bien con la terapia combinada.

TRATAMIENTO DE OTROS TIPOS DE ARTRITIS

La osteoartritis y la artritis reumatoide son los tipos más comunes de la enfermedad. Los medicamentos para controlarlas a menudo proporcionan un punto de partida para los médicos y reumatólogos que están investigando el tratamiento de otros tipos de artritis. Por ejemplo, los FARME se utilizan para tratar la espondilitis anquilosante y el lupus, y los analgésicos y los antiinflamatorios se usan para la gota aguda.

ENFERMEDAD	TRATAMIENTO
Espondilitis anquilosante, artritis psoriásica y artritis reactiva	FARME como el metotrexato, la azatioprina y, posiblemente, la leflunomida son la mejor apuesta. Existen evidencias crecientes de que los inhibidores del FNT-alfa también son efectivos. El oro inyectable y la ciclosporina son, como mucho, parcialmente efectivos.
Lupus (lupus eritematoso sistémico, o LES)	La lista de FARME efectivos es pequeña. La hidroxicloroquina es particularmente útil y también se usa la azatioprina. Si acompaña a la enfermedad una vasculitis severa (véase p. 34), puede ser necesaria una terapia sistémica con esteroides, con o sin terapia de ciclofosfamida. Hay otros medicamentos biológicos en desarrollo para inhibir las citoquinas relativas al lupus y derivados.
Gota	Los analgésicos y antiinflamatorios desempeñan un papel en el control de los ataques de gota. El tratamiento a largo plazo es con fármacos que modifican el metabolismo del ácido úrico. El más utilizado para esto es el alopurinol.
Fibromialgia	Los antidepresivos en dosis nocturnas, en una cantidad mucho menor de la que es habitual para aliviar la depresión, modifican los síntomas de la fibromialgia durante el día. La amitriptilina ha sido superada por la dotiepina y una variedad de ISRS (inhibidores selectivos de la recaptación de la serotonina) brindan un futuro prometedor en el tratamiento de esta enfermedad.

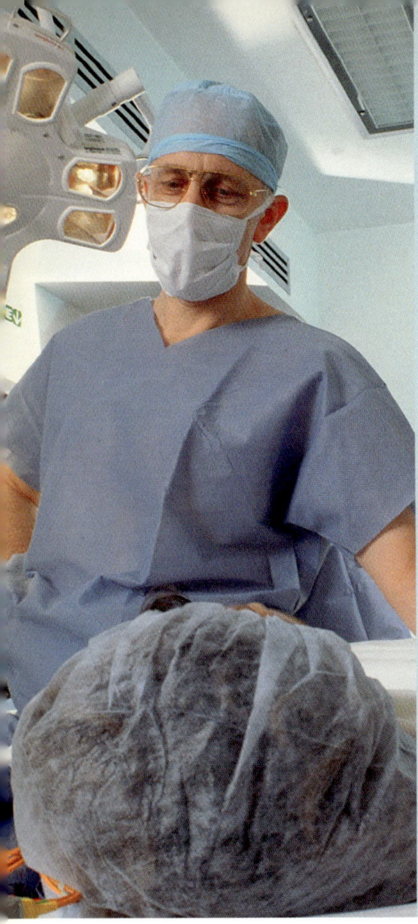

Tratamientos quirúrgicos

Si una de sus articulaciones está dañada hasta el punto de no poder controlar el dolor con medicamentos o casi no poder moverla, entonces es posible que la cirugía sea la única solución. De hecho, la sustitución de la articulación por medio de la cirugía –fundamentalmente las caderas– se ha convertido en uno de los tratamientos más efectivos de la medicina. La cirugía ofrece soluciones a largo plazo debido a que los cirujanos ahora prestan especial atención a la preparación de las personas antes de la operación, mientras que otros profesionales de la salud se centran en mejorar la recuperación y la rehabilitación.

Los quirófanos están equipados con sistemas de flujo de aire laminar ultralimpio y antesalas dedicadas a ayudar a mantener la higiene y a reducir el riesgo de infección.

Candidatos para la cirugía

La señal más importante que indica que usted podría necesitar cirugía es el dolor que continúa sintiendo en una de sus articulaciones, a pesar de los esfuerzos realizados con otros tratamientos. No importa el tipo de artritis que tenga. Por esta razón, la cirugía podría ser una buena opción y su médico puede recomendársela.

Sin embargo, mientras que la cirugía puede dirigirse a los problemas relacionados con una articulación particular, una intervención quirúrgica no servirá para detener la progresión de la artritis cuando afecta a varias articulaciones.

¿Cómo tiene que ser el dolor antes de que sea necesaria la cirugía? Dos ejemplos ilustran cómo el momento de la intervención es crucial y por qué la indicación quirúrgica puede ser una decisión difícil de tomar.

Primero, una mujer jubilada que presenta dolor constante por una artritis de rodilla, dolor que fundamentalmente la despierta por la noche, se beneficiaría inmediatamente del reemplazo de la rodilla, que le duraría probablemente unos 15 años.

Segundo, un trabajador activo de 38 años con una cadera artrítica que le duele al final de una larga jornada, conseguiría aliviar el dolor con un reemplazo de cadera. Sin embargo, aunque el implante permitiría que el hombre permaneciera activo, necesitaría cambiar la articulación (véase

p. 107) al menos una vez, si no más, dependiendo del implante que se utilice. En otras palabras, necesitará que se repita la operación.

Si tiene artritis, usted y su cirujano deberán valorar los riesgos y los beneficios antes de tomar la decisión de operar. También puede necesitar el consejo de otros profesionales y de su familia.

¿Quién lleva a cabo la cirugía?

La cirugía de la artritis, y la dirigida a reemplazar articulaciones en particular, constituye un sector altamente especializado de la cirugía ortopédica. Desde la simple escayola para fracturas, esta rama de la cirugía ha evolucionado hasta llegar a tratar deformidades esqueléticas, reemplazar articulaciones y afrontar el tratamiento de traumatismos complejos.

Muchos cirujanos ortopédicos se especializan únicamente en reemplazar articulaciones, centrándose bien en la cadera, la rodilla o el hombro. El periodo de formación puede ser muy largo, a menudo 10 años o incluso más después de haber conseguido titularse como médico. Muchos grandes hospitales ofrecen al especialista becas de entrenamiento para la sustitución de articulaciones.

El reemplazo de articulaciones también requiere instalaciones especiales y expertos en el hospital. Los quirófanos están equipados con sistemas de flujo de aire laminar ultralimpio y antesalas dedicadas a ayudar a mantener la higiene y a reducir el riesgo de infección.

El personal de enfermería está entrenado para atender las necesidades particulares de las personas sometidas a cirugía de las articulaciones. Los fisioterapeutas y terapeutas ocupacionales son parte del equipo multidisciplinar que trabaja para lograr una recuperación efectiva y la rehabilitación tras la operación.

Operaciones quirúrgicas de tratamiento

Su cirujano ortopédico tiene varias alternativas de tratamiento para elegir, dependiendo del problema específico que afecte a su articulación artrítica. El reemplazo de una de las articulaciones es uno de los procedimientos comunes; otros incluyen la artroscopia y la fusión.

CIRUGÍA DE LA ARTICULACIÓN

Los principales tipos de cirugía disponibles en la actualidad para los cirujanos ortopédicos incluyen la «limpieza articular», la fusión, la sinovectomía, la realineación y el reemplazo articular total El cuadro inferior resume el objetivo de cada tipo.

TIPO DE CIRUGÍA	OBJETIVO
Limpieza o lavado articular	Retirar fragmentos sueltos del interior de la articulación.
Sinovectomía	Retirar la membrana sinovial.
Realineación	Corregir una deformidad o enderezar un miembro.
Fusión (artrodesis)	Inmovilizar la articulación.
Reemplazo articular	Reemplazar toda o parte de una articulación con un implante.
Cirugía de la columna	Aliviar la presión sobre la médula espinal, unir vértebras adyacentes, o retirar un disco intervertebral afectado.

La fusión de las articulaciones no es habitual, pero puede proporcionar un excelente alivio del dolor en la articulación de la muñeca, en el dedo gordo del pie y en el tobillo, impidiendo los movimientos que causan dolor.

Limpieza articular

Los fragmentos de hueso y cartílago pueden depositarse dentro de una articulación, como la rodilla o el codo. Tienen al menos 1 cm de diámetro y pueden entrar en una articulación, provocando un intenso dolor y pérdida de movimiento. Una limpieza articular (véase abajo), técnica aplicada desde hace años, especialmente en la rodilla, puede aliviar los síntomas.

El procedimiento directo de limpieza puede incluir la introducción de un artroscopio (tubo de fibra óptica con una cámara microchip) en la articulación, para conseguir una imagen detallada de las superficies del hueso, cartílago y ligamentos. Con instrumentos, como los fórceps, se retiran los fragmentos y raspan el hueso expuesto en la superficie de la articulación (un proceso conocido con el nombre de condroplastia) para estimular la formación de nuevo cartílago.

Algunas personas experimentan un alivio de los síntomas durante un periodo de tiempo variable, pero no hay pruebas concluyentes de que la limpieza articular y la condroplastia disminuyan o detengan el proceso artrítico.

LIMPIEZA ARTICULAR DEL CODO

Una técnica quirúrgica que se utiliza para limpiar fragmentos de la articulación del codo se conoce como el procedimiento «OK» (por Outerbridge-Kashiwagi). Generalmente, una radiografía de las superficies del hueso y el cartílago del codo revela la presencia de partículas sueltas dentro de la articulación. El cirujano realiza una abertura precisa al final del húmero para conseguir un acceso apropiado a la parte delantera de la articulación. Es importante que la abertura sea suficientemente amplia para permitir que el cirujano inserte los instrumentos en la articulación. A continuación el cirujano inserta un par de fórceps para recuperar con cuidado todos los fragmentos sueltos de hueso y cartílago.

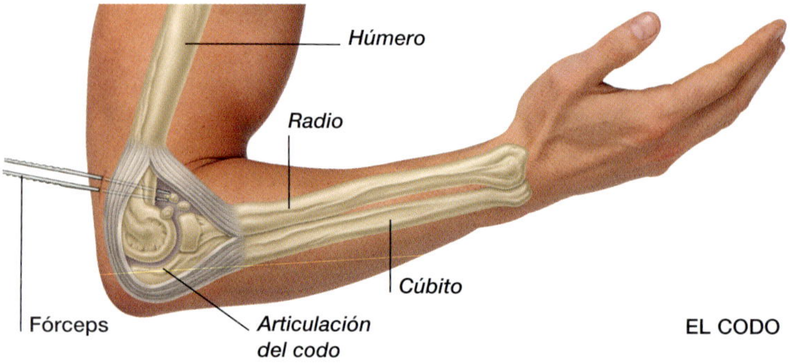

EL CODO

Sinovectomía

La membrana sinovial, fina membrana de envoltura de una articulación, es el origen de las sustancias químicas que producen la inflamación en la artritis reumatoide y en otros tipos de artritis inflamatorias. La retirada de la membrana sinovial mediante un procedimiento llamado sinovectomía puede retrasar la evolución del proceso de su artritis, aunque existe el riesgo de sangrado en la articulación y de rigidez postoperatoria.

Resección de la articulación

En el pasado, uno de pocos tratamientos quirúrgicos eficaces para una articulación dolorosa era la resección, lo que implicaba retirar la articulación afectada. Un ejemplo de esto lo constituía la resección de una articulación infectada de la cadera. Son pocas las articulaciones que todavía se tratan, hoy en día, de esta manera, aunque la resección de la articulación del dedo gordo del pie todavía se realiza, especialmente en personas mayores.

Realineación de la articulación

Cuando la artritis afecta a ciertas articulaciones de un miembro puede provocar una deformidad notable. La realineación quirúrgica de la articulación (también llamada osteotomía) puede anular esta deformidad. La rodilla es la articulación en la que con mayor frecuencia se realinea (véase derecha), aunque el procedimiento puede ser útil también en otros casos, como en las primeras fases de la enfermedad de la articulación de la cadera.

La osteoartritis de la rodilla afecta principalmente a la parte interior de la articulación y puede relacionarse con una apariencia arqueada de las piernas. Cuando la artritis avanza, una parte mayor de la carga del peso del cuerpo gravita sobre la parte interior de la rodilla.

El procedimiento puede, a menudo, aliviar el dolor y retrasar la evolución de la artritis. Sin embargo, en la práctica real sólo se recomienda a personas relativamente jóvenes, cuya rodilla mantiene una buena amplitud de movimiento y no está completamente afectada por la osteoartritis.

OSTEOTOMÍA DE LA RODILLA

En la alineación, u osteotomía, de una rodilla el cirujano corta por la tibia y encaja el hueso en la incisión resultante. Se une una placa de metal al hueso, con tornillos, para sujetar la incisión abierta. El procedimiento endereza la pierna con el propósito de que las fuerzas a través de la rodilla pasen por el medio de la articulación en lugar de por la parte interior. Por consiguiente, la carga del cuerpo sobre la rodilla se desplaza uniformemente al otro lado de la articulación. Después de la cirugía, la pierna necesita fisioterapia con regularidad para mantener el funcionamiento de la rodilla hasta que se restaure el funcionamiento total –un proceso de rehabilitación que lleva entre 3 y 6 meses.

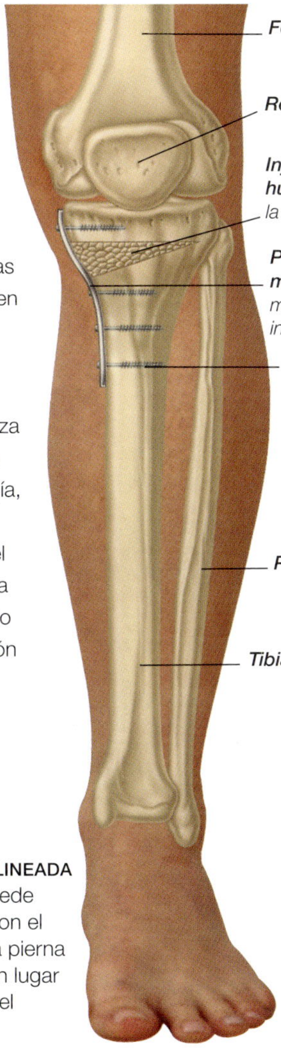

UNA RODILLA REALINEADA
Una osteotomía puede realinear la rodilla con el propósito de que la pierna se quede vertical en lugar de inclinarse hacia el interior.

Fusión de la articulación

La fusión de la articulación, o artrodesis, podría parecer una extraña operación para la artritis, a pesar de la cantidad de veces que se ha realizado en el pasado. Dos ejemplos son la fusión de la cadera tras la artritis de origen tuberculoso y la fusión de la rodilla después de una artritis postraumática.

Actualmente la fusión de las articulaciones no es muy común, pero todavía puede proporcionar alivio al dolor de la muñeca, del dedo gordo del pie y del tobillo, impidiendo el movimiento que causa el dolor. Los problemas aparecen porque las articulaciones adyacentes tienen que moverse más para compensar la articulación rígida y unida. Si las articulaciones adyacentes se ven afectadas enseguida por la artritis, este movimiento adicional puede provocar rápidamente más dolor en las mismas.

Para conseguir una fusión satisfactoria, el cirujano retira las superficies de las articulaciones afectadas y fija los extremos del hueso firmemente hasta que los dos se han recuperado. Las técnicas de la artrodesis son similares a las de la curación de fracturas –por ejemplo, el uso de placas internas y tornillos.

La sustitución de la cadera constituye una de las utilizaciones más eficaces de los recursos sanitarios. Más de 16.000 reemplazos de cadera se llevan a cabo en España cada año y más de un 90 por 100 constituyen un éxito completo.

Reemplazo total de la articulación

El reemplazo de articulaciones, o artroplastia, es el soporte del tratamiento quirúrgico para la artritis porque las articulaciones artificiales pueden proporcionar muchos años de estabilidad articular y de movimientos sin dolor. El éxito de la sustitución total de la articulación es atribuible a las mejoras en las técnicas quirúrgicas, a los métodos para fijar los implantes en una posición determinada y a los propios implantes.

La mejora en la fabricación de los materiales y en las técnicas ha hecho poco frecuente que los implantes se rompan, a pesar de que aún se produzca un rozamiento mínimo en la superficie de la articulación artificial.

El bajo rozamiento fue reconocido como el aspecto clave para el diseño de la articulación artificial en los años 1960 por Sir John Charnley, a quien se le atribuye, a menudo, la paternidad del actual reemplazo de las articulaciones.

Fijación de los implantes

Los cirujanos que reemplazan articulaciones fijan los implantes en la posición correspondiente, con o sin cemento. El cemento del hueso es un polímero de fraguado rápido que une el implante al hueso y distribuye la carga del peso del cuerpo entre los dos. El polímero se aplica como un fluido viscoso al hueso, entonces se presiona para que se pegue a la superficie porosa del hueso. El implante se inserta y se inmoviliza en la posición deseada hasta que el cemento solidifique (aproximadamente 10 minutos). Un implante sin cemento tiene, normalmente, un revestimiento en la superficie que anima al hueso a crecer dentro de él y, de esa forma, consigue una fijación más permanente. A veces, el uso de sustitutos de hueso artificial, como hidroxiapatito, puede perfeccionar este proceso. En cuanto una articulación sin cemento ha sido implantada, el hueso crece en su superficie en cuestión de meses, fijándose firmemente en su lugar.

Reemplazo de cadera

Si el dolor no cede, es incapaz de moverse y ha perdido autonomía, entonces el reemplazo de cadera puede librarle del dolor, facilitarle el movimiento y transformarle en una persona independiente. El reemplazo de cadera se ha convertido en uno de los tratamientos más eficaces de la medicina.

Los primeros intentos de poner una nueva superficie en la cadera con moldes de metal o de insertar láminas de tejido entre las superficies defectuosas, no fueron, generalmente, eficaces. Un cirujano incluso probó con una vejiga de cerdo como capa de amortiguación con los resultados que podemos imaginar.

La sustitución de la cadera es una de las utilizaciones más eficaces de los recursos sanitarios. Todos los años en España se llevan a cabo más

REEMPLAZO TOTAL DE CADERA

En una operación de reemplazo total de cadera, las partes dañadas de la articulación denominada enártrosis (cabeza o bola y cavidad) de la cadera son retirados y reemplazados con implantes artificiales. Los implantes pueden ser asegurados con o sin cemento (véase opuesto).

Retirada de la cabeza y preparación de la cavidad

El cirujano hace una incisión en la piel de 10-25 cm de largo y abre la articulación de la cadera separando cuidadosamente los músculos que recorren la parte superior del fémur. El cirujano separa la bola (cabeza del fémur) de la cavidad y retira la bola deteriorada así como el cartílago, también afectado, que reviste la cavidad. Selecciona un componente en forma de copa de metal que se ajuste con precisión a la cavidad y un revestimiento muy suave de plástico que ajuste en el interior de la copa. El cirujano asegura la posición de la copa para que la articulación permanezca estable después de la intervención quirúrgica.

Inserción de la articulación artificial

El cirujano inserta el vástago artificial en el fémur y fija la bola o cabeza en la parte superior. La bola puede ser de metal, aunque los implantes más modernos se hacen de cerámica, que son mucho más suaves y tienen una vida mayor. El cirujano coloca la bola protésica en la cavidad ya preparada, vuelve a unir con cuidado los músculos situados alrededor del final del fémur y cierra la piel.

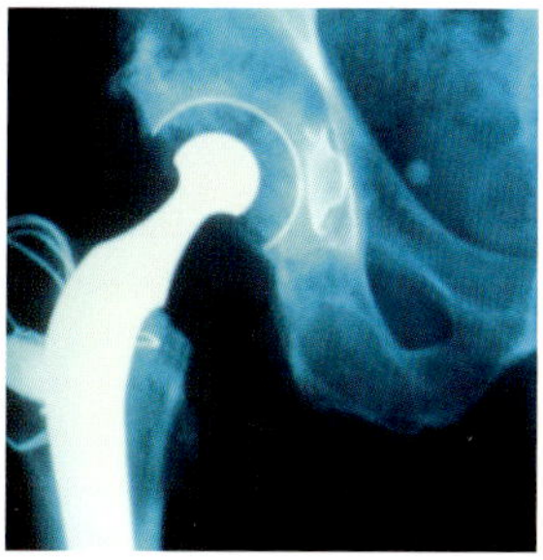

ARTICULACIÓN ARTIFICIAL UNA VEZ COLOCADA
La radiografía muestra la colocación de un nuevo implante de cadera, con la raíz en el interior del fémur y la bola colocada con precisión sobre el revestimiento de plástico que cubre la cavidad o copa de metal.

ARTICULACIÓN ARTIFICIAL DE CADERA

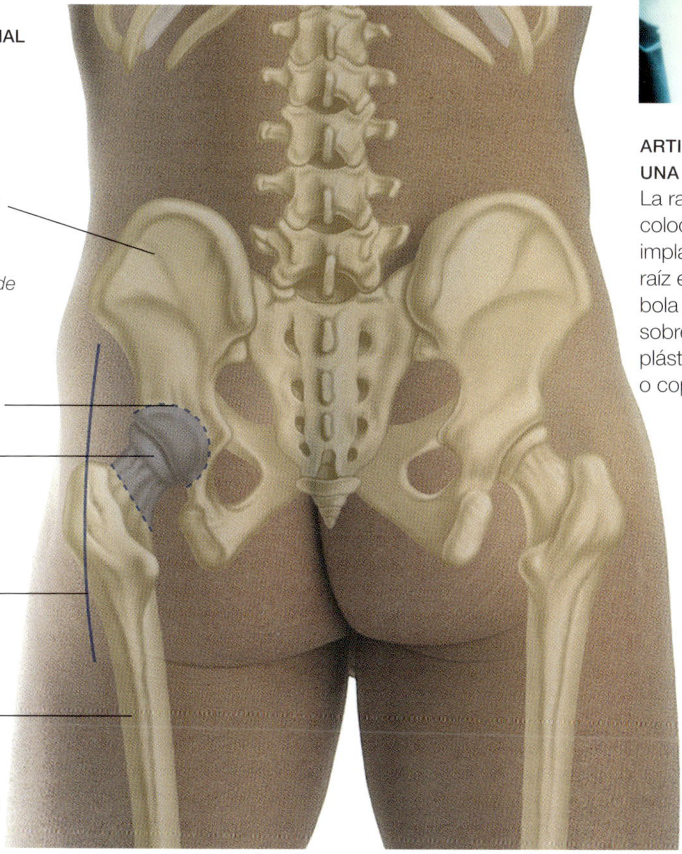

P&R

Después de practicar intensamente la bicicleta de montaña durante 15 años, mi cadera sufre osteoartritis. Siento mucho dolor y tengo dificultad para realizar incluso actividades normales. Tengo 40 años ¿soy demasiado joven para un reemplazo?

En absoluto. Las técnicas y los implantes han mejorado tanto que están indicados tanto para la gente joven, más activa, como para las personas mayores que son menos activas.

MITO O REALIDAD

MITO

El reemplazo de rodilla no es tan bueno como el reemplazo de cadera.

REALIDAD

Esto sucedía hace 15 o 20 años cuando los implantes de rodillas tenían unos diseños muy básicos. En la actualidad el reemplazo de rodilla dura tanto como el de cadera y es incluso mejor.

de 16.000 reemplazos totales de cadera (RTC) y en más de un 90 por 100 de los casos, con gran éxito.

En personas con más de 65 años, el RTC tiene al menos un 90 por 100 de probabilidad de durar 10 años o más, según el Laboratorio Nacional para la Excelencia Clínica del Reino Unido. En la práctica, muchos diseños bien comprobados de RTC duran mucho más tiempo que el indicado anteriormente.

Prótesis de superficie de cadera

La técnica de colocación de una nueva superficie a una articulación de la cadera constituye una versión moderna y mejorada de los implantes que eran populares en 1960 y 1970.

El cirujano pule la superficie de la bola afectada y la fija con un revestimiento de metal, que se sujeta con un vástago delgado al cuello del fémur. Dicho revestimiento de la cabeza del fémur ajusta en una concha de metal que forra la cavidad de la cadera. Las personas con una prótesis de superficie de cadera recuperan, a menudo, un amplio rango de movimiento seguro. Queda por ver si la técnica de prótesis de superficie de cadera durará más que los reemplazos de cadera convencionales.

Reemplazo de hombro

La intervención quirúrgica de sustitución de la articulación de hombro se ha convertido en un recurso muy importante para el tratamiento de la artritis y, a veces, para el tratamiento de fracturas alrededor de la propia articulación de hombro. Un reemplazo de la mitad (hemiartroplastia) de la bola de la articulación del hombro puede obtener buenos resultados.

La articulación de hombro es una articulación enartrósica (de bola y cavidad) como la cadera, aunque la cavidad no es tan honda. Alrededor del hombro, el manguito muscular de los rotadores es muy importante para estabilizar la articulación.

En la artritis reumatoide, donde estos músculos están, a menudo, en mala forma, la hemiartroplastia suele ser eficaz para aliviar el dolor. La operación no puede mejorar la amplitud de movimientos del hombro, pero la articulación se sentirá mucho más confortable.

El reemplazo total del hombro se lleva a cabo, generalmente, cuando la articulación está afectada por la osteoartritis. El éxito del procedimiento depende, a menudo, de la cantidad de hueso que esté disponible en la cavidad, pues éste es generalmente el componente que resulta más difícil de ajustar.

Reemplazo de rodilla

La introducción de nuevos diseños de implantes que simulan la estructura de la rodilla natural ha revolucionado el reemplazo de la rodilla en los últimos 15 años. Los diseños anteriores eran, a menudo, diseños bastos que utilizaban una bisagra simple que no permitía el movimiento normal de la rodilla. El actual reemplazo total es un tratamiento eficaz para la artritis de la rodilla (véase derecha).

Los diseños modernos de la rodilla funcionan muy bien y alivian el dolor. Es posible que su duración pueda ser mayor que la de los reemplazos de cadera. Los riesgos son muy similares a los del reemplazo total de cadera, así que es importante que hable de éstos con su cirujano antes de decidirse por la intervención quirúrgica.

Reemplazo de parte de la rodilla

También se pueden reemplazar partes específicas de la rodilla. La operación más común es la sustitución unicompartimental de la parte interior de la rodilla. Tales implantes, que reemplazan solamente una parte, pueden durar a menudo 10 años o más.

Menos común es el reemplazo de la articulación patelo-femoral (la articulación entre la rótula y la rodilla), aunque es demasiado pronto para pronosticar el éxito de este procedimiento a largo plazo.

Reemplazo de otras articulaciones

Casi todas las articulaciones del cuerpo pueden ser reemplazadas, aunque algunas con más éxito que otras. Esto incluye reemplazo de tobillo, codo, nudillos y muñeca.

REEMPLAZO TOTAL DE RODILLA

El cirujano realiza una incisión en la región antero-inferior de la rodilla para abrir la articulación, movilizar la rótula hacia un lado y exponer las superficies articulares. Se retira el cartílago afectado y se practican los cortes precisos en el hueso para recibir los reemplazos de metal que el cirujano ha seleccionado. Estos revestimientos de metal se colocan con mucha precisión y se fijan a la parte superior de la tibia –con o sin cemento– y a la parte inferior del fémur. Los componentes se moldean como la rodilla natural para permitir el movimiento libre y fácil. Un separador de plástico colocado entre ambos ayuda a disminuir la fricción y favorece la libertad de movimientos sin que se afloje el implante. La superficie de la rótula también puede ser reemplazada con un injerto de plástico.

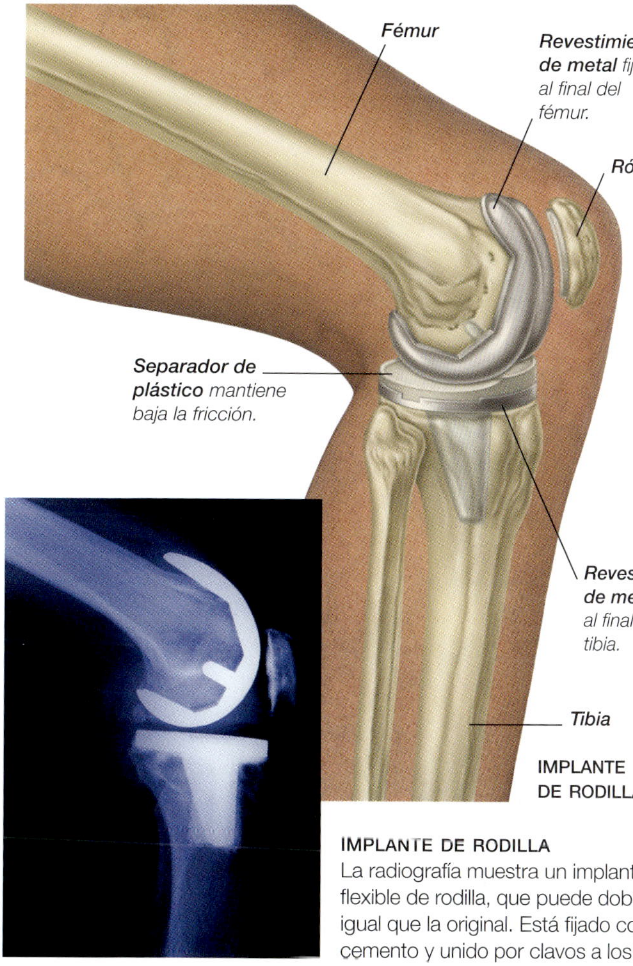

IMPLANTE DE RODILLA

IMPLANTE DE RODILLA
La radiografía muestra un implante flexible de rodilla, que puede doblarse igual que la original. Está fijado con cemento y unido por clavos a los huesos.

Reemplazo de tobillo

Los implantes modernos y el perfeccionamiento de las técnicas quirúrgicas han conseguido que la sustitución de la articulación del tobillo esté pasando por un renacimiento, aunque históricamente no haya sido particularmente eficaz.

Si la artritis reumatoide afecta a su tobillo, entonces puede beneficiarse de este procedimiento. Un riesgo poco frecuente, en el caso de que los tejidos blandos alrededor del tobillo se dañen y aparezca una infección, puedes ser la necesidad de amputación por debajo de la rodilla.

Reemplazo de codo

El reemplazo de la articulación del codo como tratamiento, tanto para la artritis como para fracturas complicadas, está mejorando, aunque son muy pocos los cirujanos especialistas en este procedimiento. Si usted sufre artritis reumatoide en el codo, puede proporcionarle una mejora importante en su calidad de vida. Muy pocas veces se utiliza para la osteoartritis de codo, ya que esta enfermedad es relativamente poco común.

Reemplazo de muñeca

El reemplazo de la articulación de la muñeca es un procedimiento muy poco común y, en la actualidad, es prácticamente experimental. Sin embargo, la técnica podría mejorar en un futuro.

Reemplazo de nudillo

La sustitución de uno o más nudillos (articulaciones metacarpofalángicas) es muy común en las personas con artritis reumatoide. Estas articulaciones se reemplazan con separadores de silicona que pueden producir un gran alivio del dolor y mejorar, a veces, la función de la mano.

Cirugía de la columna

Todos los tipos de artritis pueden afectar a las vértebras de la espina dorsal. Las articulaciones de la columna incluyen el disco de cartílago (disco intervertebral), que protege como un amortiguador las dos vértebras adyacentes, así como las articulaciones de faceta en la parte posterior de la columna vertebral.

Descompresión

Cuando la osteoartritis restringe el espacio que aloja a la médula espinal o a los nervios que salen de ella, se produce una estenosis espinal o estenosis lateral del canal (véase opuesto).

P&R

Me han recomendado una cirugía mínimamente invasiva como opción quirúrgica, ¿cuáles son los beneficios y cuáles los riesgos?

La cirugía mínimamente invasiva reduce el tamaño de las incisiones como una manera de limitar la pérdida de sangre y el daño muscular durante la operación. Supone una recuperación más rápida tras el reemplazo de la articulación. Sin embargo, existen algunas dudas acerca de si la CMI para el reemplazo de la cadera o la rodilla es el método más conveniente. Los riesgos incluyen fracturas del fémur y daño en los nervios. Entérese de cuánto tiempo lleva utilizando su cirujano la CMI y cuáles han sido los resultados obtenidos.

Si la estenosis está causada por espolones óseos, el cirujano puede ensanchar el espacio por medio de un procedimiento conocido con el nombre de descompresión. Esto supone quitar partículas diminutas de hueso para aliviar la presión sobre los nervios.

Si la estenosis está causada por la protrusión de un disco, el cirujano puede llevar a cabo un discectomía, que supone retirar la parte sobresaliente del disco.

Fusión de vértebras

A veces puede aparecer un dolor considerable debido a la lesión de un disco intervertebral. Unir las dos vértebras adyacentes podría aliviar el dolor, pero el resultado puede ser imprevisible y un fallo en la fusión puede suponer un empeoramiento del dolor que se experimentaba antes de la operación. Las vértebras se fusionan quitando el disco afectado; a continuación se utiliza un injerto de hueso para estimular la fusión de las vértebras adyacentes.

Sin embargo, si un disco específico intervertebral ya ha degenerado y el resto de las vértebras de la columna vertebral están razonablemente bien conservadas, la fusión puede ayudar a reducir el dolor.

Reemplazo de disco

En lugar de la fusión, algunos cirujanos han empezado a desarrollar reemplazos de disco –algunos son de metal y plástico, como los que se utilizan para reemplazar la cadera o la rodilla–. El reemplazo de discos está en una etapa experimental; los resultados a largo plazo de esta cirugía no están disponibles todavía.

ESTENOSIS DE LA ESPINA DORSAL

Cada vértebra tiene un espacio en el centro para que la médula espinal pase a través de ella. La columna vertebral está estructurada para que los espacios estén perfectamente alineados. Si el espacio se reduce por espolones óseos (osteofitos) o por la protrusión de un disco intervertebral, entonces se producirá dolor. Esto se denomina estenosis espinal. Cada vértebra está diseñada para dejar que los nervios emerjan desde la columna. Cuando el espacio por donde afloran éstos se estrecha, aparece la estenosis lateral del canal. Si los nervios de las piernas están afectados, puede aparecer dolor en las piernas después de recorrer una distancia relativamente corta, aunque el dolor puede aliviarse posteriormente al sentarse.

CANAL ESPINAL NORMAL
La estructura precisa de una vértebra supone que la médula espinal tiene suficientemente espacio para permanecer sin limitaciones en el canal medular.

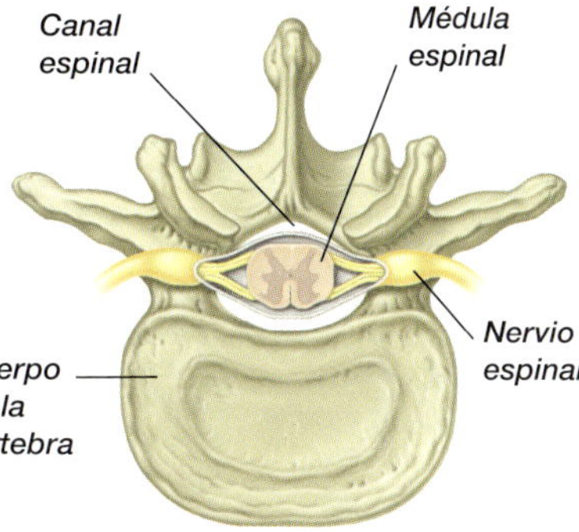

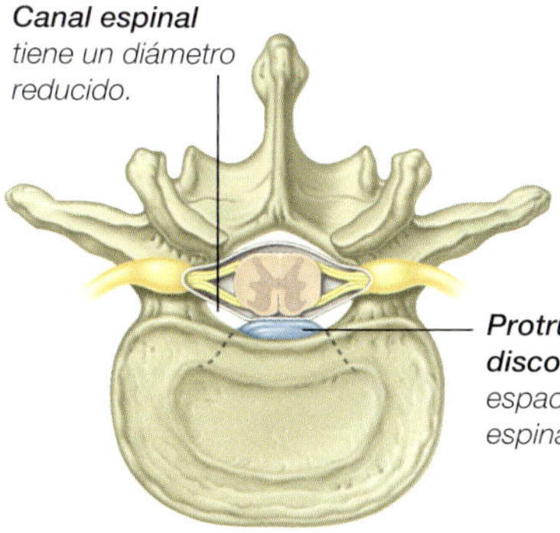

PROTRUSIÓN DE DISCO
Cuando un disco del cartílago que separa dos vértebras sobresale en el canal espinal, puede presionar un nervio y producir dolor.

ESPOLONES ÓSEOS
El hueso de una vértebra puede crecer hacia fuera y formar espolones u osteofitos. Si éstos invaden el espacio de la médula espinal o de los nervios vertebrales, pueden pellizcar los nervios.

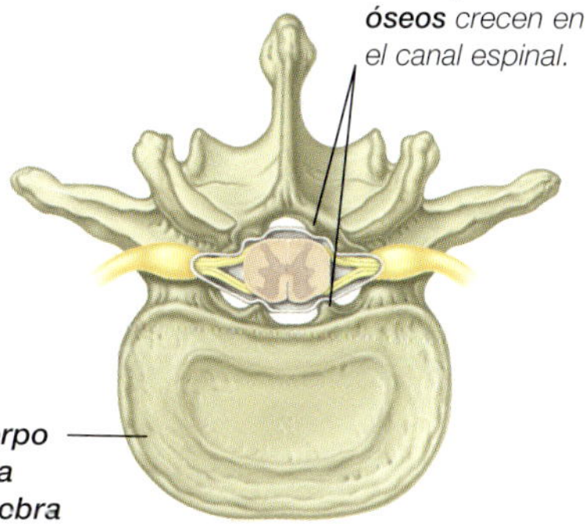

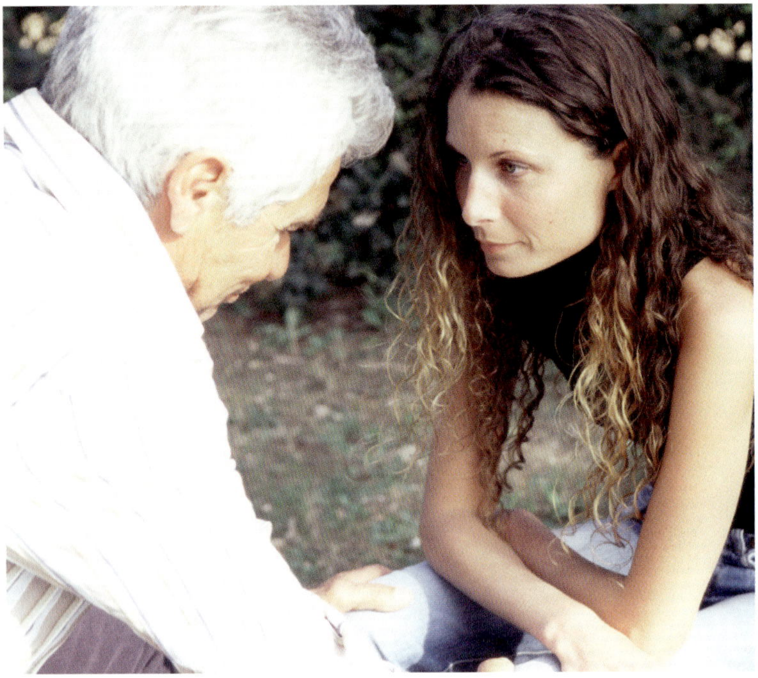

APOYO FAMILIAR
El estímulo y el apoyo de miembros cercanos de la familia pueden hacer que se sienta menos miedo ante la hospitalización.

Preparación para el ingreso hospitalario

Debe considerar y resolver todo tipo de asuntos y preocupaciones antes de someterse a una operación de cirugía con objeto de estar preparado para todo lo que la cirugía implica. Esto supone resolver los problemas de aptitud médica para la cirugía, anticipar y organizar su trabajo y sus necesidades de atención para después de la cirugía, asegurarse de que sus finanzas estén en orden y asistir a una clínica de evaluación preoperatoria (véase p. 100).

Resolver los problemas médicos

La mayoría de los procedimientos quirúrgicos para la artritis se planifican de antemano (cirugía programada) así que hay tiempo suficiente para prepararse por completo. El éxito quirúrgico depende en alguna medida de los preparativos preoperatorios, que identifican y tratan los problemas potenciales, como la hipertensión, la diabetes y el asma antes de que la intervención quirúrgica se realice (véase p. 100).

Los esfuerzos para reducir el peso mejorarán su salud general, aumentarán las posibilidades de recuperación tras la cirugía y posiblemente aumenten el tiempo de vida de una articulación artificial. También harán más fácil la vida al cirujano en el quirófano.

Prepararse para la vida después de la cirugía

Antes de enfrentarse a la cirugía, piense en cómo será su vida después de que se haya recuperado. Hable con su cirujano acerca de las restricciones que puede tener que imponer en su trabajo y en sus actividades habituales.

Averigüe qué apoyos puede conseguir y pregunte a un terapeuta ocupacional qué ayudas puede necesitar. Hable con su jefe antes de planear las fechas de la cirugía; de este modo estará al tanto de su ausencia potencial con anticipación –hable de los requisitos que debe cumplir para percibir un sueldo cuando esté enfermo y de cualquier modificación que pueda necesitar cuando regrese (véase p. 135).

■ **OFICINA** La cirugía puede permitirle regresar al trabajo eficazmente si tiene un trabajo que no pone demasiada presión en sus articulaciones. Probablemente podrá regresar a un trabajo sedentario en 6-8 semanas después de la cirugía, pero para estar a pleno rendimiento puede que tengan que transcurrir 12 semanas.

TRABAJO CON OBJETOS PESADOS Si por su trabajo debe levantar o trasportar objetos pesados, hable con su jefe acerca de la posibilidad de hacer modificaciones (véase p. 135) para reducir la presión sobre su nueva articulación. El trabajo pesado que implican ocupaciones como la construcción o el trabajo del campo supone poner grandes pesos sobre las articulaciones artificiales, haciendo que éstas tengan una vida más corta. Sería conveniente que hablase de sus necesidades con un terapeuta ocupacional.

Organizar los cuidados postoperatorios

Todo el que se somete a una cirugía para la artritis necesita algún tipo de ayuda después de la operación. Trate el tema de sus cuidados postoperatorios en detalle en una consulta de evaluación preoperatoria (véase p. 100) para poder realizar los arreglos convenientes.

Por ejemplo, si tiene problemas después de una artroscopia simple (véase p. 90), probablemente requerirá que le ayuden en su casa durante las primeras 24-48 horas y necesitará dejar el trabajo durante más o menos una semana. Incluso las personas más jóvenes, sobre todo si se someten a una cirugía más amplia, requerirán también ayuda, por lo menos hasta que puedan recuperarse del cansancio que, inevitablemente, sentirán.

Las personas mayores requerirán muchos más cuidados tras el reemplazo de una articulación. Subir escaleras y peldaños, así como bañarse y vestirse, pueden ser tareas muy difíciles de realizar durante las primeras semanas.

La familia y los amigos pueden prestar un buen servicio y servir de ayuda, aunque también pueden ser necesarios los servicios sociales si no se dispone de la ayuda mencionada. En algunas ocasiones podría ser conveniente un periodo breve de convalecencia en una casa de reposo apropiada después de dejar el hospital.

Arreglos financieros

Si se opera por la Seguridad Social, entonces no tendrá que cubrir el coste de la intervención quirúrgica ni la estancia hospitalaria. Sin embargo, debe encargarse de la ayuda que necesite para el cuidado de su casa y del jardín mientras que usted esté en el hospital. Puede también que quiera una ayuda que continúe después de abandonar el hospital.

Si desea que se le trate a través de un servicio privado, puede decidir la fecha de la intervención, en lugar de tener que estar un tiempo en una lista de espera. Si tiene un seguro médico privado, compruebe de antemano si su póliza cubre su cirugía y todos los gastos del tratamiento, como cada aspecto de su estancia hospitalaria y las consultas externas una vez que haya abandonado el hospital.

Si puede permitírselo y va pagar por la cirugía, asegúrese de que sabe exactamente lo que cubre su cuota. La mayoría de las cuotas de cirugía incluyen los honorarios del cirujano y del anestesista, el coste de la hospitalización, de cada prueba y de los procedimientos que se realizan en el hospital y de la fisioterapia hasta el alta hospitalaria. Algunas cuotas no cubren el coste de las consultas externas posteriores ni de la fisioterapia.

CONSEJOS

PREPARARSE PARA LA CIRUGÍA

- Haga ejercicio para ponerse en forma y fortalecer los músculos de sus articulaciones.
- Si tiene problemas respiratorios asegúrese de que su pecho está lo mejor posible. Si es fumador, deje de fumar.
- Si tiene sobrepeso, trate de adelgazar algo.
- Evite infecciones. Esto incluye arreglarse los dientes y uñas en mal estado.
- Si toma píldoras anticonceptivas, deje de tomarlas, ya que incrementan el riesgo de trombosis. Consulte con su médico para otras recomendaciones.

Es muy común que las operaciones de cadera y de rodilla se realicen bajo una anestesia espinal, por lo que estará dormido de la cintura para abajo.

Valoración clínica preoperatoria

Asegúrese de que le hagan una valoración clínica preoperatoria como parte fundamental de los preparativos para su cirugía. Prepárese para quedarse durante 3-4 horas. Conocerá a su cirujano y al equipo de valoración del preoperatorio, que incluye fisioterapeutas, enfermeros y terapeutas ocupacionales.

La valoración puede poner de relieve factores de riesgo, como hipertensión, enfermedades del corazón y diabetes. Si se tratan estos problemas antes de someterse a la operación, el equipo reducirá el riesgo de posibles complicaciones como ataques de corazón, infecciones de las vías respiratorias e infecciones urinarias.

■ **ANALIZAR Y COMPROBAR** El equipo realizará una historia clínica detallada, pedirá los análisis de sangre rutinarios y un electrocardiograma (ECG) para estudiar su corazón. También puede solicitar una placa de la articulación dañada.

■ **INFECCIONES** Asegúrese de que no tiene ninguna infección, pues podría extenderse a la articulación que se está tratando. Una infección en una cirugía de reemplazo articular puede llegar a ser un problema muy serio.

■ **REHABILITACIÓN** Un fisioterapeuta y un terapeuta ocupacional le hablarán acerca de determinados aspectos de la rehabilitación.

El terapeuta ocupacional hará hincapié fundamentalmente sobre cualquier modificación que deba realizar en su casa antes de su regreso. Por ejemplo, puede necesitar pasamanos en los laterales de su baño o ducha, o instalar barandillas adicionales en las escaleras. Si le están reemplazando totalmente una cadera o una rodilla, puede ser que necesite ajustar la altura de las butacas y sillas –incluso de los asientos del servicio– de casa, antes de regresar. Su especialista puede asesorarle acerca de los equipos y de las ayudas (véase Direcciones útiles, p. 215).

■ **BANCO DE HUESOS** Si va a realizarse un reemplazo de cadera, puede donar la bola de su cadera al banco de huesos. Será congelada y tratada para eliminar cualquier infección, para que pueda ser usada como injerto de hueso en personas que se someten a complicadas revisiones quirúrgicas (véase p. 107), en las que puede existir pérdida de masa ósea.

Si acepta donar su hueso, se le realizarán análisis de sangre para evitar posibles infecciones, como el VIH. Sin embargo, se le informará en profundidad acerca de las consecuencias de todo ello antes de efectuarle los análisis correspondientes.

Ingreso en el hospital

Cuando ingrese en el hospital para operarse, el personal de admisión le llevará a la sala apropiada y una de las enfermeras de la sala verificará que todos los detalles del preingreso son correctos.

Dependiendo del momento de su ingreso y de la hora propuesta para su cirugía, no debería comer o beber durante las 6 horas previas a la intervención quirúrgica.

El consentimiento informado

En cuanto usted esté instalado en la sala, le visitará un miembro

P&R

¿Qué me tengo que llevar al hospital?

Es importante llevarse todo lo que necesite para que su estancia en el hospital sea lo más cómoda posible. Esto incluye una bata, un pijama o camisón, una bolsa de aseo, abundante material de lectura y también puede llevarse un reproductor de música o radio con auriculares. Asegúrese de llevar varias mudas de ropa porque se le animará a que se vista con su ropa habitual lo antes posible después de la cirugía.

del equipo quirúrgico y señalará la articulación que necesita cirugía, como mecanismo de seguridad para evitar errores. Se verificará el consentimiento informado, que deberá haber firmado ya en la valoración clínica preoperatoria.

Este consentimiento es muy importante porque deja constancia del debate que habrá tenido con su cirujano y confirma su conformidad con el procedimiento y su comprensión de los riesgos que conlleva.

Técnicas de anestesia

Las modernas técnicas de anestesia permiten que la cirugía de las articulaciones sea un procedimiento muy cómodo, con pocas molestias postoperatorias o náuseas. Tendrá oportunidad de hablar con su anestesista sobre la mejor técnica para un caso como el suyo, dependiendo de si quiere estar despierto, o no, durante la operación, teniendo en cuenta otros factores médicos o problemas que haya tenido previamente con la anestesia.

La anestesia general tradicional se utiliza con frecuencia para la operación de reemplazo de la articulación, aunque puede complementarse con una anestesia local (que bloquea los impulsos nerviosos) para dormir la parte de su cuerpo sobre la que se va a realizar la intervención quirúrgica.

Anestesia espinal

La anestesia espinal (también la epidural) se utiliza normalmente para las operaciones de cadera y de rodilla, con el propósito de dormir al paciente de la cintura para abajo. Esta técnica tiene la ventaja de ser muy eficaz en el alivio de dolor postoperatorio, y usted puede elegir entre estar completamente despierto durante la operación o que le seden un poco para que pueda dormirse. Muchos pacientes

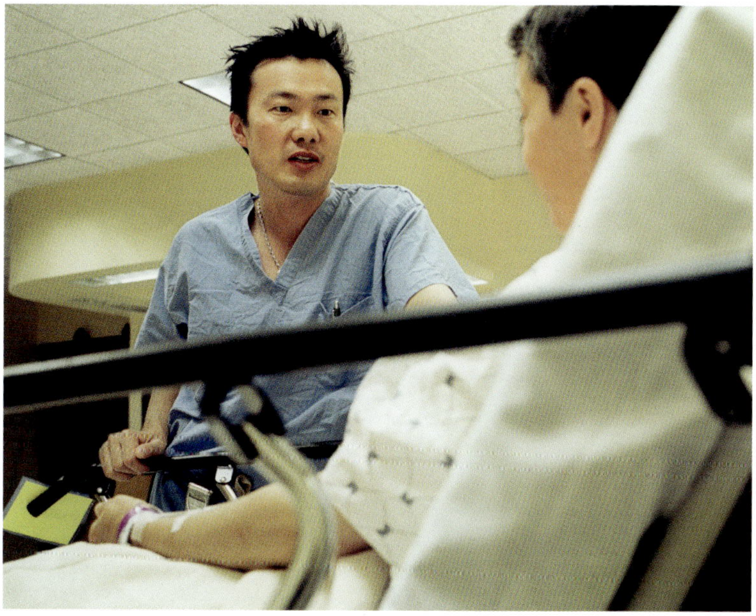

CHARLA PREOPERATORIA
Antes de que le conduzcan al quirófano, le visitará su cirujano. Si hay algo más que quiera saber, éste es el momento de preguntarlo.

Debería salir de la operación con poco o ningún dolor, y los responsables sanitarios de la recuperación estarán allí para asegurar que se recupera tranquilamente y sin dolor.

prefieren la sedación porque no les gusta escuchar el ruido del quirófano.

Muchas operaciones del miembro superior pueden realizarse bajo una anestesia local que bloquea los nervios, con o sin sedación, o con anestesia general. Un anestésico espinal puede generar dificultades en la micción después de la operación, así que puede necesitar una sonda vesical.

Evitar las transfusiones de sangre

Los cirujanos y anestesistas están buscando constantemente la manera de mejorar la inocuidad de la cirugía electiva. Una preocupación especial es la de tratar de evitar las transfusiones de sangre siempre que sea posible. Una transfusión de sangre conlleva un pequeño riesgo de infección y puede suprimir los mecanismos de defensa naturales del cuerpo. En otras palabras, una transfusión de sangre podría incrementar la probabilidad de una infección postoperatoria. Un recuento sanguíneo en la evaluación clínica preoperatoria reducirá la necesidad de una transfusión de sangre postoperatoria.

La recuperación de las pérdidas de sangre que se producen durante la operación para su posterior reinfusión, particularmente en los reemplazos de la rodilla, ayudará también a reducir la necesidad de una transfusión de sangre.

P&R

Me gustaría estar despierto durante mi operación y me parece una buena idea el poder verla ¿Qué tipo de anestesia necesitaré?

Hable con su cirujano así como con otras personas que hayan visto su propia operación. El hecho de verla le puede producir náuseas y ansiedad. Por otra parte, sentir que forma parte de lo que sucede le hará sentirse más cómodo. Le pondrán anestesia local que le dormirá sólo la zona de la operación.

El día de la operación

Cuando llegue el momento de la operación, llevará puesta una bata y se quitará las joyas (excepto la alianza), el esmalte de uñas y la dentadura postiza. Puede que le administren una premedicación para que esté relajado. Le conducirán a la zona de quirófanos en una silla de ruedas o en una camilla. Entonces le llevarán a la habitación donde le van a anestesiar, fuera del quirófano donde verá otra vez a su anestesista y su cirujano le revisará justo antes de que comience la intervención.

Salir del quirófano

Cuando termine la operación, regresará a la sala de recuperación en su cama de hospital o en una camilla. Tendrá un gotero intravenoso en uno de sus brazos, y puede que tenga tubos conectados a botes de drenaje, que recogen cualquier pérdida de sangre después de la operación. Debería salir de la operación con poco o ningún dolor, y los responsables sanitarios de la recuperación estarán allí para asegurar que se recupera tranquilamente y sin dolor. Probablemente le lleven

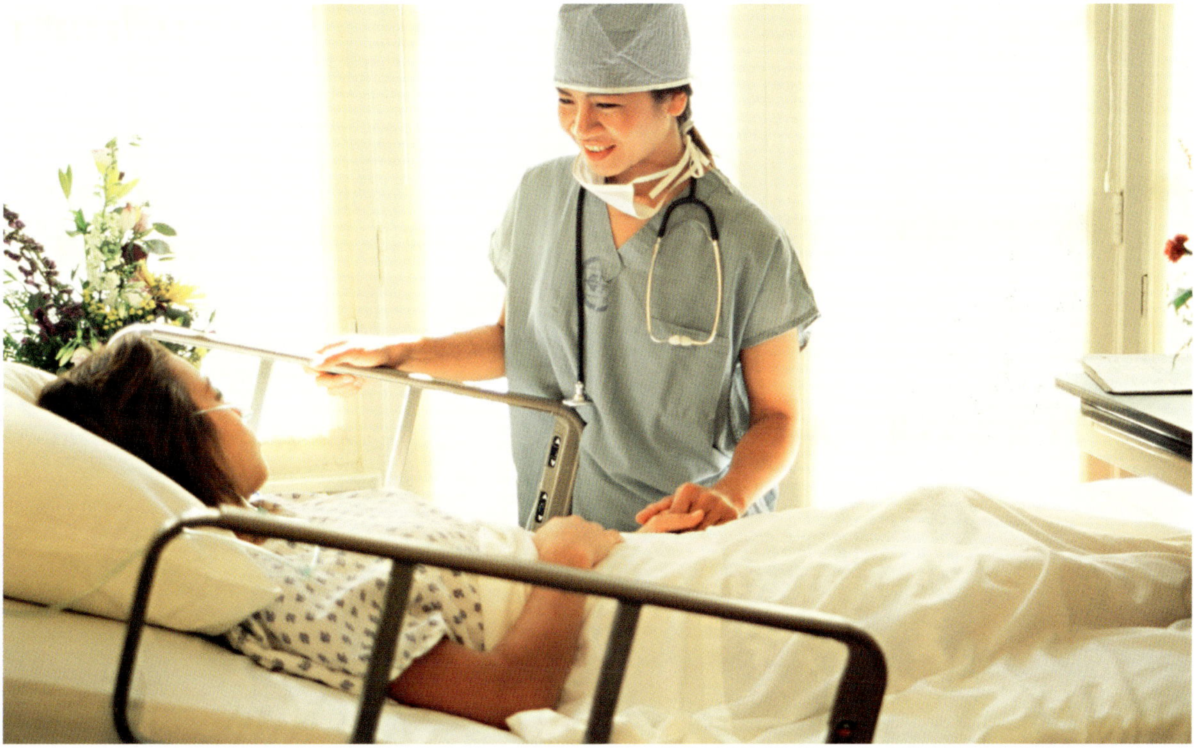

a su cuarto en una o dos horas y, más tarde, a lo largo del día, debería estar en condiciones de recibir visitas breves de amigos o parientes.

La recuperación en el hospital

Dentro de las primeras 24 horas después de la operación se le retirarán los goteros y drenajes y, en esta etapa, es habitual que el personal de enfermería y los fisioterapeutas le ayuden a levantarse de la cama. Si le han operado el brazo, entonces la fisioterapia puede empezar enseguida, pero si la zona que le han intervenido está en las piernas, los fisioterapeutas lo moverán con suavidad para empezar con la recuperación.

Hitos de la recuperación

Si le han intervenido el miembro inferior, los hitos que debe conseguir en el hospital incluyen caminar sin peligro, con muletas o con un andador, meterse y salir de la cama, y sentarse y levantarse de la silla. Los fisioterapeutas verificarán si puede franquear escaleras y peldaños.

Una vez haya alcanzado todos estos hitos, estará preparado para irse a casa. Algunos pacientes pueden necesitar fisioterapia externa, especialmente después del reemplazo de la rodilla. Si le han operado de la rodilla, los fisioterapeutas pondrán un especial interés en la recuperación de los músculos relacionados con dicha articulación y en saber si ha recuperado una buena parte del movimiento antes de que se vaya a casa.

DESPERTAR
Después de la operación probablemente se sentirá cansado y débil, pero esté seguro de que el personal de sala siempre estará presente para controlarle y ayudarle en su recuperación.

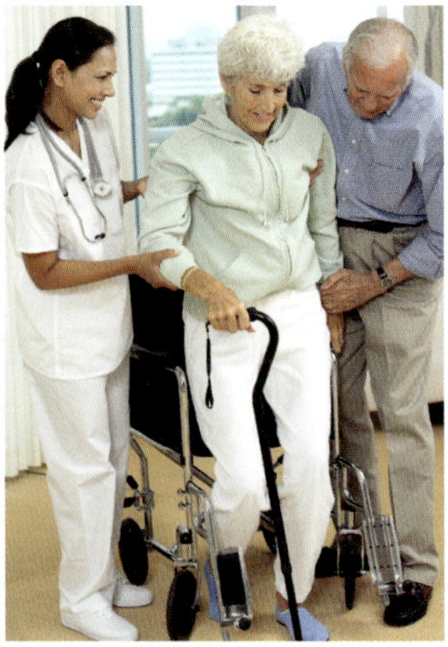

VOLVER A CAMINAR
Los fisioterapeutas necesitarán saber que ha alcanzado todos los hitos de su recuperación antes de que pueda irse a casa de una forma segura.

La salida del hospital

La planificación del alta es importante para asegurarse de que el resultado de su operación será el mejor posible. A menudo se utilizan puntos que se reabsorben, pero si tiene puntos (suturas) que es necesario quitar, habrá que planificar el momento en el que se va hacer. Los puntos se los puede retirar su médico general o su enfermera.

En el momento del alta se debe haber comprobado que se han realizado todas las modificaciones necesarias en su casa, y que la ayuda que se precise de los servicios sociales está prevista para cuando usted llegue. El hospital también le facilitará teléfonos de contacto para llamar en caso de que se le presente cualquier tipo de problema después de su alta.

Hitos de la rehabilitación

Cuando llegue a casa después del ingreso hospitalario, probablemente se sentirá muy cansado, independientemente del tipo de operación que le hayan realizado. Sin embargo, los hitos de la rehabilitación serán diferentes. Por ejemplo, una artroscopia de rodilla probablemente haga que le resulte incómodo caminar durante algunos días, pero debería poder regresar al trabajo, aproximadamente, después de una semana o 10 días.

Los hitos para el reemplazo total de cadera o de rodilla

Un reemplazo total de cadera o de rodilla probablemente signifique que tenga que utilizar muletas durante unas 4-6 semanas después de la operación. Le puede parecer que este periodo es demasiado largo, pero es la forma de que se curen bien tanto sus músculos como su herida. Empezará a salir sin muletas gradualmente, quizá con un bastón, pero debe notar que su nivel de movilidad mejora regularmente.

Comente con su cirujano cuándo puede volver a conducir, aunque lo normal es esperar entre 4-6 semanas después de una operación de reemplazo de una articulación de la pierna.

Mientras no se presenten otros problemas en la articulación, probablemente deje de utilizar las muletas por completo unas 10-12 semanas después de la operación. En este momento debería estar caminando con libertad y empezar realmente a llevar una vida normal.

Durante la recuperación de la articulación de reemplazo es importante caminar un poco todos los días, ya que esto ayudará a su recuperación y también a minimizar la inflamación de su pierna. Podrá realizar viajes cortos en automóvil como pasajero casi inmediatamente después del alta hospitalaria, pero si planifica un viaje más largo dentro de las primeras 12 semanas después de la operación, deberá parar con regularidad para bajar del coche y estirar las piernas.

Complicaciones durante la rehabilitación

Pueden presentarse algunas complicaciones después de cualquier cirugía y durante la rehabilitación, pero los riesgos específicos de las operaciones de artritis incluyen infección, coágulos y dislocación. También hay un par de complicaciones menos frecuentes.

La observación a largo plazo y el seguimiento son importantes para identificar de forma precoz cualquier tipo de problema que pueda desarrollarse en una articulación de reemplazo (véase Cirugía de revisión, p. 107).

Infección

En la cirugía ortopédica, la infección en un implante o en un hueso puede ser muy difícil de tratar sin cirugía adicional. Sin embargo, el riesgo de infección no es alto –en reemplazos totales de articulaciones, por ejemplo, es aproximadamente de 1 cada 200.

Los cirujanos realizan todos los esfuerzos posibles para reducir el riesgo de infección durante la cirugía ortopédica. Le darán antibióticos y la operación se realizará en un quirófano especial higienizado por personal equipado con trajes quirúrgicos especiales.

Tras la intervención, las infecciones bacterianas que producen pus se tratarán de inmediato para evitar que se extiendan los microbios por la sangre y afecten a la articulación de reemplazo.

Con todo, si las bacterias entran en una articulación de reemplazo, pueden adherirse al implante. En esta etapa los antibióticos no surten ningún efecto, así que la única manera de erradicar las bacterias es retirar el implante infectado, dejar que la infección se cure y, a continuación, colocar un nuevo implante. Estas dos etapas a menudo requieren de 8 a 12 semanas, y supone obviamente un mayor compromiso para el paciente.

Si necesita una intervención odontológica importante, pregunte a su cirujano y a su dentista si debe tomar previamente una única dosis de antibióticos.

Coágulos

El riesgo de que se forme un coágulo (trombosis venosa profunda o TVP) en una de sus piernas es aproximadamente de 1 entre 20, especialmente después de una operación en sus piernas o pelvis. Bajar de peso antes de la operación y moverse lo antes posible después de la cirugía, pueden reducir el riesgo. Un agente que haga menos espesa la sangre, como la heparina, puede ayudar también a prevenir los coágulos. También puede animarse a llevar medias elásticas especiales o botas plásticas inflables que comprimen intermitentemente para impedir que la sangre se acumule en sus piernas.

Los coágulos pueden tratarse y, por lo tanto, no suelen llegar a constituir un problema a largo plazo. En algunas circunstancias los coágulos pueden alcanzar los pulmones (embolia pulmonar) con riesgo incluso de muerte.

P&R

¿Cuándo podré viajar en avión después de la operación?

Es probable que no sea una buena idea hacerlo antes de que pasen 12 semanas, ya que se incrementa ligeramente el riesgo de coágulos (trombosis venosa profunda). Muchas personas sienten que sus articulaciones siguen mejorando incluso tras 12 semanas; una vez pasadas éstas prácticamente se olvidan de que se han operado.

Cuanto más joven sea en el momento del reemplazo de su cadera o rodilla, menos tiempo le durará, ya que las personas más jóvenes utilizan sus articulaciones de manera más enérgica.

P&R

Si tomo un agente anticoagulante como la heparina ¿qué pasa si me corto

Contacte con su médico lo antes posible si se corta o tiene un hemorragia nasal o descubre la presencia de sangre en la orina. Su médico probablemente le prescribirá una medicación que le ayude a coagular su sangre

Dislocación

Si le han realizado un reemplazo total de cadera, existe un riesgo pequeño de que su nueva articulación pueda dislocarse, momento en el que la cabeza de la prótesis se sale de la cavidad que la aloja. Este riesgo, que es solamente de 1 o 2 de cada 100, es más alto en las primeras 6-12 semanas después de la operación.

Es importante que siga el consejo de sus fisioterapeutas y que evite tener la pierna en una posición donde pueda producirse la dislocación. Por supuesto, puede utilizar la articulación, pero tendrá que respetarla y evitar sobrecargarla repetidamente o forzarla colocándose en posiciones inadecuadas. Si le han realizado un reemplazo total de cadera, no cruce sus piernas ni se incline mucho, demasiado pronto. Si la articulación reemplazada fue la rodilla, no se arrodille.

Complicaciones poco frecuentes

Si le han operado de una extremidad, existe un riesgo sumamente bajo de que se produzca la lesión de un nervio, que su cirujano le explicará probablemente en la consulta clínica de preevaluación (véase p. 100).

Otra complicación infrecuente es un sangrado excesivo después de la operación de reemplazo de la articulación. Esto puede deberse a una lesión en una vena importante.

Resultados a largo plazo

Una articulación de reemplazo debe durar varios años, especialmente si la cuida. Los estudios de muchas personas con reemplazos de articulaciones han permitido realizar mediciones estadísticas de cuánto tiempo durará una articulación. Por ejemplo, los datos de Suecia indican que muchos reemplazos de cadera tienen un 80 por 100 de probabilidades de durar 20 años o más, antes de que tengan que cambiarse (véase derecha).

Cuanto más joven sea en el momento del reemplazo de su cadera o rodilla, menos tiempo le durará, ya que las personas más jóvenes utilizan sus articulaciones de manera más enérgica.

La sustitución de la rodilla obtiene ahora tan buenos resultados como la sustitución de la cadera, y las cifras de supervivencia son similares. Los reemplazos de articulaciones en los miembros superiores no están sometidos a la misma carga que los de las articulaciones inferiores, debido al peso que éstas tienen que soportar, lo que quiere decir que el hombro de reemplazo y las articulaciones del codo pueden durar muchas décadas.

Cirugía de revisión

Cuando después del reemplazo de una articulación ésta le empieza a fallar, se debe generalmente a que el implante se ha aflojado dentro del hueso. La superficie del implante que soporta la carga también sufre un desgaste progresivo. Esto es algo de esperar, ya que una cadera o una rodilla pueden, con el uso normal, realizar un millón de movimientos cada año. Por consiguiente, podría ser usted un candidato para una operación de revisión y una nueva articulación.

Una radiografía permitirá que su cirujano detecte el problema. Cuando la articulación se afloja, puede producir dolor. A veces, una articulación puede aflojarse sin dolor y, por tanto, no ser usted consciente de que el hueso de alrededor de su implante se está volviendo muy fino. Por esta razón, se debe realizar una radiografía cada 5 años para ver cómo está su articulación de reemplazo, aunque usted se sienta completamente bien. Si su nueva articulación se afloja, podría necesitar una revisión. La revisión quirúrgica es una técnica que se ha desarrollado considerablemente por lo que, en nuestros días, es posible reconstruir articulaciones gastadas con otras nuevas, utilizando injertos de hueso para rellenar las áreas en las que el hueso se ha hecho demasiado fino o débil. Una articulación, en teoría, puede ser cambiada varias veces –depende de cuánto hueso se haya perdido después de haberse retirado la articulación antigua y de las cicatrices que se hayan producido en el tejido blando.

Riesgos de la revisión

La revisión quirúrgica necesita de más tiempo, supone una gran exigencia técnica y debe ser llevada a cabo, generalmente, por especialistas. Sin embargo, una articulación que se cambia con éxito puede funcionar casi tan bien como la primera, dándole nuevamente movilidad e independencia.

Los riesgos de la operación de revisión son mayores que los de las primeras operaciones. Los candidatos para la revisión tienen más edad que cuando se operaron por primera vez, y su salud en general puede no ser tan buena.

En cada revisión quirúrgica sucesiva, los riesgos de infección aumentan. Los músculos, los ligamentos y la piel tienen una mayor cantidad de cicatrices y no se curan tan bien. La pérdida de sangre puede ser mayor y los cirujanos confían en conservar las células sanguíneas (véase p. 102).

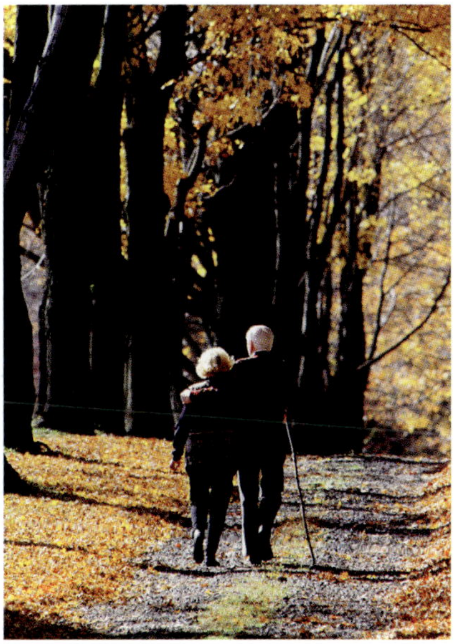

UN BRILLANTE FUTURO
El reemplazo total de articulación debe durar mucho tiempo sin causar ningún tipo de problema, permitiendo que disfrute de un brillante futuro lleno de actividad.

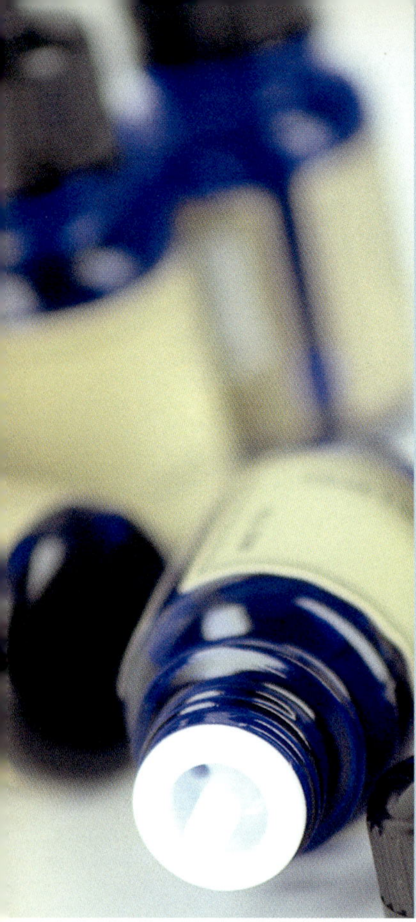

Terapias complementarias

Igual que hemos visto los tratamientos convencionales para la artritis, nos hemos propuesto investigar también algunas de las terapias complementarias disponibles hoy en día. Utilizadas con inteligencia, pueden ayudar a aliviar ciertos síntomas o, simplemente, contribuir a la sensación de bienestar. Encontrará una gran variedad de este tipo de terapias. Algunas, como la medicina herbaria, existen desde hace siglos, mientras que otras son relativamente nuevas. Pero el aspecto de «complementariedad» es la clave: las terapias complementan, no reemplazan a su tratamiento normal.

Desde mediados de los años 90, el mercado de las terapias complementarias ha crecido a una velocidad sin precedentes.

Terapias que tratan el cuerpo y la mente

Las terapias complementarias generalmente se concentran en tratar el cuerpo y la mente –en otras palabras, la persona en su conjunto–. Los profesionales de las terapias no imponen un tratamiento, sino que animan a que la curación venga desde dentro de una persona concreta, que se convierte así en un participante activo. Este enfoque holístico está basado en la idea de que la salud deriva del equilibrio entre mente, cuerpo y el mundo circundante. Cualquier «desequilibrio» entre estos factores puede producir una alteración en la salud, disminución de la energía o, incluso, enfermedades específicas.

Cómo nos ayudan las terapias

El dolor es quizás el síntoma principal de la artritis y una de las áreas más complicadas de la biología humana. Todavía hoy no sabemos por qué algunas personas experimentan mayor o menor cantidad de dolor que otras, aunque la mayoría de los médicos están de acuerdo en la influencia del estado de ánimo.

Algunas terapias complementarias sólo pueden contribuir a un estado de relajación, a reducir su tensión o a ayudarle a dormir, lo que puede servir para aliviar el dolor. Los efectos secundarios de algunos medicamentos convencionales son un problema muy común y esto puede servir de estímulo para buscar otras maneras de manejar la enfermedad.

El aumento de la popularidad de las terapias

Desde mediados de los años 90, el mercado de las terapias complementarias ha crecido a una velocidad sin precedentes. La prueba la tenemos tanto en el incremento del número de profesionales que ofrecen sus servicios, como en la enorme cantidad de hierbas y suplementos que están disponibles en herbolarios, supermercados, farmacias, y cualquier otra tienda.

Pero a diferencia del enorme control que existe en el mundo de la medicina convencional, este mercado está en gran parte sin regular y, por lo tanto, las garantías para el público no están aseguradas. Mientras los médicos, por ejemplo, emplean varios años en estudiar y adquirir la experiencia práctica y supervisada, los profesionales de muchas terapias complementarias no lo hacen necesariamente así y pueden abrir un negocio libremente sin ninguna formación o conocimiento médico.

La falta de evidencias claras sobre la inocuidad y la eficacia de muchas terapias hace que la profesión médica sea escéptica acerca de su validez. La buena noticia es que las universidades y el gobierno están invirtiendo una gran cantidad de tiempo y dinero en la investigación de terapias específicas. Esto debería servir para establecer prácticas basadas en evidencias, en un futuro no muy lejano, así como mejores garantías en lo referente a las terapias complementarias.

Controles sobre la venta de suplementos

En un intento de regular la parte menos escrupulosa del mercado de la salud, muchos países están empezando a controlar la venta y la calidad de las hierbas y suplementos. Algunos tienen efectos secundarios e interacciones potenciales con ciertos medicamentos.

Por ejemplo, un fallo del Tribunal Europeo ha impuesto algunas restricciones sobre la venta de ciertos suplementos. Por consiguiente, cerca de 200 variedades de suplementos no pueden ser vendidos al público, y los estados miembros tienen, hasta el año 2009, que suprimir la venta. Todos los suplementos que están a la venta deben aparecer en una lista aprobada y los prohibidos incluyen el estaño, el boro y el silicio.

El Tribunal Europeo también prohíbe las llamadas «megadosis» de ciertas vitaminas, que superan en mucho la cantidad diaria recomendada (CDR).

Tipos de terapias

A grandes rasgos, los cientos de diferentes terapias complementarias pueden agruparse en 3 categorías: las de remedios naturales y suplementos, las terapias de trabajo corporal y las terapias de movimiento. Sin embargo, esto no quiere decir que solamente se pueda utilizar una terapia cada vez. Se pueden mezclar y combinar; por ejemplo, puede tomar un suplemento y probar una terapia de trabajo corporal.

■ REMEDIOS NATURALES Y SUPLEMENTOS

Fabricados generalmente con sustancias que se encuentran en la

MITO O REALIDAD

MITO

Si es algo natural, es sano.

REALIDAD

Hay en la naturaleza muchas sustancias peligrosas y remedios que pueden tener efectos secundarios e interferir con otros medicamentos. Como en cualquier otra medicina, debe respetar la dosis recomendada.

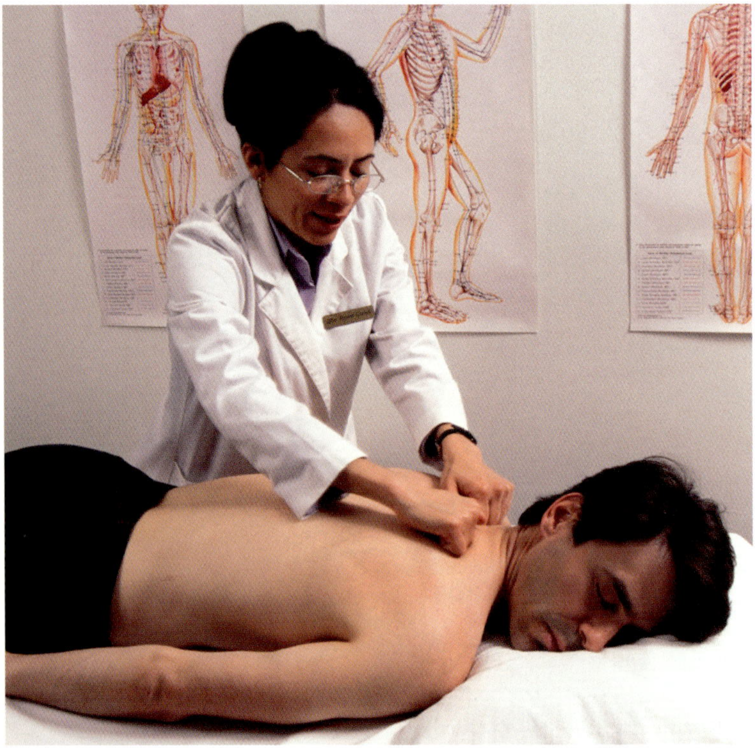

MASAJE CORPORAL
Un masaje profesional puede ser excelente para aliviar las molestias y los dolores, relajar la tensión y mejorar su sensación de salud y bienestar.

naturaleza, los remedios naturales y los suplementos todavía no se controlan de manera tan estricta como se controlan las medicinas convencionales. Por consiguiente, puede haber una gran diferencia entre su calidad, eficacia e inocuidad.

Debido a que ciertos suplementos y hierbas pueden, a veces, interferir en las acciones de los medicamentos que esté tomando y debido a que no todos los remedios naturales son apropiados para todo el mundo, es esencial escoger marcas fiables y hablar con su médico antes de probar algo nuevo. Véanse pp. 112-119 para más información.

■ **LAS TERAPIAS DE TRABAJO CORPORAL** Este grupo abarca esas terapias a las que a veces se las conoce con el nombre de «terapias de contacto», en las que un profesional utiliza sus manos para el tratamiento. Todas involucran el trabajo de una o más partes del cuerpo, bien a través de la manipulación (como el masaje), bien a través de técnicas de digitopuntura (como la reflexología), o bien mediante utensilios (como la acupuntura). Véanse pp. 120-125 para más información.

■ **LAS TERAPIAS DE MOVIMIENTO** Este grupo de terapias está basado en aprender a usar su cuerpo para conseguir fuerza y salud. Los profesionales le enseñarán cómo realizar los ejercicios relevantes o los movimientos. Generalmente, las terapias no son solamente sistemas de ejercicios, sino que también utilizan la mente para ayudar a facilitar la armonía corporal. Véanse pp. 126-131 para más información.

Encontrar un profesional con garantías

Muchos países europeos exigen que los profesionales de terapias alternativas tengan una capacitación médica reconocida para poder practicar su terapia o entrenar a otras personas. Este no es el caso en España, donde hay muchos profesionales excelentes que tienen una gran formación y otros que no. Así pues, es importante escoger cuidadosamente al profesional.

La mayoría de las terapias complementarias establecidas tienen algún tipo de autorregulación que está administrada por su colectivo de profesionales. Los profesionales que desean estar en la lista del colectivo profesional deben adherirse a ciertos estándares, como tener un determinado nivel de formación.

Esto supone que el profesional puede estar inscrito en una lista a la que se puede acceder online (véase Consultando la Red, derecha).

Hable con su médico sobre las terapias

Aunque algunos médicos son muy escépticos acerca de la honestidad de las terapias complementarias y su lugar en el sistema de atención sanitaria, cada vez hay más médicos que reconocen su valor, especialmente el de la homeopatía y la acupuntura.

Si ha oído que una terapia específica puede serle de ayuda en el manejo de su artritis, lo mejor que puede hacer es hablar con su médico, ya que puede recomendarle a un profesional experimentado de su localidad. De hecho, su médico podría ser el primero en sugerirle a un terapeuta como parte de su tratamiento.

P&R

¿Cuánto cuesta una terapia complementaria?

El precio que usted pague depende del profesional, de la terapia, de dónde viva usted y de la frecuencia de las sesiones de tratamiento o de si es una única sesión. La primera sesión es normalmente la más larga y cara. Pregunte siempre al comienzo de la sesión por el precio y si los suplementos y remedios están incluidos en este precio; pregunte también cuántas sesiones piensa el profesional que necesita. Recuerde que las terapias complementarias por trastornos crónicos no las cubren los seguros de salud privados.

En el Reino Unido, por ejemplo, muchos centros de atención primaria tienen su propio acceso especial a servicios dentro del campo de la medicina complementaria. Una encuesta reciente en el Reino Unido mostraba que el 40 por 100 de los médicos generales ponen a disposición de sus pacientes estos tipos de terapias.

Además, algunos de estos médicos se han formado en una determinada terapia, como homeopatía o acupuntura. También es normal que la clínicas del dolor (véase p. 47) ofrezcan servicios de salud complementarios a sus pacientes.

Mantenga a su médico informado

Si está probando una terapia complementaria, asegúrese de tener informado a su médico o reumatólogo. Ellos le comentarán si una determinada hierba o suplemento se puede tomar al mismo tiempo que el tratamiento que tiene prescrito; también sabrán si una determinada terapia es conveniente para su nivel global de salud y movilidad. Puede resultarle útil reconocer y anotar los cambios que experimente en su salud, si son positivos o negativos, aspectos que luego podrá comentar con su médico.

CONSEJOS

CONSULTAR LA RED

Muchas personas buscan en la red informaciones acerca de la salud. Muchas son fiables, pero algunos sitios no lo son. Existe muy poca regulación acerca de las informaciones sobre salud que aparecen en internet. Pero hay formas de asegurarse:

- Revise las credenciales de la organización pertinente. Se deberían mostrar con claridad en la página web.
- Compruebe si en la página web existe un apartado que se llame algo así como Política Editorial. Los sitios relacionados con la salud deben tener tanto una Política Editorial Médica como una Política Editorial, que significa que el contenido ha sido revisado por médicos.
- Sea cauto con los consejos que entren en contradicción con los que le ha dado su médico.
- Tenga cuidado con las páginas web que venden productos o servicios. Es muy difícil que estos sitios sean imparciales con sus consejos.

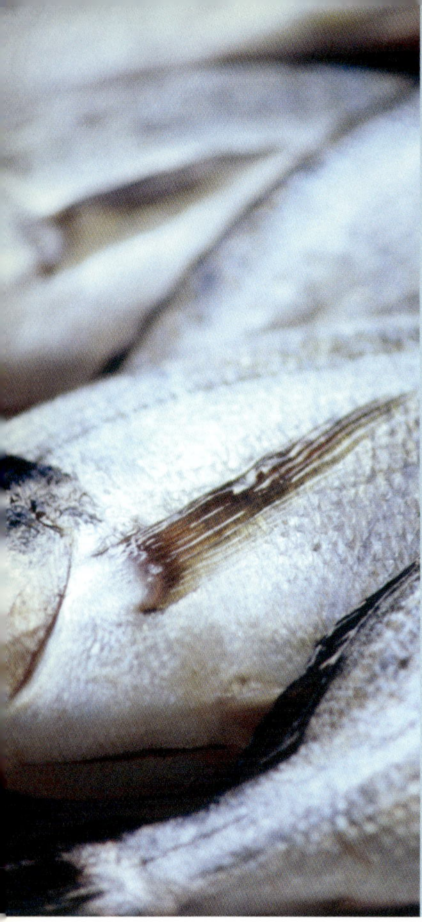

Remedios naturales y suplementos

Durante cientos de años las personas han buscado remedios naturales para aliviar los síntomas de su artritis. La lista de hierbas medicinales, suplementos y preparaciones naturales aumenta cada vez más con reclamos extraordinarios, aunque con pocas evidencias científicas acerca de su eficacia. Algunos, como la glucosalina, condroitina y los ácidos omega 2, parece que realmente ayudan mientras que otros no parecen en absoluto eficaces –pudiendo llegar a interactuar con la medicación.

La condroitina puede ayudar a la salud de las articulaciones en algunos aspectos como son la lubricación, el fortalecimiento del cartílago y haciendo que éste sea más elástico.

Suplementos dietéticos comunes

Las personas con artritis tienen que hacer frente a una gran cantidad de productos que pueden, o no, ser beneficiosos para sus síntomas. Algunos suplementos pueden ser útiles solamente en ciertos tipos de artritis. La elección de productos unida a historias, a menudo contradictorias, en la prensa acerca de su inocuidad y su eficacia, pueden desanimarnos a la hora de escoger un suplemento.

Glucosamina

Es un amino azúcar que se encuentra de forma natural en el cartílago, la glucosamina puede ayudar a la reparación de la articulación. Algunos estudios han demostrado que podría ser moderadamente beneficiosa para el dolor y la rigidez de la osteoartritis, particularmente la de rodilla. Otros estudios indican que podría ser tan eficaz como el ibuprofeno para el alivio de dolor, aunque los suplementos tendrían que tomarse durante un mínimo de 2 semanas para que surtieran efecto.

Los suplementos de la glucosamina pueden ser sintéticos o contener extractos de marisco. La dosis recomendada es de 750 mg de glucosamina, dos veces al día. A menudo se combina con la condroitina (véase derecha). Esta combinación parece servir de ayuda a algunas personas con un dolor moderado o agudo de rodilla debido a osteoartritis. La glucosamina no tiene ningún efecto secundario serio. Debe evitarla si tiene una intolerancia o alergia a los mariscos o si es diabético.

Condroitina

Esta sustancia se encuentra de forma natural en el organismo y está pensada para proteger el cartílago y darle elasticidad. Los suplementos están hechos, normalmente, de tráquea de vaca, pero no tienen riesgo de EBE (encefalopatía bovina espongiforme [una enfermedad de las vacas que ha sido asociada con una variante de la enfermedad de Creutzfeldt-Jakob]).

Un estudio longitudinal de todas las evidencias disponibles ha mostrado que la condroitina puede ayudar a la salud de las articulaciones en algunos aspectos como son la lubricación, el fortalecimiento del cartílago y haciendo que éste sea más elástico. También puede reducir la inflamación.

La condroitina no tiene ningún efecto secundario tóxico así que puede merecer la pena el intento. La dosis recomendada es de 600 mg de condroitina, dos veces al día. Si no experimenta ningún beneficio dentro de 2-3 meses, probablemente la condroitina no le haga efecto. Si toma warfarina o tiene un trastorno que afecte a su coagulación, consulte con su médico antes de tomar condroitina.

Aceites de pescado

Los pescados azules, como salmones, arenques, caballas, atunes y jureles, así como el hígado de bacalao, contienen ácidos grasos omega-3, como EPA (ácido eicosapentaenoico) y DHA (ácido docosahexaenoico). Éstos son importantes para la función del cerebro. Más de 20 ensayos han demostrado que la EPA y el DHA impiden el desarrollo de la artritis reumatoide. También sirven para potenciar los tratamientos de la depresión y para bajar la hipertensión.

La dosis recomendada es de 3 g de aceite de pescado de suplemento al día, lo que quiere decir que tiene que tomar no menos de 10 o incluso 15 cápsulas al día. Puede experimentar ciertos efectos secundarios como náuseas y hemorragias nasales. No los tome con anticoagulantes como la warfarina. Solamente tome suplementos cuya etiqueta indique que no contienen carcinógenos, como dioxinas, que provienen de la contaminación del mar.

Aceite de semillas de lino

Las semillas de lino contienen un ácido graso omega-3 y un ácido llamado alfa linolénico (ALA). El cuerpo puede convertirlo en el ácido graso EPA, que tiene propiedades antiinflamatorias.

Aunque el aceite de semillas de lino parece resultar beneficioso, las pruebas científicas todavía

CONSEJOS

TOMAR SUPLEMENTOS

- Antes de tomarlos consulte con su médico acerca de los efectos secundarios y de las interacciones con otros medicamentos.
- Sólo tome marcas de reconocido prestigio.
- No mezcle suplementos que le ayudan con otros que no.
- Comente con su médico cualquier efecto secundario.
- Tome siempre la dosis recomendada.
- Si está embarazada o dando el pecho, consulte antes con su médico.
- Nunca le dé suplementos a un niño sin consultar previamente con el médico.

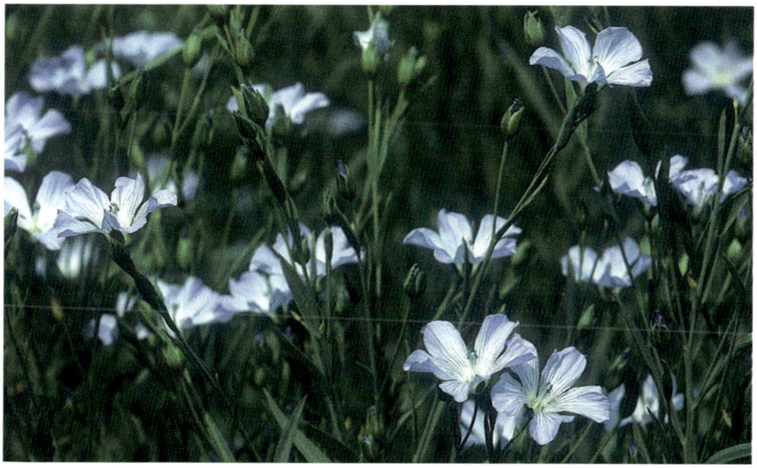

LINO
Las plantas de lino *(Linum usitatissimum)* se cultivan tanto por sus semillas como por el aceite de linaza.

Algunas pruebas sugieren que la gente con dolor, rigidez matutina, y articulaciones muy sensibles pueden obtener alguna ventaja del GLA (ácido gammalinoleico).

no han confirmado que alivie los síntomas de la artritis. Sin embargo, las personas que no quieran tomar aceite de pescado pueden probar, como alternativa, aceite de lino.

Pruebe aceite de semillas de lino en forma de cápsula o añádalo directamente a su comida –por ejemplo, como aliño para la ensalada–. Es un laxante natural. Sin embargo, puede interferir con medicamentos anticoagulantes, como la warfarina y no lo deben de tomar las mujeres con cáncer de útero o con tipos de cáncer de mama hormonosensibles.

Colágeno

El colágeno es una proteína que se encuentra en los ligamentos y en el tejido conectivo del organismo. Algunas pruebas científicas indican que el colágeno de Tipo II, hecho con los esternones de pollo, puede ayudar a aliviar las articulaciones hinchadas y muy sensibles. Otros estudios indican que el colágeno sin desnaturalizar (colágeno que no se ha modificado por el calor) puede ayudar a la movilidad y la salud de las articulaciones.

La dosis recomendada de colágeno sin desnaturalizar es de 60-500 microgramos al día. No tiene ninguna interacción conocida con los tratamientos, pero debe evitarlo si es alérgico al pollo o los huevos. Consulte con su médico antes de probar cualquier suplemento de colágeno Tipo II.

Cetil miristoleato (CMO)

El CMO es un tipo de ácido graso obtenido del sebo de carne de res. Puede ayudar a aliviar las afecciones inflamatorias, como la artritis reumatoide, actuando sobre la respuesta inmune implicada. También se ha dicho que el CMO puede contribuir a una mejora en la movilidad haciendo que sus articulaciones sean más flexibles. Sin embargo, no hay pruebas fehacientes de que el CMO sea efectivo, ni de que sea peligroso o seguro.

Metilsulfonilmetano

Esta sustancia, también conocida como MSM, se encuentra de forma natural en el cuerpo, así como en las frutas, cereales y vegetales. Puede comprarlo como un suplemento oral o como un gel o loción para poder aplicarlo sobre las articulaciones afectadas de forma tópica.

El MSM ha sido promocionado como un remedio para la inflamación en el caso de artritis, pero no hay ningún estudio realizado en humanos que respalde esta afirmación. No se sabe con exactitud los efectos que provoca el MSM en el organismo. Podría interferir con anticoagulantes como la warfarina y no debe utilizarlo sin informar primero a su médico de cabecera o a su reumatólogo.

El MSM fue descubierto como un subproducto del dimetilsulfóxido (DMSO), un producto químico de olor desagradable del que se dice que alivia la inflamación de las articulaciones y los tejidos blandos, aplicándolo tópicamente sobre la piel. Sin embargo, no está disponible legalmente como suplemento y puede ser muy tóxico si es de una mala calidad. No tome DMSO sin que su médico le oriente.

Melatonina

Hormona producida en el cerebro por la glándula pineal que está implicada en la regulación del ciclo del sueño/despertar (o circadiano). El nivel de melatonina en la sangre es más alto por la noche. También se puede encontrar en algunas plantas y comidas. Los suplementos de melatonina son generalmente sintéticos, pero algunos se pueden obtener de animales. Aunque no se utiliza como un remedio en sí para la artritis, la melatonina puede resultar beneficiosa en el insomnio relacionado con el dolor crónico o agudo, si bien las evidencias son contradictorias.

No tome grandes cantidades de suplementos de melatonina porque hay pruebas que lo relacionan con la depresión. La melatonina puede incrementar los efectos de algún fármaco prescrito para combatir la ansiedad.

S-Adenosil-L-Metionina

Esta sustancia, también conocida como Sam-e, existe de forma natural en el cuerpo donde tiene un papel importante en las reacciones químicas. Se ha afirmado que puede ayudar a remediar varias enfermedades, incluyendo el dolor y la rigidez relacionados con la artritis y la fibromialgia. Algunos ensayos muestran que la Sam-e alivia el dolor de la artritis y tiene un efecto antiinflamatorio.

La Sam-e se administra en forma de pastillas o como inyección. Muchas personas la toleran mejor que los AINE. A grandes dosis puede causar problemas gastrointestinales y dolores de cabeza. Evite la Sam-e si está tomando inhibidores de la monoaminooxidasa o antidepresivos o si tiene un trastorno bipolar o Parkinson.

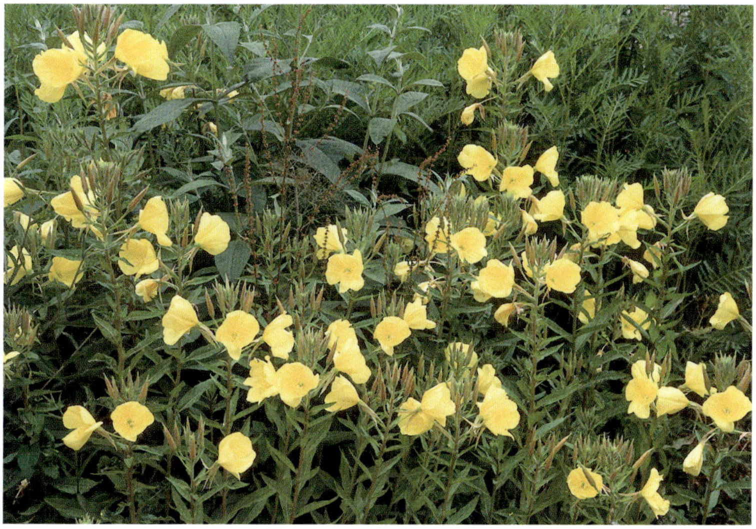

PRÍMULA DE TARDE
Las prímulas de tarde *(Oenothera biennis)* crecen silvestres, pero también se cultivan por su aceite, que contiene AGL y tiene algunas propiedades beneficiosas.

Ácido gamma-linolénico

Este ácido graso, también conocido como AGL, está disponible como suplemento y también en los aceites de borraja y de la prímula de tarde. Se ha demostrado que los aceites que contienen AGL reducen la inflamación de la artritis reumatoide. Algunas pruebas indican que las personas con dolor y rigidez matutina y articulaciones sensibles pueden obtener algún beneficio del AGL.

La dosis recomendada es de 1.800 mg de suplementos de AGL al día. Necesitará tomar mucha más cantidad de aceite de borraja o aceite de prímula de tarde para recibir la misma cantidad de AGL.

Medicinas herbarias

Se han probado muy pocas hierbas en relación con su efecto sobre los síntomas de la artritis, pero existen indicios que sugieren que algunas pueden ayudar a aliviar la inflamación y el dolor.

La garra del diablo es un remedio popular entre las personas con artritis reumatoide.

Uña de gato

Esta enredadera *(Uncaria tomentosa)* crece en los Andes peruanos y tiene espinas con forma de uñas de gato. La corteza de la raíz es un remedio para la inflamación y ha sido utilizada para potenciar la inmunidad, así como para tratar problemas artríticos y gastrointestinales. Dos estudios indican que podría ser útil para tratar la osteoartritis y la artritis reumatoide.

La dosis recomendada es de 500-1.000 mg de uña de gato, ingerida en forma de cápsulas tres veces al día. Los médicos herbolarios suelen evitar usarla junto con medicamentos que contengan hormonas, insulina o vacunas, debido a la potencial interacción.

Garra del diablo

Este arbusto crece en el sur de África y tiene vainas de semilla en forma de garfios o garras. Contiene una sustancia que se llama harpagósido, que se ha demostrado en dos ensayos que reduce la inflamación y el dolor. La garra del diablo es un remedio popular entre las personas con artritis reumatoide.

Puede tomar la garra del diablo como cápsula, como tintura o té. Podría interferir con medicamentos como la warfarina u otros que se utilizan para las arritmias y la diabetes. Consulte con su médico de antemano si tiene cálculos biliares, gastritis o úlceras duodenales. Evite tomar la garra del diablo si está embarazada o está tomando AINE (véase p. 78).

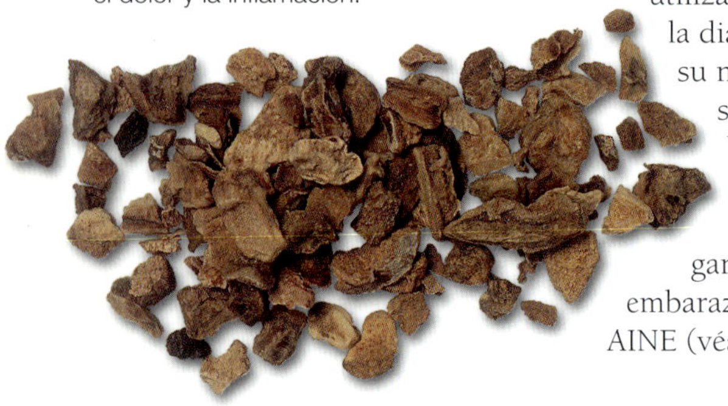

GARRA DEL DIABLO
La raíz de la garra del diablo *(Harpagophytum procumbens)* es un remedio tradicional para aliviar el dolor y la inflamación.

Cayena

También conocida como paprika, chile o pimiento rojo, la cayena *(Capsicum frutescens)* es un remedio para varias dolencias, incluyendo el dolor artrítico y las molestias gástricas. La capsaicina, su ingrediente activo, estimula la liberación de endorfinas, los analgésicos propios del cuerpo. Aunque hay pocas pruebas científicas sobre su eficacia, muchas personas con artritis se frotan regularmente sus articulaciones afectadas con una crema con capsaicina.

Debe evitar ponerse la crema en zonas donde la piel tenga heridas o esté irritada. Lávese bien las manos después de usarla. Comer demasiada cayena puede ser muy peligroso pues afecta a su temperatura corporal.

Boswellia

Esta hierba *(Boswellia thurifera)*, que produce la resina de incienso, se usa en la medicina china y Ayurveda para el alivio del dolor artrítico. Algunas pruebas indican que la boswellia puede ayudarnos a aliviar la inflamación de la artritis, especialmente cuando se combina con una hierba india denominada ashwagandha. Sin embargo, existen pocas evidencias que confirmen que es segura. La dosis recomendada es de 150 mg de extracto de boswellia, tres veces al día.

Jengibre

La raíz de jengibre es un remedio tradicional para los trastornos digestivos, como las náuseas, y para el dolor artrítico. Un ensayo demostró que el jengibre aliviaba el dolor de la osteoartritis. Puede

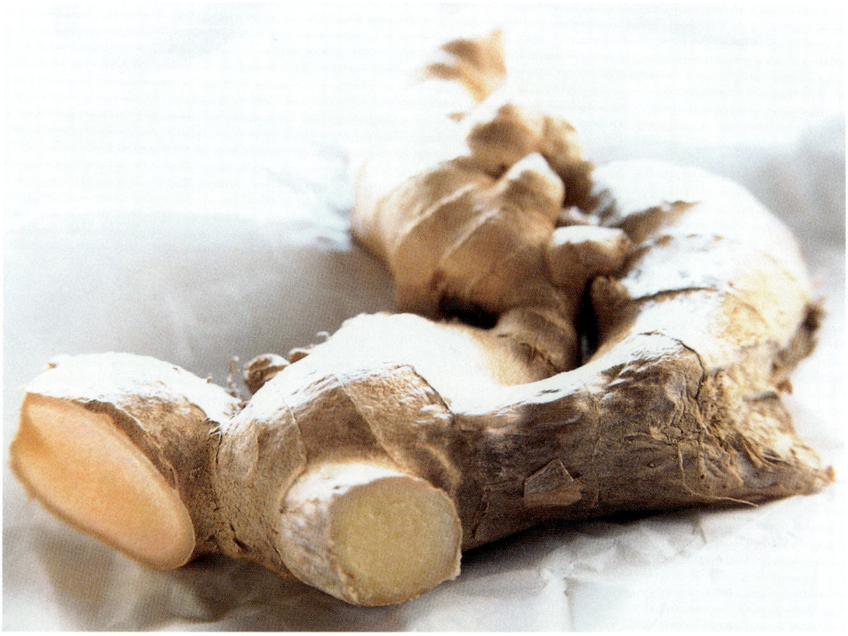

JENGIBRE
La raíz de jengibre *(Zingiber officinale),* una planta originaria del sur de Asia, se utiliza normalmente como una especia fuerte. Molida o rallada, se puede beber como un té o tomarse en una gran variedad de salsas, fritos y pasteles.

ayudar a aliviar el dolor y la inflamación porque, al parecer, bloquea la acción de algunos compuestos químicos en el cuerpo, como los leucotrienos, que causan dolor e hinchazón.

Cocine con jengibre normalmente pero evítelo si está tomando anticoagulantes, como la warfarina, o si tiene cálculos biliares, diabetes o afecciones cardíacas –a menos que su médico lo apruebe.

Bromelina

Esta enzima que facilita la digestión de las proteínas se extrae de la planta de la piña *(Ananas comosus).* Hay algunas pruebas que indican que actúa como un antiinflamatorio y que puede ayudar a aliviar el dolor en el caso de la artritis. La dosis recomendada es de 400-600 mg de extracto de bromelina, tomada en forma de cápsulas tres veces al día. Debe evitarse durante el embarazo o mientras se amamanta. Puede interferir con medicamentos anticoagulantes como la warfarina y, en grandes dosis, podría causar malestar de estómago.

Cúrcuma

Una especia que se usa normalmente en la cocina, la cúrcuma *(Curcuma longa)* ha sido utilizada en la medicina tradicional china y en la medicina Ayurveda para aliviar la inflamación y el dolor de la artritis. Algunos estudios indican que tiene efecto cuando se utiliza en combinación con otros suplementos, pero no hay pruebas científicas de que funcione por sí sola. Una dosis alta de cúrcuma puede actuar como anticoagulante y también causar trastornos gastrointestinales. Debe evitar la cúrcuma si tiene cálculos biliares.

Valeriana

Un par de ensayos científicos indican que la valeriana puede

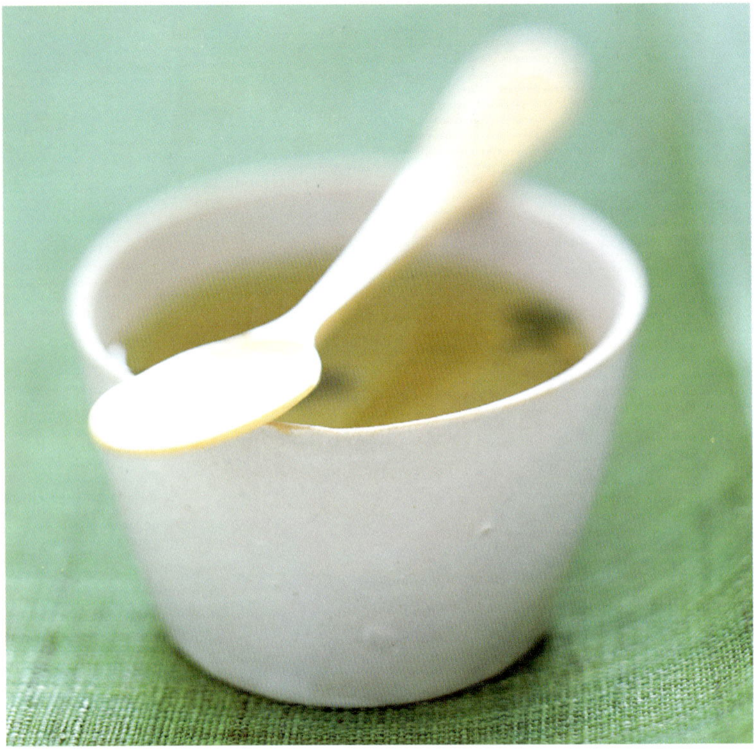

TÉ VERDE
El consumo regular de té verde podría protegerle contra ciertos cánceres, caries dentales, enfermedades cardíacas, piedras en el riñón e infecciones bacterianas.

propiciar el sueño y aliviar la preocupación, por lo que podría ser útil para personas con dolor crónico o agudo. No tome valeriana con sedantes o hipnóticos. Un exceso de valeriana podría causar serios efectos secundarios.

Hierba de San Juan

Existen importantes evidencias que sugieren que un suplemento hecho con las hojas y el tallo de la hierba de San Juan, o hipérico *(Hypericum perforatum)*, puede aliviar los síntomas de una depresión leve o moderada. Sin embargo, no hay pruebas suficientes que indiquen que puede aliviar los síntomas de la artritis, como la inflamación. Consulte con su médico antes de tomar la hierba de San Juan, pues puede interferir con otros medicamentos y puede provocar efectos secundarios, como sensibilidad a la luz solar, insomnio y problemas gastrointestinales.

Té verde

Beber té verde podría favorecer su salud general debido a los antioxidantes que contiene. A pesar de que todavía no hay pruebas firmes o concluyentes de que el té verde pueda colaborar en el alivio de los síntomas de la artritis, los estudios realizados con animales son esperanzadores.

Bardana

La raíz de bardana *(Arctium lappa)* ayuda a eliminar el material residual de las articulaciones inflamadas y se ha utilizado para muchas enfermedades, incluida la artritis. Sin embargo, no hay evidencias científicas convincentes de su eficacia.

Si tiene diabetes, consulte con su médico siempre antes de tomarlo. La bardana también podría interferir con las píldoras anticonceptivas, con la terapia hormonal sustitutiva (THS) y con anticoagulantes como la warfarina o heparina.

Minerales

Usted debería poder recibir todos los minerales que necesita llevando una dieta equilibrada. Sin embargo, las personas con artritis pueden beneficiarse de tomar suplementos adicionales de minerales.

Cobre

Las personas que toman cobre como suplemento, o lo llevan en su piel como brazalete, creen que puede aliviarles del dolor y la inflamación. Sin embargo, no hay ninguna evidencia que lo confirme. Un suplemento multivitamínico diario le proporcionará todo el cobre que necesite.

Tomar demasiado cobre en forma de suplemento podría provocar una sobredosis, que puede ser muy peligrosa, incluso fatal. No lleve un brazalete de cobre magnético si está embarazada, si tiene un dispositivo médico como un marcapasos o está utilizando parches medicinales.

Selenio

El selenio, en pequeñas cantidades, es un mineral esencial para su salud. Se encuentra en las plantas, la carne y los mariscos, y puede ser útil para varias enfermedades importantes, incluyendo el cáncer, la enfermedad cardiaca y la artritis. Algunos estudios han demostrado que las personas con artritis reumatoide tienen los niveles de selenio bajos.

La dosis recomendada es de 50-200 microgramos de selenio. Si toma un suplemento multivitamínico, debería ser suficiente. Demasiado selenio puede resultar tóxico.

Manganeso

El manganeso es un mineral esencial para la salud. Se encuentra en las verduras de hoja, nueces, tés y cereales integrales. No hay pruebas de que los suplementos de manganeso tengan ningún efecto sobre la artritis, pero pueden ayudar a mantener la salud de los huesos.

El manganeso también podría afectar a la absorción de ciertos medicamentos, como antiácidos, laxantes y tetraciclinas. Lo deben evitar las personas con problemas hepáticos.

Medicinas homeopáticas

Un homeópata titulado experimentado en tratar la artritis puede recomendar una de las muchas medicinas que hay para aliviar los síntomas. Algunas pruebas indican que estas medicinas podrían ser eficaces.

Rhus toxicodendron

El Rhus toxicodendron deriva de la hiedra venenosa y puede aliviar la rigidez matutina que afecta a las personas con osteoartritis. Si al sentarse durante media hora sus articulaciones rápidamente se ponen rígidas, el Rhus toxicodendron puede serle de utilidad.

Apis mellifica

El Apis mellifica está hecho de abejas melíferas y puede aliviar los síntomas de las articulaciones calientes, hinchadas y sensibles que suelen estar presentes en la artritis reumatoide.

Causticum

El causticum es un compuesto derivado del potasio que puede beneficiar a las personas que tienen articulaciones que son muy sensibles al clima.

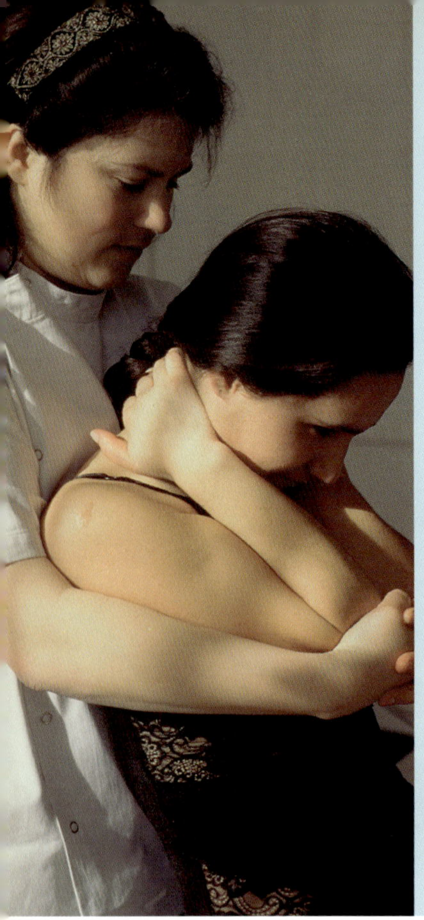

Terapias de trabajo corporal

El poder de curación del tacto ha constituido una parte importante de los cuidados de la salud desde la Antigüedad. La manipulación y el trabajo corporal, como el masaje, la quiropraxia y la osteopatía, son las prácticas más respetadas y dignas de confianza de las terapias complementarias. En manos expertas, se aspira a mitigar las limitaciones, calmar el dolor y restituir la pérdida de la función. En el fondo, son prácticas holísticas que tratan de restaurar el equilibrio del cuerpo y restablecer la naturaleza integrada del sistema musculoesquelético.

La osteopatía, como la quiropraxia, se centra en la columna vertebral y las articulaciones, y se basa en la creencia de que el cuerpo posee la capacidad de curarse a sí mismo.

Quiropraxia

La quiropraxia es una terapia que se centra en la relación entre la estructura del cuerpo, principalmente la columna vertebral, y el bienestar general. Si bien a lo largo de miles de años han existido diferentes formas de quiropraxia, la profesión actual fue fundada en 1895 por Daniel David Palmer, un canadiense que creyó que el cuerpo poseía su propia habilidad para curarse naturalmente, una habilidad controlada por el sistema nervioso.

La columna vertebral y las otras articulaciones, como la articulación sacroilíaca que conecta la espina dorsal con la pelvis, pueden perder su alineación. Las malas alineaciones, o subluxaciones, de la columna afectan al sistema nervioso y producen diversos malestares y enfermedades.

La quiropraxia tiene diferentes ramas, como la quiropraxia de McTimoney, aunque todas ellas hacen hincapié en el vínculo fundamental entre el sistema nervioso y la salud en su conjunto. En la actualidad, en España se requiere haber estudiado en el extranjero para ser reconocido por la Asociación Española de Quiropráctica.
Los quiroprácticos creen que la terapia puede ser de utilidad para un amplio espectro de afecciones, desde migrañas y dolor de espalda, hasta el síndrome de intestino irritable y el asma. Hay algunas evidencias que indican que la

quiropraxia puede aliviar el dolor agudo o crónico de la parte baja de la espalda, aunque no hay ninguna evidencia sólida de que ayude en caso de artritis.

QUÉ ESPERAR DE UNA SESIÓN QUIROPRÁCTICA Los quiroprácticos generalmente empezarán la sesión hablando de la salud en conjunto y de la historia médica. Pueden hacer radiografías de su columna vertebral y le revisarán físicamente, probablemente en ropa interior, sentado o tumbado.

Los quiroprácticos utilizan varias técnicas de manipulación diferentes conocidas como ajustes. Algunas de éstas son movimientos bruscos, espasmódicos (conocidos como «Empujones rápidos») sobre diferentes partes del cuerpo. En ocasiones escuchará ruidos de estallido o crujidos, que corresponden sólo a la liberación de burbujas de aire diminutas en el fluido de la superficie de una articulación. Generalmente, se requerirá más de una sesión.

CUESTIONES DE SEGURIDAD Debería de evitarse la manipulación de articulaciones inflamadas y la excesiva exposición a rayos X. Consulte antes con su médico si tiene osteoporosis, problemas de pérdida de sangre o una enfermedad de la columna inflamatoria o maligna.

Osteopatía

La osteopatía, como la quiropraxia, se centra en la columna vertebral y las articulaciones y se basa en la creencia de que el cuerpo posee la capacidad de curarse a sí mismo. Fue promovida por el médico estadounidense Andrew Taylor Still en 1874. Los osteópatas trabajan bajo la premisa de que las malas alineaciones de la columna pueden afectar a los fluidos corporales y producir una gran variedad de enfermedades, incluyendo la artritis.

Los osteópatas utilizan técnicas de manipulación, como los empujones rápidos, combinados con maniobras ligeramente más suaves, incluyendo el masaje del tejido blando, para corregir las malas alineaciones y dejar que el cuerpo se cure. Los osteópatas tratan tanto a niños como a adultos.

Por ejemplo, ésta fue la primera terapia no convencional que fue regulada por la ley en el Reino Unido. Los osteópatas se someten a un tiempo de adiestramiento similar al de los quiroprácticos. Su médico de cabecera podría remitirle a uno.

La osteopatía se utiliza en varias enfermedades, incluyendo la ciática, las lesiones deportivas y el hombro congelado. El énfasis en su conjunto se pone en la mejora de la movilidad, así que un osteópata puede aconsejarle acerca del ejercicio y de las posturas. Algunas pruebas científicas indican que puede ayudar al dolor de la parte baja de la espalda.

QUÉ SE PUEDE ESPERAR DE UNA SESIÓN DE OSTEOPATÍA El osteópata comenzará haciéndole su historia clínica completa, desde el principio. Usted tendrá que quitarse parte de la ropa para permitirle al osteópata valorar los biomecanismos de su cuerpo, incluyendo la postura, y buscar tensiones excesivas y debilidades físicas. Los osteópatas no suelen utilizar radiografías. El número de sesiones que necesite dependerá de su problema.

CUESTIONES DE SEGURIDAD Lo mismo que para el quiropráctico (véase arriba).

MASAJE DE LOS TEJIDOS BLANDOS

El masaje, en sus diferentes formas, puede aliviar los síntomas de la artritis, la tensión y la inmovilidad. El tratamiento incrementa el flujo de sangre a los músculos para reducir la tensión, aliviando de esta forma el dolor y favoreciendo la movilidad. Sin embargo, evite el masaje si está en pleno brote de su enfermedad.

TERAPIA	¿PARA QUÉ SIRVE?
Masaje sueco Supone movimientos similares a los de amasar *(petrissage)* o golpes rítmicos *(effleurage);* podría incluir aceites o dispositivos de estímulo eléctrico.	Reduce la rigidez general y alivia la tensión. Es beneficioso para la osteoartritis, la artritis reumatoide y la fibromialgia
Masaje de silla Manipulación en una silla especialmente diseñada que dobla su cuerpo para mejorar el acceso del profesional a sus tensas articulaciones.	El dolor de cuello y espalda, de la fibromialgia y la artritis –siempre que pueda estar en la silla cómodamente
Masaje miofascial Manipulación lenta y apacible de su fascia –tejidos finos que rodean a los músculos– para estirar sus tejidos tensos y aliviar el dolor y la tensión.	Alivia la fibromialgia y la tensión en general asociada a cualquier enfermedad crónica
Masaje de tejidos profundos Libera la tensión de capas más profundas del tejido blando que el masaje sueco; también puede eliminar el tejido cicatricial de los tejidos blandos.	La artritis en general. Es especialmente bueno para el dolor de espalda asociado con la artritis

Masaje

El masaje es una de las formas más antiguas de terapia complementaria, utilizándose ya en el Antiguo Egipto. El masaje moderno, también conocido a veces como masaje sueco, fue desarrollado en el siglo XIX por un sueco llamado Per Henrik Ling. Ahora hay muchas clases diferentes de masaje, incluidas algunas técnicas de masaje que son más suaves que los enérgicos métodos de Ling. Hay varias técnicas de masaje de tejidos blandos (véase masaje del tejido blando, izquierda), algunas de las cuales utilizan también aceites de aromaterapia (véase p. 124).

El masaje se utiliza en relación con un amplio abanico de dolencias –desde el dolor de espalda y la fibromialgia, hasta el síndrome del intestino irritable, dolores de cabeza y el alivio de la tensión general– y las pruebas que avalan su uso son relativamente buenas.

QUÉ ESPERAR DE UNA SESIÓN DE MASAJE Generalmente, antes de comenzar la sesión tendrá que quitarse parte de la ropa. El terapeuta utilizará una gran variedad de técnicas como frotar, golpear ligeramente, presionar o amasar, que pueden ser enérgicas y estimulantes o suaves y relajantes o una combinación de ambas. Durante el masaje, el terapeuta puede utilizar cremas, aceites o polvos de talco.

CUESTIONES DE SEGURIDAD Evite el masaje si tiene un brote de su enfermedad. Si tiene una trombosis de vena profunda (TVP), quemaduras, enfermedades de la piel o infecciones, heridas abiertas, osteoporosis o fracturas óseas, debe pedir consejo médico antes de recibir un masaje.

Rolfing

El Rolfing es una forma de masaje de presión profunda que fue desarrollado en 1950 por la Dra. Ida Rolf, quien creía que la liberación de la tensión del músculo repercutiría en el conjunto de la salud. Al Rolfing también se le llama «Integración estructural» y se utiliza para aliviar el estrés en general, los dolores de cabeza y el dolor de espalda. Sin embargo, no hay pruebas fehacientes de que funcione.

■ **QUÉ ESPERAR DE UNA SESIÓN DE ROLFING** La sesión es parecida a las otras formas del masaje, pero la técnica es a menudo más exploratoria y enérgica.

■ **CUESTIONES DE SEGURIDAD** Puede producir daños a las personas con artritis reumatoide u otros trastornos inflamatorios de las articulaciones. Evite cualquier masaje doloroso o incómodo si tiene un brote de su enfermedad. (Véase también masaje, opuesta.)

Reiki

Reiki es una terapia de roce que se originó en Japón a principios del siglo XX, basada en la idea de que la buena salud es la consecuencia de un «flujo de energía» equilibrado en el cuerpo. Reiki en japonés quiere decir «energía universal» y el terapeuta aspira a utilizar esta energía universal para mejorar el flujo de su energía personal. El Reiki se utiliza como una terapia general para aliviar la tensión o propiciar el descanso, pero no hay pruebas científicas de que funcione.

■ **QUÉ ESPERAR DE UNA SESIÓN DE REIKI** Generalmente no es necesario quitarse la ropa, se puede hacer sentado o echado. El terapeuta coloca ambas manos suavemente en diferentes partes de su cuerpo.

■ **CUESTIONES DE SEGURIDAD** No existe ningún problema de seguridad conocido asociado a esta técnica.

Acupuntura

La acupuntura es quizá la más antigua de todas las terapias complementarias; los textos chinos hablan de que ya se practicaba en el siglo I antes de Cristo, aunque seguramente es más antigua todavía.

La acupuntura está basada en la creencia de que la buena salud se produce con un equilibrio perfecto entre dos contrarios –*yin* y *yang*–. Los achaques y enfermedades ocurren debido al desequilibrio entre el *yin* y el *yang*, que altera la circulación de la energía vital del cuerpo, conocida como *qi* (se pronuncia «chi»). Esta energía se mueve a través del cuerpo a lo largo de meridianos, que forman una red de 12 senderos que tienen más de 350 puntos de acupuntura.

Los acupuntores insertan agujas diminutas en puntos de acupuntura específicos para ajustar la circulación del *qi* y equilibrar el *yin* y el *yang*. Los profesionales de la acupresión, o una terapia similar llamada shiatsu, utilizan sus dedos y manos en lugar de agujas.

La acupuntura no está legalmente regulada y muchas clínicas convencionales y del dolor la ofrecen junto a los tratamientos convencionales.

TRATAMIENTO DE ACUPUNTURA
Un acupuntor inserta una aguja en el tejido justo debajo de la piel. El tratamiento exige que el acupuntor inserte agujas en algunos puntos de acupuntura.

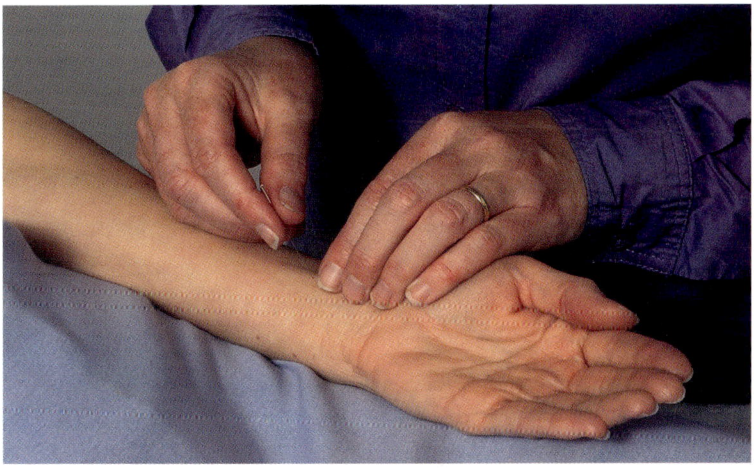

La acupuntura puede ser utilizada para muchas enfermedades, incluido el dolor de la osteoartritis, la fibromialgia, las náuseas, los dolores de cabeza, la depresión y el dolor de espalda. Sin embargo, las pruebas acerca de su eficacia son diversas y dependen de la enfermedad: hay pruebas fehacientes en cuanto al dolor de los dientes y las náuseas, pruebas prometedoras en cuanto a la fibromialgia, pero pruebas contradictorias en cuanto al dolor de espalda y la osteoartritis. Sin embargo, se ha demostrado que la acupuntura puede hacer que el cerebro libere ciertos compuestos químicos llamados endorfinas que pueden aliviar el dolor.

■ **QUÉ ESPERAR DE UNA SESIÓN DE ACUPUNTURA** En la primera sesión, el acupuntor hablará de su estado de salud y hará una historia médica completa antes de decidirse por el tratamiento.

El acupuntor inserta una serie de agujas largas, delgadas y desechables justo debajo de la superficie de la piel en varios puntos de acupuntura que pueden estar en la cara y en el cuero cabelludo. Esto, generalmente, no duele, aunque algunas personas pueden experimentar un ligero malestar, como una sensación de hormigueo en el lugar de las agujas. Las agujas se dejan puestas durante algunos segundos o hasta 20 minutos.

■ **CUESTIONES DE SEGURIDAD** Personas con trastornos hemorrágicos graves no deben tratarse con acupuntura.

ACEITES ESENCIALES

Los aceites de aromaterapia, o aceites esenciales, se utilizan con frecuencia para los masajes. Se extraen de esencias vegetales, tienen propiedades únicas y pueden aplicarse directamente sobre la piel, diluidos en otro aceite, inhalarse por medio del vapor o para perfumar una habitación con un difusor. Las pruebas acerca de su eficacia no son concluyentes, aunque se ha verificado que algunos aceites ayudan a aliviar la ansiedad, a luchar contra el insomnio o a combatir los hongos.

ACEITES	¿PARA QUÉ SE UTILIZAN?
Lavanda	Relajación general. Ayuda para el insomnio, el estrés o la ansiedad.
Mejorana	Ayuda a relajarse y alivia la fatiga muscular.
Romero	Reduce el dolor y la inflamación y ayuda a la circulación.
Tomillo	Calma el dolor de las articulaciones.
Ylang ylang	Para la ansiedad y el insomnio.
Camomila	Calma el dolor muscular y reumático y facilita la relajación.

Aromaterapia

La aromaterapia es reconocida por su habilidad para incrementar la vitalidad, mejorar el bienestar y restituir la salud. Sus aceites únicos pueden ayudar a diferentes dolencias (véase a la izquierda).

Los principios básicos son sencillos, por lo que la aromaterapia se puede realizar con facilidad en casa. Puede hacerse masaje con los aceites sobre su piel, inhalarlos o echarlos en el baño. Sin embargo, conseguirá mejores resultados con un tratamiento profesional.

■ **QUÉ ESPERAR DE UNA SESIÓN DE AROMATERAPIA** Le preguntarán acerca de su estado de salud tanto presente como pasado, así como por su dieta y estilo de vida. El terapeuta seleccionará los aceites adecuados, le pedirá que se quite parte de su ropa y le dará un masaje utilizando estos aceites.

CUESTIONES DE SEGURIDAD Consulte con su médico antes de utilizar cualquier aceite esencial durante los primeros tres meses de embarazo. Consulte también antes de utilizarlos con niños. Cantidades grandes de cualquier aceite pueden resultar peligrosas y nunca deben ingerirse.

Reflexología

La reflexología es una terapia que se centra en los pies y algunas veces en las manos. La forma actual de la reflexología fue desarrollada en los comienzos del siglo XX por William Fitzgerald, un otorrinolaringólogo americano.

La idea es que hay zonas en la planta de los pies y en las palmas de las manos que se corresponden, y se reflejan, con los órganos y las diferentes partes del cuerpo. Realizando un masaje en estas zonas de una determinada manera, un reflexólogo puede eliminar bloqueos de energía e incluso curar diversas dolencias.

La reflexología puede ser beneficiosa para muchos trastornos. Fundamentalmente se utiliza para el alivio del estrés, la artritis, el síndrome de intestino irritable, los dolores de cabeza y los problemas premenstruales. No es concluyente la evidencia de su efectividad, aunque aparentemente puede ser beneficiosa para los dolores de cabeza y los dolores premenstruales.

QUÉ ESPERAR DE UNA SESIÓN DE REFLEXOLOGÍA Después de completar su historia médica detallada, tendrá quitarse los calcetines y los zapatos, manteniéndose sentado o echado. Aplicando presión con los dedos, el reflexólogo dará masaje en las superficies seleccionadas de sus pies y, ocasionalmente, de sus manos.

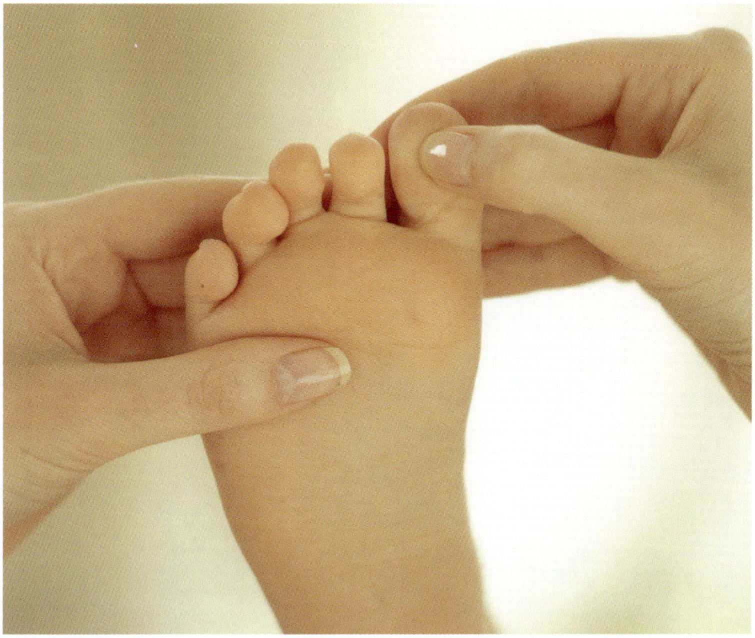

MASAJE DE REFLEXOLOGÍA
Un reflexólogo utiliza la presión del pulgar o de los dedos para dar masaje en zonas específicas de los pies.

El tratamiento generalmente no suele hacer cosquillas –a decir verdad, la mayoría de las personas lo encuentran muy relajante, aunque algunos de los movimientos pueden ser muy firmes e intensos–. Puede necesitar realizar algunas sesiones, generalmente una por semana durante 6 semanas.

CUESTIONES DE SEGURIDAD Las personas con problemas en los huesos o articulaciones de los pies deben ser tratadas con cuidados adicionales.

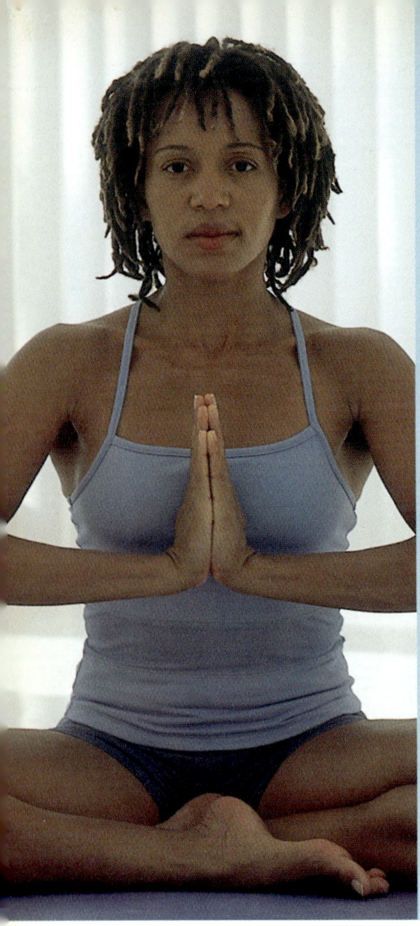

Terapias de movimiento

El hecho de moverse es muy importante para las personas con artritis (véase p. 158). Cuando sus articulaciones están rígidas o doloridas, a menudo las personas evitan usarlas, lo que puede provocar un incremento del dolor y la incapacidad. Las terapias de movimiento, como el yoga, el tai chi y la técnica de Alexander, están dirigidas a enseñar nuevas formas de mantenerse, estirarse y mover el cuerpo. Estos cambios acarrearán mejoras en su postura, lo que no sólo aliviará sus síntomas sino que le producirá una sensación de bienestar general.

Los osteópatas y quiroprácticos recomiendan a menudo a las personas que sufren problemas de espalda que hagan Pilates porque se focaliza en fortalecer un punto central, lo que significa tonificar y fortalecer el abdomen.

Yoga

La práctica del yoga se centra en unificar la mente, el cuerpo y espíritu, de manera que proporcione buena salud y un estado de ánimo relajado. Hay muchos tipos diferentes de yoga, que van desde la relajación hasta lo muy estimulante.

En Occidente, el tipo más común de yoga es el hatha yoga, que se basa en posturas (asanas), la meditación y el control de la respiración (pranayama). Los profesores de yoga le mostrarán cómo estirar y mantener el cuerpo en las diferentes posturas y cómo practicar la respiración y la meditación.

¿PARA QUIÉN ES APROPIADO EL YOGA? El yoga puede ser apropiado para todos, tengan o no artritis. Consulte con su médico primero, mire si el yoga es conveniente para usted y prepárese para practicarlo con regularidad.

¿CÓMO PODRÍA AYUDARME EL YOGA? Se ha demostrado que el yoga mejora el humor y el bienestar. Específicamente, puede ayudar a las personas con hipertensión y rigidez en las articulaciones. Existe un estudio que demuestra que alivia los síntomas de la artritis reumatoide.

CUESTIONES DE SEGURIDAD Debe escoger el nivel correcto de lo que necesita, sin sobrepasarse. Trate de encontrar un instructor cualificado que sepa enseñar yoga a personas con artritis.

Pilates

Esta técnica se centra en una serie de ejercicios diseñados para fortalecer el cuerpo, mejorar la flexibilidad y ayudar con las diferentes posturas. También trabaja la concentración y enseña a respirar de una manera controlada y que se supone beneficiosa. Los ejercicios pueden realizarse sobre esterillas, en casa o en clase o utilizando aparatos especiales en un gimnasio de Pilates. Hay diferentes formas, cada una basada en los ejercicios desarrollados por Joseph Pilates a comienzos de 1920 en Alemania.

¿QUIÉN SE PUEDE BENEFICIAR DE PILATES? El Pilates es apropiado para cualquier persona, incluyendo mujeres mayores y embarazadas y personas con artritis. Es importante elegir el nivel adecuado para las necesidades de cada persona.

¿CÓMO PODRÍA AYUDARME EL PILATES? Los osteópatas y quiroprácticos recomiendan a menudo a las personas que sufren problemas de espalda que hagan Pilates, porque se focaliza en fortalecer un punto central, lo que significa tonificar y fortalecer el abdomen.

Este método también puede ayudar a alinear la pelvis y la columna correctamente. Los movimientos son muy suaves y lentos, aunque se pueden hacer mucho más difíciles cuando se progresa y se desarrolla la fuerza. Un estudio muestra que puede favorecer la movilidad de las articulaciones, pero no existe ninguna investigación acerca sus efectos sobre la artritis.

CUESTIONES DE SEGURIDAD Los ejercicios son relativamente suaves y no debe preocuparse por su seguridad. Como todas las formas de ejercicio, evite movimientos que le causen dolor, principalmente si tiene articulaciones inflamadas.

CONSEJOS

CUESTIONES DE SEGURIDAD

En todas las terapias de movimiento debe de asegurarse de:

- Escoger el nivel correcto y no sobrepasarse.
- Mueva solamente su cuerpo y sus miembros en un rango que sea cómodo para usted. No hay que practicar el «sin dolor no se avanza».
- Deje de hacer cualquier movimiento que le cause dolor o incomodidad.
- Dígale a su instructor antes de comenzar la clase que tiene artritis y explíquele cómo le afecta.

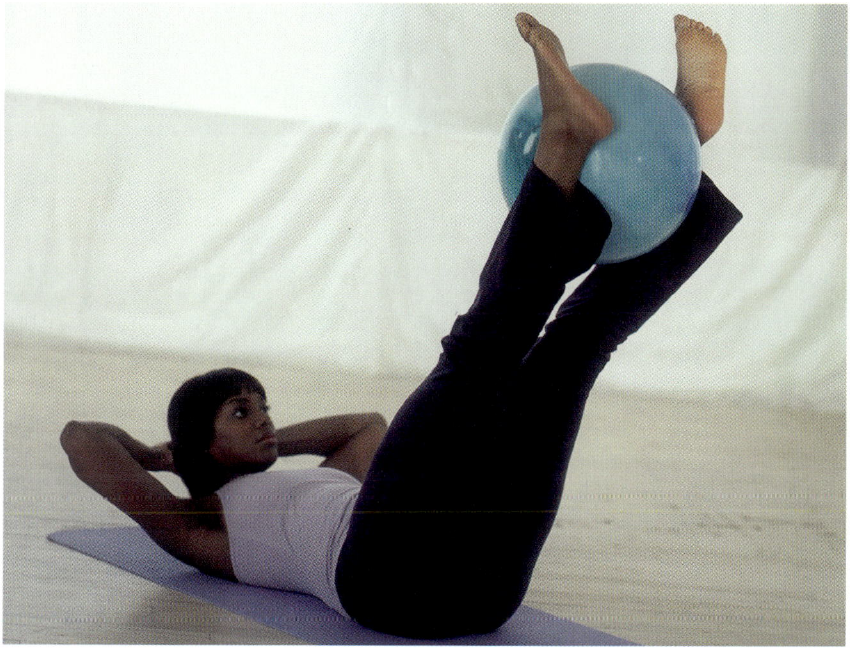

EJERCICIO DE PILATES
No se necesita un equipo especial para practicar Pilates en casa, aunque son útiles una esterilla, una toalla enrollada y una pelota.

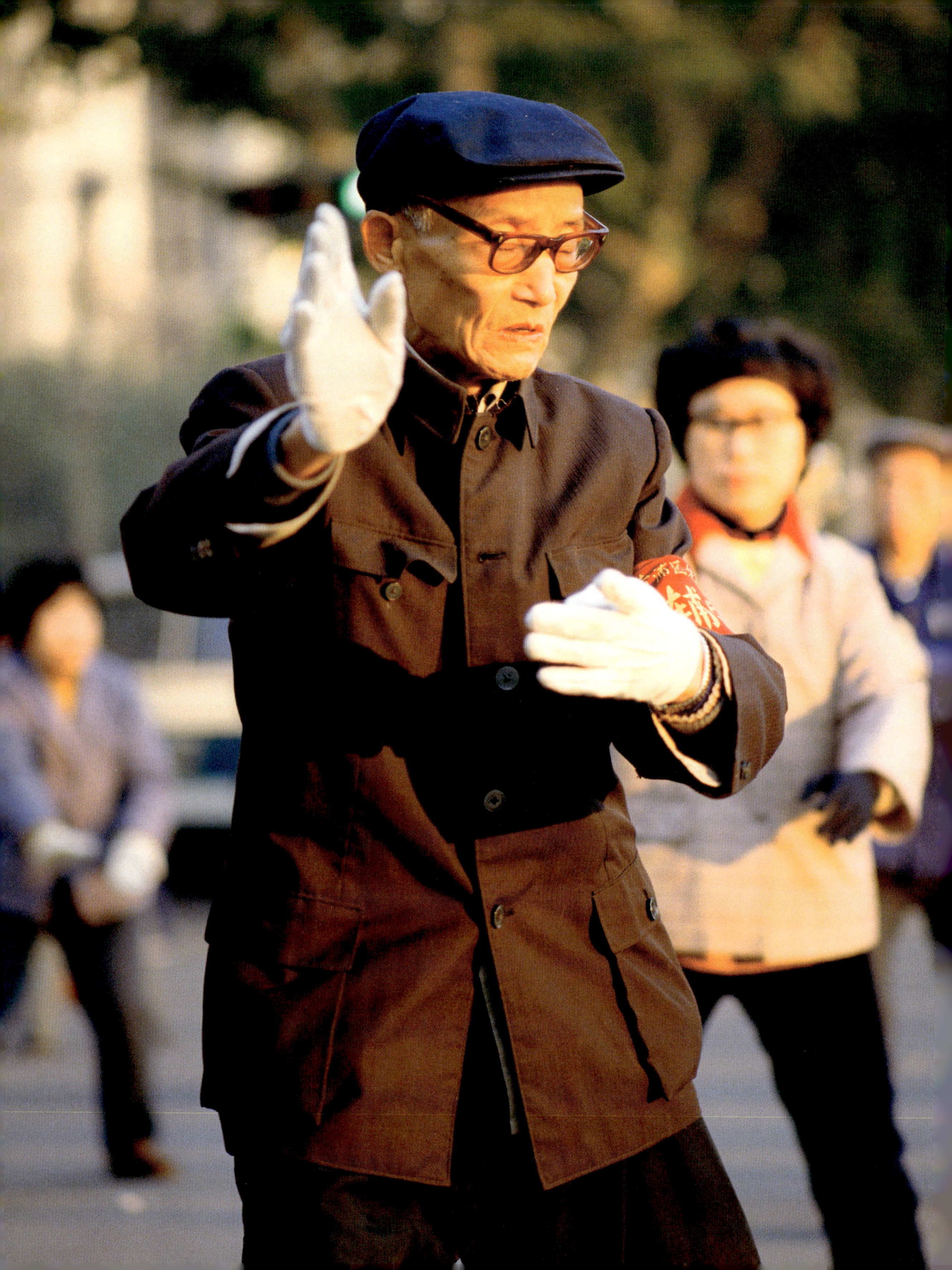

Tai chi

El tai chi es un sistema de movimientos y posturas con raíces tanto en las artes marciales como en la filosofía china antigua. Fue concebido para mejorar la fuerza y la flexibilidad y promover el bienestar a través de la armonía corporal. Como la acupuntura (véase p. 123), el tai chi expresa el principio de que la falta de armonía entre las fuerzas del *yin* y el *yang* produce alteraciones de la salud, incluyendo el dolor y la enfermedad.

El tai chi se enseña en clases pequeñas en las que ciertos movimientos lentos se combinan con la respiración profunda y la concentración. Si el tai chi le va bien, deberá practicarlo durante un rato todos los días y convertirlo en un compromiso para toda la vida.

■ **¿PARA QUIÉN ES APROPIADO EL TAI CHI?** El tai chi es apropiado para todos, incluyendo personas mayores y personas con artritis.

■ **¿CÓMO PUEDE AYUDARME EL TAI CHI?** El tai chi es una técnica fácil de aprender, puede aliviar el dolor y el estrés y producir paz interior. Puede ayudarle a alinear su columna y hacer que muchas de sus articulaciones se muevan dentro de su rango normal.

Se ha demostrado que el tai chi ayuda a desarrollar el equilibrio y la fuerza, de manera que mejora la confianza y reduce las caídas en las personas mayores. También ha ayudado a personas con depresión y fatiga y puede mejorar la función del corazón y de los pulmones de las personas mayores. Un prueba realizada con personas mayores con osteoartritis de rodilla demostró que se obtuvieron beneficios del aprendizaje del tai chi.

■ **CUESTIONES DE SEGURIDAD** Consulte con su médico antes de comenzar a practicar tai chi y hable también primero con su instructor.

TAI CHI AL AIRE LIBRE
Todos los días los chinos se reúnen fuera de la casa, en el parque o en la calle, para practicar las posturas del tai chi.

Qi gong

El qi gong, o chi kung, es una técnica tradicional china que combina la meditación y el movimiento para revitalizar y aliviar la tensión de las enfermedades crónicas.

■ **¿PARA QUIÉN ES APROPIADO EL QI GONG?** Al igual que el tai chi, el qi gong es apropiado para todos, incluidas las personas de edad y las personas con artritis.

■ **¿CÓMO PODRÍA AYUDARME EL QI GONG?** El qi gong se utiliza en la medicina tradicional china para muchas enfermedades. Algunas pruebas indican que el

P&R

¿Podrían los movimientos del tai chi ayudarme a combatir mi artritis?

Trate de pensar en la enfermedad no en términos de lucha –no está siendo «atacado», ni tiene que «conquistar» su enfermedad–. Aunque el tai chi tiene sus raíces en las artes marciales, sus movimientos son cuidadosos, no son agresivos. Ellos le animarán a centrar sus energías físicas y mentales de forma tal que le ayudarán a proteger su salud.

El tai chi se enseña en clases pequeñas en las que se combinan ciertos movimientos lentos con respiraciones profundas y concentración.

qi gong puede ayudar a personas con hipertensión, aunque la investigación realizada hasta el momento es limitada.

El qi gong puede ayudarle a relajarse, lo que podría, en teoría, ayudarle a manejar el dolor o el estrés, pero no hay ninguna prueba científica que respalde esto.

■ **CUESTIONES DE SEGURIDAD** Intente encontrar un instructor cualificado que pueda enseñar qi gong a personas con artritis.

En raras ocasiones pueden agravarse los síntomas de personas con enfermedades psiquiátricas. Si tiene un trastorno psiquiátrico, hable con su médico antes de probar el qi gong.

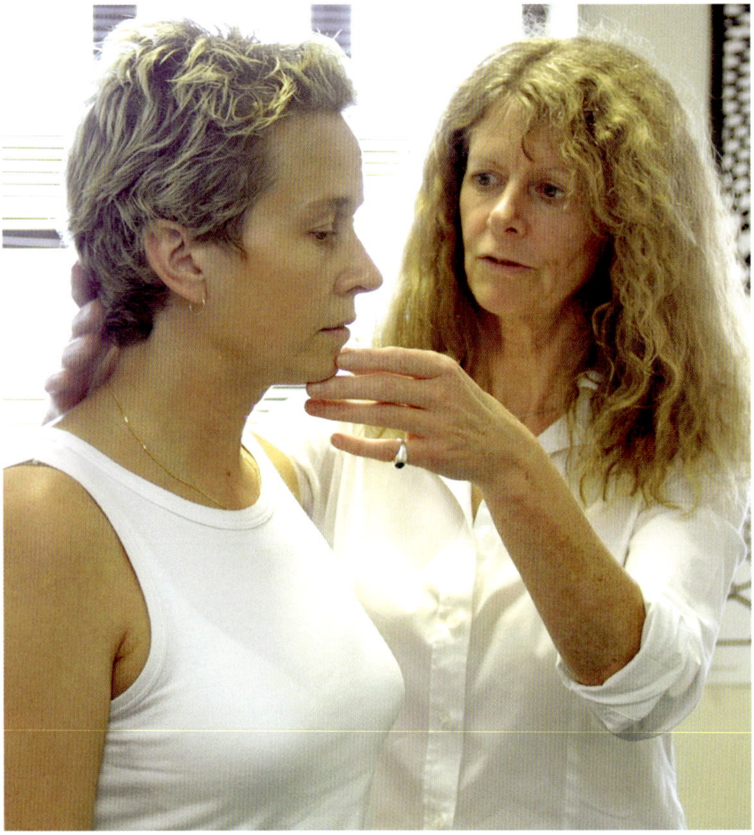

CORREGIR UNA MALA POSTURA
Un profesional de la técnica de Alexander puede ayudarle a corregir sus malas costumbres posturales y aprender nuevas formas de sentarse y de estar de pie que eviten la tensión.

Técnica de Alexander

La técnica de Alexander es una manera de aprender a mantener y mover el cuerpo correctamente con el propósito de que pueda mejorar su postura, equilibrio y coordinación. El actor australiano Frederick Alexander desarrolló la técnica a principios del siglo XX, tras sufrir problemas con su voz.

Después de observarse en un espejo, se dio cuenta de que estaba sujetando su cuello en una posición tensa y se preguntó si ésta era la raíz de su problema. Gradualmente trabajó para resolver el problema creando una serie movimientos que modificaran la manera de sujetar su cabeza, cuello y columna.

La técnica de Alexander se enseña a menudo en las escuelas de teatro como una manera de ayudar a los estudiantes a aprender a moverse y a utilizar sus cuerpos libremente, además de ayudarles con los problemas de voz. Algunos deportistas también utilizan esta técnica.

■ **¿CÓMO PODRÍA AYUDARME LA TÉCNICA DE ALEXANDER?** La técnica está basada en la idea de que la cabeza, el cuello y la columna desempeñan un papel preponderante en la flexibilidad y en la salud del cuerpo en general. Con el paso de los años, probablemente haya desarrollado maneras inadecuadas de sentarse, de estar de pie y de moverse. Inconscientemente puede ser que se ponga tenso con las preocupaciones o adopte malas posturas que afecten a la manera de mover su cuerpo.

Los profesores del método de Alexander trabajan con las personas individualmente y utilizan sus manos con suavidad para enseñarle cómo corregir los problemas posturales y utilizar su cuerpo de la manera más «natural».

Se ha demostrado que la técnica beneficia a las personas con problemas respiratorios y dolor de espalda, y que trabaja sobre el sistema nervioso autónomo del cuerpo para ayudarle a aliviar el estrés y la ansiedad.

■ **CUESTIONES DE SEGURIDAD** Consulte con su médico antes de comenzar.

Método Feldenkrais

Esta terapia es similar a la técnica de Alexander en lo que respecta a la enseñanza de patrones de movimiento que ayudan a aliviar problemas de salud y a maximizar su flexibilidad. El método fue desarrollado por el físico israelí Moshe Feldenkrais después de sufrir una lesión muy seria de rodilla.

En una clase pequeña, conocida como «Toma de conciencia a través del movimiento», se aprende a practicar una serie de movimientos suaves que se pueden realizar mientras se está sentado, de pie o echado. Por otra parte, puede asistir a consultas individualizadas, conocidas como «Integración funcional», en las que el profesor, directamente, utiliza sus manos para guiarle. También podría recibir un masaje.

■ **¿CÓMO PODRÍA AYUDARME EL MÉTODO FELDENKRAIS?** Las personas pueden aprender el método Feldenkrais por muchas razones, como la rehabilitación después de un accidente, la reducción del estrés y la ansiedad o el alivio el dolor. Hay pruebas de que puede ser algo beneficioso para los dolores de la parte baja de la espalda y también para el dolor del hombro y del cuello.

■ **CUESTIONES DE SEGURIDAD** No existen problemas conocidos respecto a su seguridad, pero si ha sufrido una lesión o está recuperándose de una operación, consulte primero con su médico.

Método Trager

Los defensores del método Trager creen que la mala salud y la tensión provienen de la mente inconsciente. El método fue desarrollado por Milton Trager, un boxeador que se hizo médico y se dio cuenta de que una gran cantidad de movimientos y técnicas de manipulación podían cambiar hábitos mentales y físicos poco saludables.

Una sesión del trabajo del método Trager consiste en tumbarse en una mesa forrada en un estado semimeditativo, mientras el terapeuta mueve su cuerpo de una determinada manera utilizando técnicas de mecer, pequeñas sacudidas o estiramientos.

También puede practicar una serie de ejercicios mentales, conocidos como «Mentastics», en casa. Consiste, por ejemplo, en cambiar la forma en la que soporta su peso para mantener el cuerpo «más libre».

■ **¿CÓMO PODRÍA AYUDARME EL MÉTODO TRAGER?** Existe muy poca investigación, a pesar de que un estudio indica que el método Trager podría beneficiar a las personas con dolor de espalda.

■ **CUESTIONES DE SEGURIDAD** Consulte con su médico antes de empezar.

Los profesores del método de Alexander trabajan con las personas individualmente y utilizan sus manos con suavidad para enseñarle cómo corregir los problemas posturales y a utilizar su cuerpo de la manera más «natural».

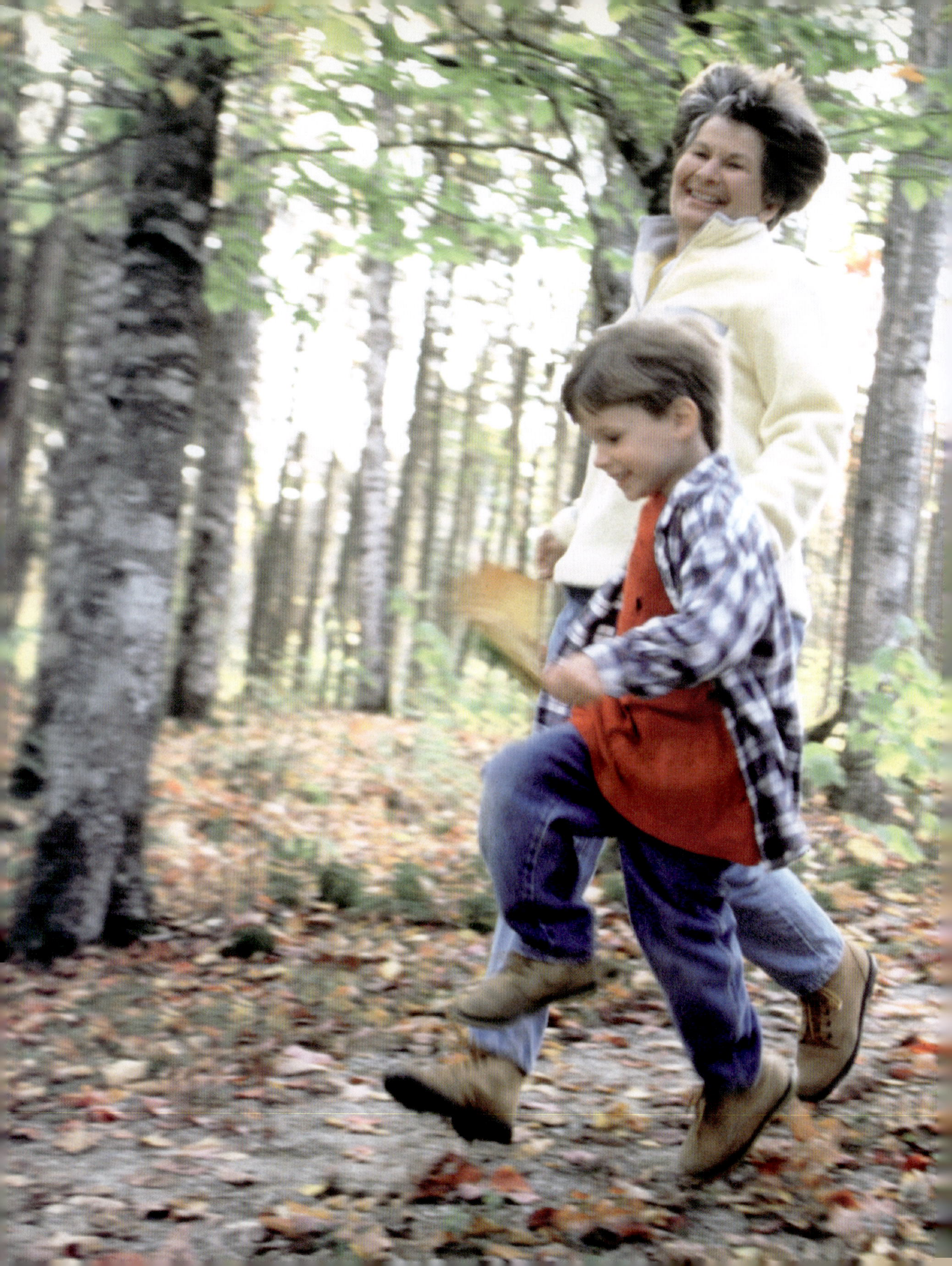

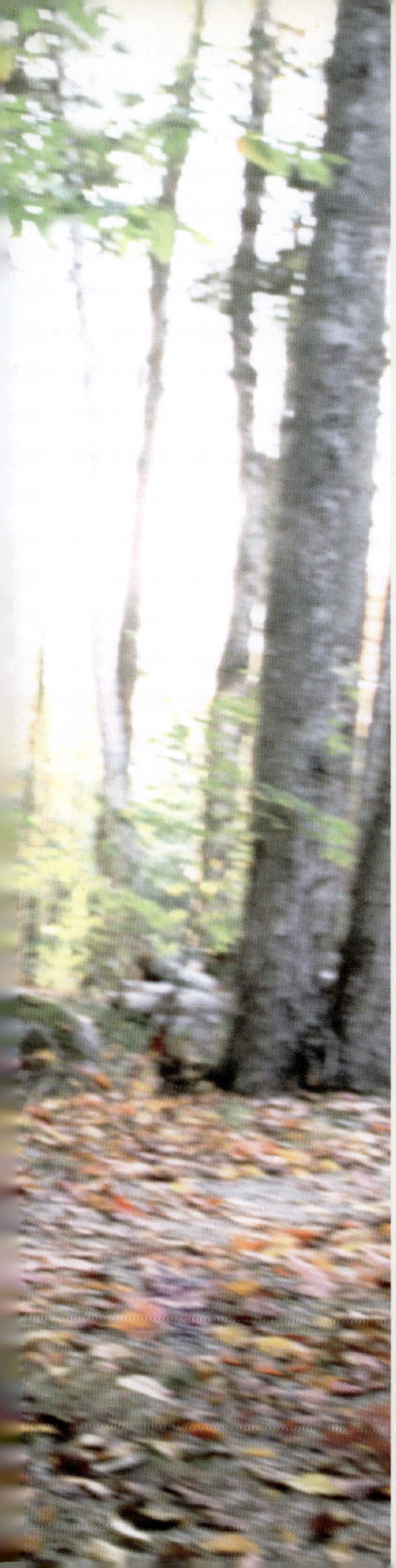

La vida con artritis

Si le han diagnosticado una artritis tendrá que realizar cambios en su estilo de vida. La magnitud de los cambios dependerá del tipo de artritis que usted tenga y de cómo le afecte. Las personas con una enfermedad leve necesitarán realizar menos cambios que aquellas que estén más afectadas, que deberán realizar cambios importantes.

Los terapeutas ocupacionales, fisioterapeutas y muchos otros profesionales pueden darle consejo y guía para que pueda controlar su artritis y arreglar los asuntos que aparezcan en el día a día. Incluimos aquí el impacto de la artritis en su trabajo, en las actividades domésticas, en la conducción, en la vida familiar y en las relaciones personales.

Un aspecto de la artritis que puede ser difícil es no saber cuánto tiempo va a durar o cuándo va a surgir un episodio de dolor, de hinchazón o inflamación. Enfrentarse a estos episodios puede ser estresante, por lo que es bueno aprender a practicar técnicas que no sólo le ayuden a enfrentar el dolor y el estrés, sino que protejan sus articulaciones de posibles daños.

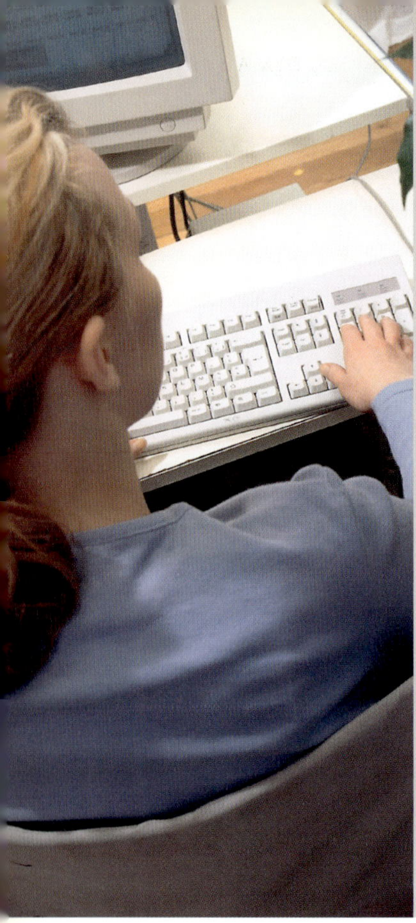

El día a día

El dolor, la rigidez y otros síntomas de la artritis pueden tener un impacto importante en la forma en la que usted vive el día a día. El trabajo se puede ver comprometido y la vida doméstica cotidiana deberá experimentar algunos cambios. Esto no es motivo para desesperarse porque normalmente existen ayudas. Las leyes protegen su derecho al trabajo, los terapeutas ocupacionales pueden ayudarle a solucionar los problemas prácticos y la familia y los amigos le proporcionarán un soporte total. Para aquellos que aprecian su independencia hay una gran cantidad de utensilios adaptados a sus necesidades y también consejos para ahorrarle energías y hacerle su vida mucho más fácil.

Es importante identificar y catalogar los problemas potenciales lo antes posible.

El trabajo

Una de las primeras cosas que le preocuparán si le han diagnosticado una artritis será la repercusión sobre su trabajo o sobre las posibilidades de conseguir uno. Hay algunas preguntas relacionadas con el trabajo que es lógico plantearse, como si su jefe será comprensivo o de qué forma va a desempeñar algunos aspectos de su trabajo.

Antes que nada, que no cunda el pánico. Algunas personas y organizaciones pueden ayudarle si está teniendo problemas (véase ¿Quién le puede ayudar?, p. 135). En España, la legislación prevé medidas y ayudas para las personas con una minusvalía física igual o superior al 33 por 100 reconocida por la Seguridad Social, así como para los pensionistas de la Seguridad Social con una pensión de incapacidad permanente en el grado de total, absoluta o gran invalidez. Si éste es su caso, consulte en la Consejería de Asuntos Sociales de su comunidad autónoma cuáles son las ayudas que le corresponden y las medidas que pueden tomarse en su entorno laboral.

Adaptar el lugar de trabajo

Si la artritis no compromete su trabajo excesivamente, es importante identificar y catalogar los problemas potenciales lo antes posible. Si no puede, pida consejo independiente (véase ¿Quién le puede ayudar?, derecha).

La ley 51/2003 establece que los poderes públicos establezcan medidas contra la discriminación y medidas de acción positiva. En ocasiones, y según la legislación de cada comunidad, esto puede suponer ayudas financieras para que en su entorno laboral se realicen las adaptaciones necesarias para que pueda realizar su trabajo en las mejores condiciones posibles. Algunos ejemplos podrían ser:

- Cambios en su ambiente de trabajo, como cambios ergonómicos para su puesto de trabajo, puertas que se abren automáticamente, un lugar asignado de aparcamiento y cambios apropiados en el edificio.
- Cambios en sus obligaciones.
- Cambios en los horarios, como nuevos horarios de trabajo, trabajo flexible y cambio de turno.
- La compra de equipos modificados y dispositivos de asistencia, como una pluma gruesa, un dictáfono o un software que se active por la voz si le resulta difícil escribir.
- La asignación de un trabajador de soporte que trabaje con usted para llevar a cabo el trabajo.

La vuelta al trabajo

Si ha estado un tiempo sin trabajar –ya sea por una intervención quirúrgica o por un brote de su enfermedad, por ejemplo– una vuelta exitosa puede depender de varios factores, incluyendo la naturaleza del trabajo, la gravedad de la artritis y el tiempo que ha estado ausente.

Cuéntele a su jefe el problema de su artritis y coméntele los tipos de cambios que necesita. Sugiera un regreso gradual en relación con el horario y las responsabilidades y pídale que se efectúe una revisión periódica. Si sólo puede trabajar algunas horas, calcule el mínimo que necesita para vivir. Su terapeuta ocupacional puede darle soporte y el consejero de empleo para discapacitados puede aconsejarle (véase ¿Quién le puede ayudar?, abajo).

¿QUIÉN LE PUEDE AYUDAR?

Usted y su jefe deben de ser capaces de solucionar los problemas que surjan en el trabajo. Si necesita ayuda extra, las personas y organizaciones que se citan a continuación pueden ayudarle, informarle y/o darle consejos prácticos acerca de cómo trabajar con artritis. Necesita el máximo de información y de asesoramiento posibles para afrontar la situación y, si es necesario, para tomar una decisión acerca de su futuro.

PROFESIONAL	QUÉ OFRECEN
Medicina de empresa	Pida que le realicen una evaluación de su salud ocupacional. Muchas compañías y organizaciones tienen médicos y enfermeras, así como asesores, fisioterapeutas y terapeutas ocupacionales. Solicite una entrevista con alguno de ellos.
Profesionales de la salud	Su médico de cabecera y el reumatólogo pueden darle asesoramiento e información.
Terapeuta ocupacional de reumatología	Asesoramiento e información sobre cuestiones de trabajo. Algunos ofrecen un servicio suplementario, como llevar a cabo una evaluación del trabajo, un informe de trabajo con recomendaciones, etcétera.
Consejería de Asuntos Sociales de su comunidad autónoma	Pueden asesorarle sobre las ayudas y medidas disponibles, como subvenciones, para que su trabajo pueda adaptarse mejor a sus necesidades.
Centro Estatal de Autonomía Personal y Ayudas Técnicas (CEAPAT)	

Las tareas domésticas

Las tareas domésticas que implican inclinarse, levantarse, empujar, sujetar y transportar pueden pasar factura sobre las articulaciones doloridas e irritadas y dejarlas sin energía para sus actividades de ocio más placenteras.

Piense en la manera más fácil de hacer las cosas. Trate de sentarse mientras está preparando la comida. Use equipos de ahorro de energía, como un microondas o un abrelatas eléctrico.

ENFRENTÁNDOSE A LAS TAREAS DOMÉSTICAS

Limpiar, ordenar, hacer la comida, lavar, planchar y otras muchas tareas constituyen el trabajo que hay que realizar en la casa que puede ser, en el mejor de los casos, cansado. Hay una serie de consejos para que ahorre energía, proteja sus articulaciones y facilite su quehacer diario.

CONSEJO	ACTIVIDAD
Planifique	Haga una lista de los trabajos de casa y planifique hacerlos poco a poco a lo largo de los días y no todos de una vez. Planifique el resto de los días y haga una lista de ayudantes potenciales.
Adminístrese	Tómese descansos con regularidad cuando haga tareas caseras. Sea sistemático y evite desplazamientos innecesarios por la casa.
Postura y posición	Mantenga una postura correcta y relajada, doblando las rodillas en vez de la espalda. Cambie de posición con frecuencia y evite agarrar con fuerza las cosas durante mucho tiempo –por ejemplo limpiando o fregando cazuelas.
Consiga ayuda	Pida a su familia o amigos que le ayuden con las tareas más duras o, si puede, contrate un empleado para la limpieza.
Almacenamiento	Almacene las cosas que utilice con frecuencia en el armario a la altura de su pecho. Tire las botellas viejas que no utiliza y mantenga los armarios arreglados.

Las herramientas bien diseñadas requieren menos esfuerzo para su utilización y son menos estresantes para sus articulaciones. Un buen ejemplo son las empuñaduras rugosas en las herramientas manuales, como en los cuchillos de cortar y en los destornilladores o en los pomos de las puertas y en los grifos. Si tiene las muñecas o las rodillas doloridas, colóquese una tablilla o férula de soporte.

■ **LIMPIEZA** Trate de mantener una postura vertical, doblando las rodillas en vez de la espalda y no intente limpiar toda casa en un abrir y cerrar de ojos. Una aspiradora vertical ligera puede ser más fácil de usar. Verifique, antes de comprarse una, que puede agarrar el asa, manejar los controles y cambiar las bolsas fácilmente. Pida a alguien que le suba la aspiradora a la parte superior de las escaleras o, aún mejor, tenga otra arriba permanentemente.

Doblarse para recoger objetos del suelo puede ser difícil. Pueden serle útiles un palo que recoja o un recogedor de palo largo y un cepillo. Para ahorrar viajes de subida y bajada de escaleras cuando ordene, recoja las cosas en un canasto al pie de la escalera y súbalos de una vez.

■ **LAVAR LA ROPA SUCIA** Las lavadoras y las secadoras de carga frontal son más fáciles de manejar si están sobre un pedestal firme. Si prefiere colocar la ropa para que se seque en una cuerda, utilice sujetadores de presión en lugar de los de pinza. Si extender la mano hacia arriba le resulta difícil, trate de colgar su ropa utilizando un tridente. Puede bajar la cuerda para colgar la ropa y subirla después para que se seque.

A la hora de planchar, utilice un apoyo para la muñeca, use una plancha ligera y siéntese en un taburete (véase p. 176). Planche un poco cada vez y, si puede, deje la tabla puesta. Muchas telas sintéticas no necesitan plancharse.

■ **HACER LAS CAMAS** Puede ser más fácil manejarse con telas sintéticas elásticas, sábanas ajustables y edredones ligeros. Los sujetadores de velcro en las fundas son más fáciles de manejar que los de presión.

■ **COCINAR** Si cocina con frecuencia, y puede permitírselo, compre herramientas eléctricas que pesen poco para remover, cortar, rallar y batir la comida. Utilice un cuchillo y un pelador de verdura con un mango rugoso.

Escoja aparatos, como una olla y un microondas, que pueda alcanzar con facilidad y que sean sencillos de usar. Utilice para cocinar cacerolas que pesen poco, preferentemente con dos asas.

Para evitar levantar cacerolas con agua hirviendo, cueza al vapor o cocine sus verduras en el microondas. Si utiliza una cacerola, ponga un cesto en su interior. Cuando las verduras estén hechas puede retirar el cesto y dejar que la cacerola de agua se enfríe. Como alternativa utilice una cuchara ranurada.

Si no come en la cocina, un carrito puede serle de utilidad para llevar la comida a otra habitación. Guarde comida congelada para los «días malos».

■ **LAVAR** La mayoría de los utensilios van al lavavajillas, pero si lava y seca a mano, apoye las cacerolas en el fregadero o en el escurridor. Si tiene que encorvarse sobre el fregadero, coloque un recipiente boca abajo bajo el recipiente que esté lavando; se inclinará menos.

■ **LAS COMPRAS** Las compras por Internet y los servicios de entrega a domicilio han hecho que este trabajo sea más fácil para muchas personas. La mayoría de los supermercados le empaquetarán los alimentos y se los llevarán a casa. También disponen de carritos con enganche para las sillas de ruedas. La movilidad por la tienda y los estacionamientos para minusválidos están asegurados en la mayoría de las áreas.

■ **EL TRABAJO EN EL JARDÍN** Adaptando las ideas mencionadas anteriormente, puede arreglar el jardín y realizar las tareas de mantenimiento.

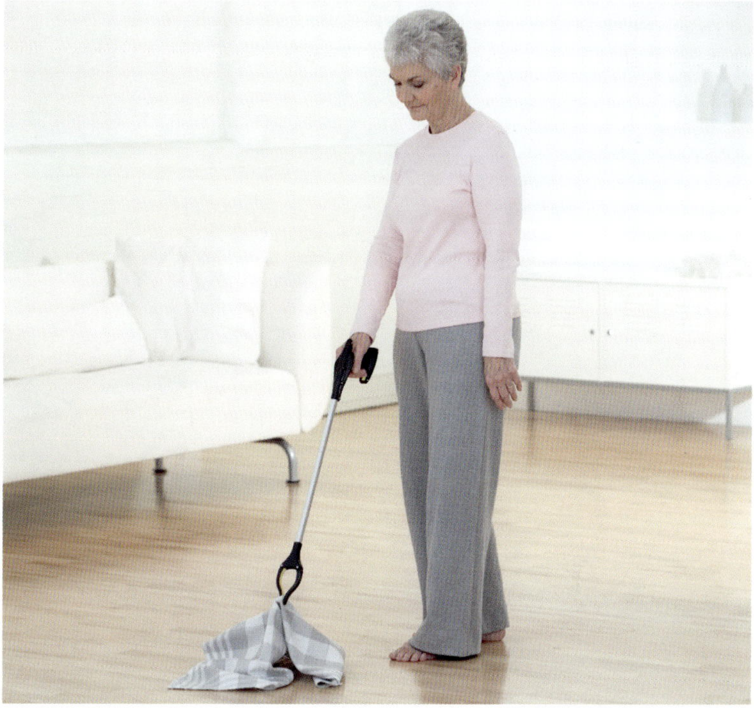

PALO RECOGEDOR
Puede evitar el dolor de agacharse para recoger cosas del suelo si utiliza un palo recogedor.

SOLVENTANDO LOS PROBLEMAS DEL DÍA A DÍA

La mayoría de los dispositivos o aparatos de asistencia están basados en el sentido común o son el resultado de soluciones ingeniosas. Se han probado todas las maneras posibles de ayudarle a solucionar problemas manuales y conseguir que pueda realizar las actividades diarias, rutinarias para las personas que no tienen artritis.

ACTIVIDAD	PROBLEMA	SOLUCIÓN
Escribir	Debilidad para apretar debido al dolor de la muñeca y de los dedos.	Un adaptador de goma para lápices que permite relajar la mano al escribir.
Pelar patatas	Agarrar y dar vueltas al pelador.	Escoja un pelador de mango ancho (disponible en grandes tiendas).
Lavar y secarse los pies, la nuca y la espalda	Llegar a esas partes se convierte en una misión complicada debido al dolor.	Lavarse con una esponja con un mango largo. Secarse con una toalla ligera o un albornoz de baño.
Utilizar las llaves	Agarrar y dar la vuelta a la llave.	Coloque un mango a su llave para girarla mejor.
Coger cosas del suelo	Alcanzarlas.	Utilice un palo recogedor (véase p. 137).

Tablillas (férulas)

La correcta colocación de una tablilla o férula puede mantener y proteger las articulaciones inestables y dolorosas del cuerpo, como muñecas, manos, dedos, rodillas y tobillos. Las férulas pueden ayudarle a andar, sujetar, coger objetos y a aliviar el dolor y la hinchazón de la artritis. Puede comprarlas ya hechas, prefabricadas, o puede pedirle al terapeuta ocupacional o al fisioterapeuta que le hagan una especial a su medida.

Adaptaciones de la casa

Puede que desee modificar su casa para mejorar su habilidad para moverse en ella. Por ejemplo, si tiene artritis de cadera, rodillas o tobillos, puede tener problemas para levantarse de su asiento o subir peldaños y escaleras.

Si están afectados sus hombros o manos, puede descubrir que alcanzar cosas en la alacena, poner en marcha aparatos eléctricos o abrir grifos, supone un problema.

Los accesos a su casa y alrededores

Una barandilla entre la puerta de la calle y la de su casa le ayudará a subir los escalones de su casa. Podría necesitar una rampa –se recomienda una pendiente del 8 por 100 si utiliza silla de ruedas–. Para las escaleras, un pasamanos adicional podría ser todo lo que necesite para sujetarse. En el mercado hay muchos tipos de elevadores de escaleras para aquellos que necesitan más ayuda y, para los usuarios de sillas de ruedas, resultará útil un montacargas.

Si utiliza un andador o una silla de ruedas dentro de casa, necesitará algo más de espacio para girar en una habitación y moverse de una habitación a otra. Tirar una pared puede mejorar su acceso y movilidad por la casa.

Los beneficios de elevar asientos y sanitarios

Las personas con artritis descubren que una silla diseñada con asiento y respaldo altos, así como con apoyabrazos, es un lugar más cómodo para sentarse. También es más fácil levantarse de una silla como ésta que de otra más baja. Puede elevar el asiento de su silla colocando un almohadón o encajando un dispositivo específico bajo ella para que la eleve. Un sillón eléctrico reclinable con un elevador de piernas es lo ideal.

Su aseo puede elevarse poniéndole una tarima debajo o equipándolo con un asiento que lo levante. Puede o no tener railes. Por otra parte, puede tener una barandilla en la pared que le ayude a levantarse del aseo. Si la artritis le afecta los brazos y las manos, los aseos pueden estar equipados con una instalación especial de lavado y secado.

Las camas pueden levantarse sobre bloques para ayudarle a ponerse de pie cuando se levanta. Puede ser conveniente tener un pasamanos en la cama que le ayude a sentarse cuando está tumbado. Para hacerlo más fácil, trate de utilizar una almohada mecánica o un elevador de colchón.

Es más fácil ducharse que bañarse y es más sencillo acceder a una ducha de las de plato. Una barandilla en la pared o un asiento pueden serle útiles en la ducha o en el baño. Si prefiere estar a remojo en un baño templado y necesitar más ayuda para salir, pruebe un asiento de baño a motor con o sin respaldo reclinable.

Diseño ergonómico

Un buen diseño ergonómico de su casa puede suponer la modificación de la altura de las superficies de trabajo y los armarios de cocina, subir o bajar aparatos y enchufes para permitirle el acceso y asegurarse de que los mandos y las asas son fáciles de agarrar. El fregadero, el fogón y la superficie de trabajo del «triángulo de trabajo» de su cocina deben estar cercanos

La correcta colocación de una tablilla o férula puede mantener y proteger las articulaciones inestables y dolorosas del cuerpo.

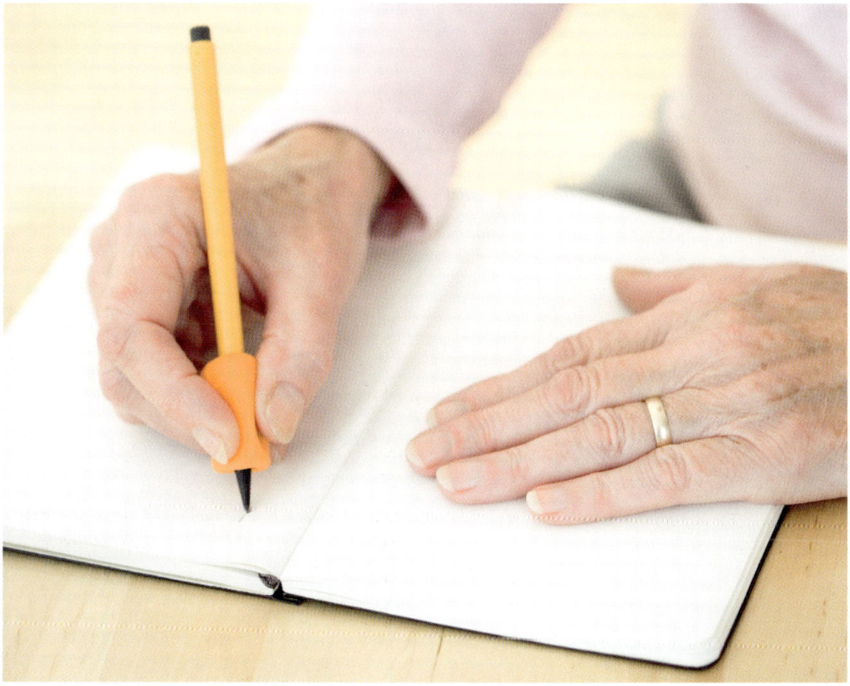

MANGO DE GOMA
La escritura es más sencilla utilizando un adaptador de goma, ya que no tiene que presionar con fuerza y, por tanto, sentirá menos dolor y cansancio.

CONSEJOS

SELECCIONAR DISPOSITIVOS AUXILIARES

- Elija productos que pesen poco, bien diseñados, con un buen mango y fáciles de manejar.
- Un mango rugoso o unas asas aumentan la posibilidad de hacer fuerza si tiene dificultades para apretar.
- Tenga en cuenta la postura que deberá adoptar para utilizarlos: un aspirador con mango vertical será mejor para su espalda que uno que requiera que se incline.
- Pídale a un terapeuta ocupacional que le ayude a escoger lo que necesite y que le enseñe a utilizarlo.
- Pida asesoramiento en tiendas especializadas y en centros de asistencia a discapacitados.
- Pruebe antes de comprar y mire en otras tiendas. Asegúrese de que los productos comprados por correo se pueden devolver si no le satisfacen.

entre ellos, a la misma altura y sin obstáculos.

Dispositivos auxiliares

Utilizar dispositivos auxiliares o mecanismos adaptados a sus necesidades le ayudará a enfrentar las dificultades que la artritis pudiera causarle. Pueden ser productos familiares, de los que encontramos en cualquier tienda de una calle comercial o diseñados específicamente para ayudarle a superar la incapacidad.

Por ejemplo, los abrelatas eléctricos están disponibles en todos lados y reducen el esfuerzo que requiere uno manual. Sin embargo, necesitará encontrar una tienda o un proveedor especializados para comprar un ayudador para ponerse los calcetines (ayuda a ponerse los calcetines cuando no se pueden alcanzar los pies).

El CEAPAT (Centro Estatal de Autonomía Personal y Ayudas Técnicas) puede asesorarle con los equipos y las ayudas. Los servicios sociales pueden facilitarle un listado de equipos especializados.

Cuidado personal

El dolor y la rigidez de los hombros, espalda y caderas pueden hacer que le resulte difícil extender el brazo para ponerse los zapatos y las medias o extender el brazo hacia arriba para cepillarse el pelo o ponerse la ropa por la cabeza.

Hay algunos artilugios de brazo largo que le ayudarán con la mayoría de los problemas –por ejemplo, calzadores de mango largo para los zapatos, esponjas, cepillos del pelo y «una mano amiga»–. Un palo con un gancho al final y un dedal de goma en el otro extremo puede ayudarle a subirse los pantalones desde los pies o a sacarse la camisa de los hombros. Es mejor escoger ropa con pocas abotonaduras si tiene dificultades para agarrar.

Los botones en forma de gancho pueden serle de ayuda y hacer un lazo sobre una cremallera da un mejor agarre. Escoja mangos rugosos o utilice cepillo de dientes o maquinilla de afeitar eléctricos. Pruebe a usar servilletitas húmedas si tiene dificultades para utilizar papel higiénico normal.

Necesidades generales del hogar

Existe una amplia gama de artilugios para ayudarle con muchas de las tareas domésticas:

- Abridores de tarros, botellas y latas.
- Peladores, cubiertos rugosos y cuchillos ergonómicos con mangos verticales.
- Artilugios para grifos, pomos, llaves y tapones.
- Palas y cepillos con mangos largos.
- Hervidores.
- Tijeras de apertura automática.

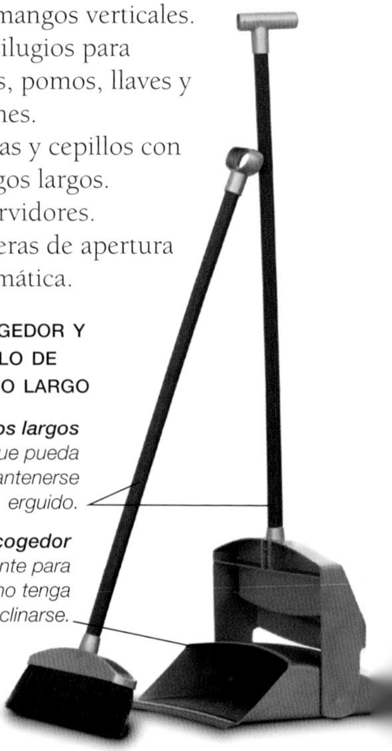

RECOGEDOR Y CEPILLO DE MANGO LARGO

***Mangos largos** para que pueda mantenerse erguido.*

***Recogedor** batiente para que no tenga que inclinarse.*

MULTICORTADOR

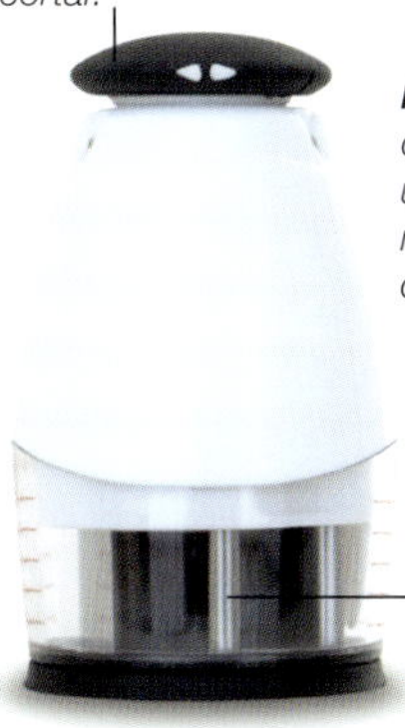

PELADOR DE FRUTA Y VERDURA

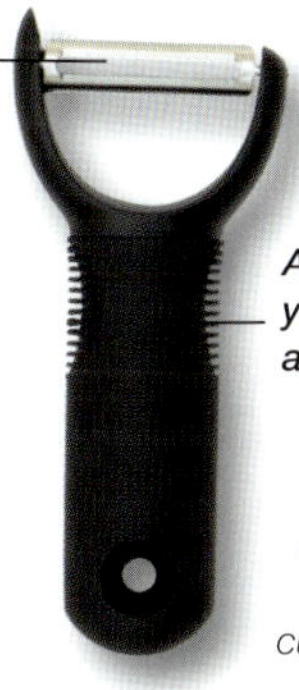

TIJERAS DE APERTURA AUTOMÁTICA

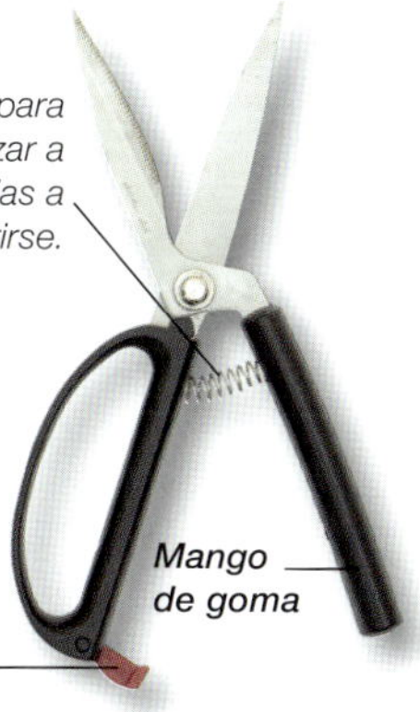

ABRIDOR DE TARROS Y BOTELLAS

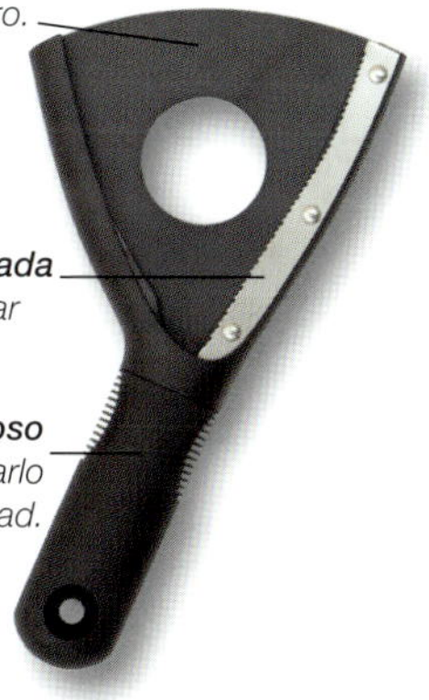

• Manivelas para girar tanto pomos, como el disco de marcado del teléfono.
• Atriles y mangos de goma para lápices.
• Apoya-muñecas, teclados adaptados y ratones para ordenadores.

La vida familiar y el cuidado de los niños

La formación de una familia puede constituir unos de los hechos más provechosos y productivos de la vida. Sin embargo, las familias exigen mucho, tanto en aspectos físicos como emocionales. El dolor, la fatiga y la incapacidad producida por la artritis pueden interferir con su papel de padre/madre activo.

Un estudio realizado en abuelos y padres con artritis reveló que los problemas más comunes del cuidado infantil eran levantar a un bebé o a un niño del suelo o de la cama, animar a los niños para que ayudaran con los quehaceres domésticos y tener la energía suficiente para estar con ellos (véase El cuidado de los bebés y de los niños, derecha). La artritis tiene un impacto sobre la forma en la que los miembros de la familia se sienten y se relacionan entre sí, cómo se asumen los papeles y las responsabilidades y sobre cómo se toman las decisiones.

Si usted es un padre/madre con artritis, puede sentirse culpable por ser incapaz de hacer todo lo que piensa que debería hacer en relación con su familia. Puede que no sea capaz de llevar a los niños a la escuela, jugar al fútbol con ellos porque le duelen las rodillas o salir de casa con su pareja porque se siente demasiado cansado.

Al mismo tiempo, el dolor y la inflamación que siente pueden hacerle más irritable y puede tratar de desquitarse con aquellos que están más cerca de usted o rechazarlos cuando le brindan ayuda o apoyo.

Miembros de la familia que normalmente están deseosos de ayudarle pueden, inconscientemente, contribuir a sus sentimientos de indefensión,

HERRAMIENTAS DE COCINA Una variedad de utensilios de cocina pueden hacer que muchas tareas que realiza para preparar la comida sean más fáciles y menos dolorosas.

CONSEJOS

EL CUIDADO DE LOS BEBÉS Y DE LOS NIÑOS

• Vea si puede usar con seguridad el equipo del bebé y los cierres.

• Cambie los pañales donde no necesite inclinarse.

• Cuando bañe a su bebé use un cojín ergonómico y un antideslizante. En los «días malos» utilice sólo una esterilla y una esponja.

• Administre su energía de forma que tenga suficiente para jugar.

• Los niños le ayudarán si hace de las tareas un juego.

• Lea con ellos, así podrá descansar.

• Anime a los niños a que se suban con suavidad a sus rodillas.

CONSEJOS

RELACIONES SEXUALES

- Cuidarse es importante para resultar atractivo a los demás.
- Saque tiempo para usted y para su pareja.
- Mímese, vaya a la peluquería, hágase la manicura, salgan juntos…
- Tome su medicación antes de tener relaciones sexuales para atenuar el dolor.
- Dése una ducha o un baño caliente antes de mantener relaciones sexuales para relajar las articulaciones y los músculos.
- Considere cuál es el método anticonceptivo mejor para los dos.
- Descubran juntos las posturas más apropiadas. Es posible que sea necesario que desarrolle otras formas de placer cuando el coito no sea posible.
- Pida consejo a un médico o a un sexólogo si no puede resolver sus problemas.
- Recuerde: hablar es bueno, mantenga las líneas de comunicación abiertas.

frustración y dependencia. Esto es especialmente cierto cuando le invaden de golpe y se ponen a hacer todos los trabajos que usted encuentra difíciles o dolorosos. Necesita pactar la cantidad de ayuda que desea, con el propósito de mantener cierta independencia.

Su familia puede ser una fuente muy importante de soporte, tanto emocional como práctico y es muy importante que se comunique con ellos con sinceridad. Al igual que usted puede haber tenido problemas para aceptar su artritis, su familia puede también encontrar difícil dicha aceptación. Hábleles de la artritis y de cómo se siente y anímeles a que le hagan preguntas. Esto les ayudará a comprender mejor los problemas reales y a aceptarlos.

Relaciones personales

La artritis no sólo le afecta a usted –puede afectar potencialmente a todos que entran en contacto con usted–. Una buena comunicación es la clave para mantener todas sus relaciones, sean platónicas o sexuales. Para las personas con artritis esto es fundamental, incluso vital.

La comunicación supone un esfuerzo y cuando se sienta dolorido o cansado puede encontrarse sin energías. Sea honesto sobre cómo se siente –aquellos que están más cerca de usted necesitan saberlo–. A veces es difícil explicar la artritis, así que dé un folleto informativo a su familia y a sus compañeros de trabajo.

Las diferencias entre los distintos tipos de artritis no se comprenden

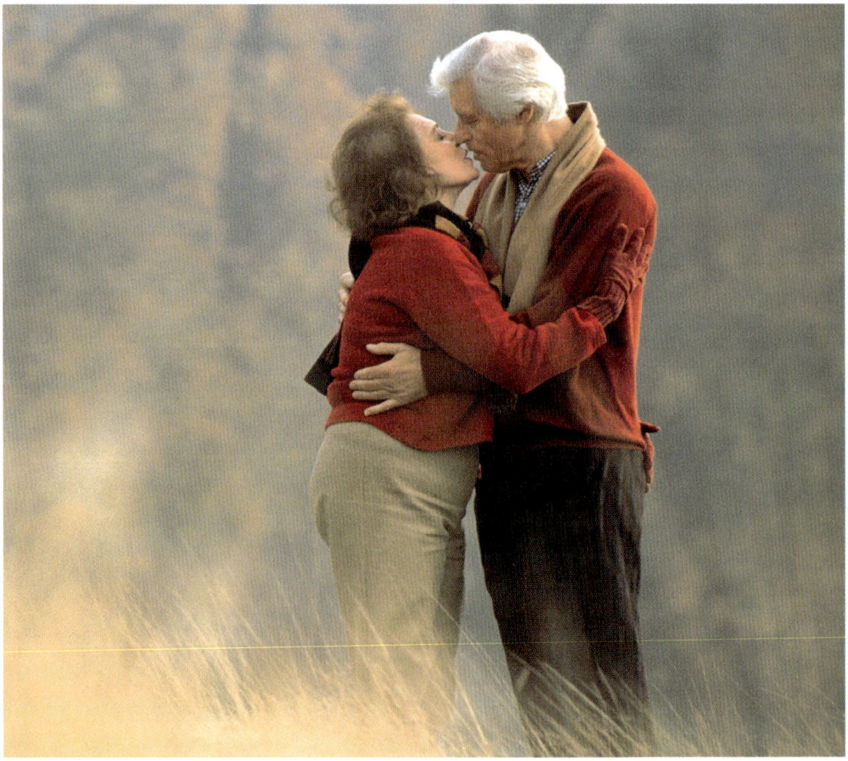

UNA RELACIÓN DE AMOR
Las personas con artritis pueden aspirar a compartir la alegría y el placer de una relación amorosa.

demasiado bien. Pregunte a su médico o pida un folleto explicativo.

La sexualidad y las relaciones sexuales

La sexualidad es una parte importante de nosotros mismos. Esto lo expresamos de diferentes formas: en la forma en la que nos vestimos, nos presentamos y comunicamos –verbal y no verbalmente–. Muchas personas se expresan dentro de una relación sexual. La artritis puede causar un impacto negativo sobre su sexualidad y sus relaciones sexuales y, por tanto, es importante que aborde los asuntos conforme vayan apareciendo (véanse Las relaciones sexuales, p. 142).

Viajes y desplazamientos

El dolor y la fatiga pueden restringir su independencia y reducir la frecuencia y la cantidad de tiempo que puede emplear en viajar. Los siguientes consejos pueden ayudarle a mejorar su capacidad para desplazarse:

- **CALZADO CÓMODO** Asegúrese de que su calzado es lo más cómodo posible. Las zapatillas deportivas o los zapatos de suela gruesa son los mejores. Puede ser difícil encontrar calzado que luzca bien y que sea cómodo. Pídale consejo a su podólogo, profesional sanitario o en una buena tienda de zapatos.
- **ANDADORES** Hay varios tipos de andadores disponibles. Existen modelos con asas especiales que pueden reducir la tensión de la mano y del miembro superior cuyas articulaciones están afectadas por la artritis. Es mejor dejarse aconsejar por un fisioterapeuta, que podrá decirle qué tipo de andador es el más apropiado para usted.
- **SILLAS DE RUEDAS Y *SCOOTERS*** La idea de que las sillas de ruedas y *scooters* estén con frecuencia considerados como el último recurso es comprensible. Sin embargo, pueden proporcionarle una valiosa independencia e incrementar sus posibilidades de viajar y alternar.

  Las sillas de ruedas normales tanto las manuales como las eléctricas pueden ser suministradas por la Seguridad Social, pero si la quiere de modelos no estandarizados, tendrá que comprarla a título privado. Puede consultar con su especialista en reumatología si necesita consejo y quiere saber qué tipo de silla le conviene antes de comprar a un fabricante.
- **CONDUCIR** La conducción puede ser realmente un desafío, dependiendo del tipo de automóvil que tenga, de lo lejos que quiera viajar y de la gravedad de su artritis. Pida consejo a su especialista sobre si le conviene conducir y en qué condiciones debería hacerlo, así como sobre las posibles adaptaciones que podrían realizarse en su automóvil. Éstas son bastante costosas y suelen realizarlas talleres privados.
  El IMSERSO prevé ayudas para la adaptación de vehículos a motor para personas con minusvalías físicas, aunque la cuantía de las mismas depende de cada comunidad autónoma. Puede obtener información a través de las consejerías de Asuntos Sociales sobre las ayudas, y de la Dirección General de Tráfico respecto a las ordenanzas sobre aparcamientos e impuestos de circulación.

  Si le resulta difícil viajar en coche, algunos consejos pueden hacerle el viaje más fácil. Por ejemplo, puede tomar sus calmantes y/o sus antiinflamatorios a una hora

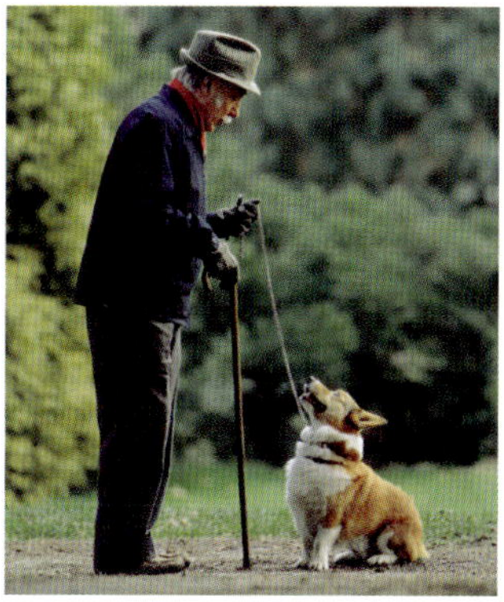

ANDADORES
Los andadores pueden suministrarle apoyo, estabilidad y equilibrio.

Su familia puede ser una fuente muy importante de soporte emocional y práctico.

determinada antes de salir, de forma que le hagan el máximo efecto cuando más lo necesita. Pruebe un soporte de muñeca mientras conduce si tiene problemas de muñeca o de agarre. Haga muchas pausas durante el viaje.

■ **TRENES, BARCOS Y AVIONES** Estas formas de viajar pueden ser más relajantes y menos estresantes que conducir un automóvil, especialmente en viajes largos. Las estaciones de tren, las terminales de transbordadores y los aeropuertos deben ser accesibles por la Ley 51/2003 para personas con discapacidad. Sería conveniente que le comentara a su agencia de viajes qué tipo de asistencia puede necesitar.

Terapeutas ocupacionales

Las personas con artritis pueden recurrir a un terapeuta ocupacional para obtener ayuda en la consecución de sus objetivos personales, laborales, domésticos, educativos o de ocio. Los terapeutas ocupacionales pueden ayudarle a mejorar su habilidad para realizar tareas rutinarias, hacer cambios en su estilo de vida y prevenir o reducir la posibilidad de perder funciones y aptitudes en el futuro.

Un reumatólogo puede remitirle a un terapeuta ocupacional especializado en reumatología y en resolver problemas relacionados con la artritis. Bien por propia iniciativa, o a través de una recomendación de su profesional sanitario, puede contactar con los terapeutas ocupacionales de los servicios sociales de la zona para que le aconsejen sobre el equipo que necesita o sobre las adaptaciones para la casa.

CONSEJOS

LA COMPRA DE UN COCHE

El siguiente cuestionario debería ayudarle a conseguir un vehículo adecuado.

- Coja un vehículo para hacer un par de pruebas en carretera.
- ¿Puede entrar y salir del vehículo sin dificultad?
- ¿Puede abrir y cerrar las puertas fácilmente?
- ¿Puede sujetar el volante con firmeza?
- ¿Tiene el vehículo dirección asistida?
- ¿Tiene ventanas y retrovisores eléctricos?
- ¿Tiene el vehículo cierre centralizado?
- ¿Es fácil cambiar de marcha o necesita usted cambio automático?
- ¿Puede manejar fácilmente los controles manuales?
- ¿Puede ponerlo en marcha con facilidad?
- ¿Cree que los cinturones de seguridad son cómodos y fáciles de poner?

P&R

Tengo grandes dificultades para aparcar mi coche cerca de las tiendas ¿qué ayuda puedo tener?

Puede solicitar en su ayuntamiento –si tiene una discapacidad en grado alto reconocida, un vehículo propio y está empadronado en su ciudad–, una tarjeta de aparcamiento para minusválidos que le permitirá acceder a las plazas reservadas e, incluso, a muchas zonas peatonales.

Cómo pueden ayudarle los terapeutas ocupacionales

Los terapeutas ocupacionales pueden ayudarle de diferentes maneras, generalmente en el hospital o en su casa. Algunos pueden verle incluso en el colegio o universidad o en el lugar de trabajo. Los terapeutas ocupacionales pueden asesorarle sobre todo lo que hemos hablado a lo largo de este capítulo –los quehaceres domésticos, las modificaciones en la casa, los dispositivos de asistencia, el trabajo, los viajes, las peticiones de ayuda, la vida familiar y los cuidados infantiles.

Generalmente los terapeutas ocupacionales le evaluarán y le tratarán con una atención personalizada. Sin embargo, puede que prefieran invitarle a que asista a sesiones de grupo. Los terapeutas ocupacionales pueden ayudarle de las siguientes maneras:

- Hablando con usted sobre los problemas prácticos y enseñándole la forma de superarlos. Pueden abordar los problemas que se presentan en su casa, en el trabajo, en el colegio y en otros niveles educativos o en su forma de ocupar su tiempo de ocio.

- Enseñándole a cuidar sus articulaciones. Es importante que comprenda lo mejor posible la forma en que la artritis afecta a sus articulaciones y qué puede hacer en sus actividades diarias para conseguir un máximo rendimiento. Esto incluye enseñarle a minimizar la tensión que acumula en sus articulaciones.
- Enseñándole técnicas físicas o psicológicas para manejar el dolor y el cansancio.
- Ayudándole a que vuelva a realizar las actividades que hacía o enseñándole nuevas actividades para ayudarle a conseguir sus objetivos.
- Trabajando con férulas o tablillas para descansar o dar soporte a las articulaciones doloridas o dañadas.

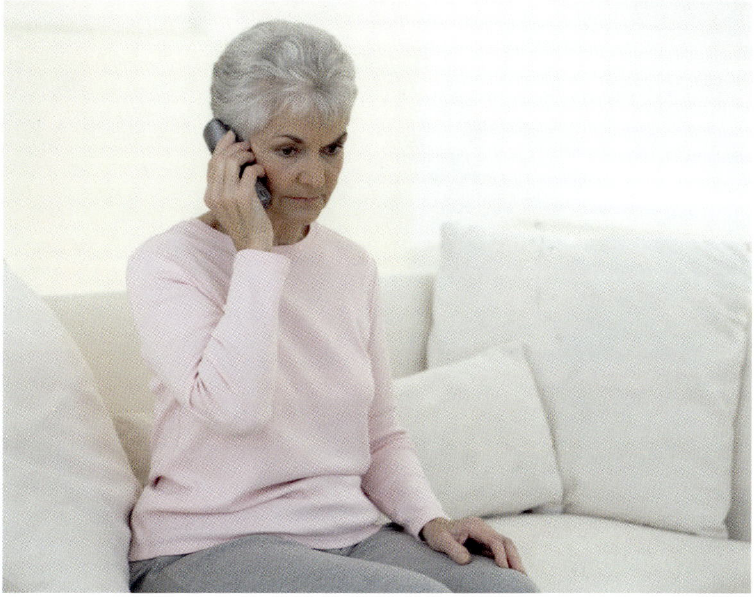

Pedir ayuda

Pida lo que necesite –así mejorará sus opciones de conseguirlo–. Cuando se tiene artritis, no se debe pelear en solitario. Reconocer las limitaciones que uno tiene y aceptar la ayuda que le ofrecen no debe despertarle sentimientos de culpabilidad. Si cuenta con alguien que pueda hacer los trabajos que le resultan dolorosos o que le cansan, ahorrará energía y reducirá la frustración. Los amigos pueden, quizá, ayudarle en la compra o en la jardinería, los niños en los quehaceres domésticos y su pareja en su arreglo personal. ¡Usted estará mucho mejor si tiene gente a su alrededor! Tenga planeado y piense qué necesita y quién puede ayudarle.

Aprenda todo lo que pueda sobre su enfermedad y sobre cómo gestionarla. Entable conversación con profesionales sanitarios que puedan ayudarle y llámeles cuando los necesite. Muchos departamentos de reumatología y sociedades benéficas tienen líneas de ayuda telefónicas.

Los servicios comunitarios pueden asesorarle en las adaptaciones de la casa o sobre ayudas financieras. Pueden organizarle la ayuda necesaria para que realice sus compras o para su cuidado personal.

Busque un programa de autogestión local para personas que tienen enfermedades crónicas. De esta forma las personas tienen la oportunidad de ayudarse unas a otras e intercambiar consejos.

Hable con su médico de cabecera para más información.

LÍNEAS DE AYUDA
Varios servicios de ayuda y departamentos de reumatología tienen líneas de ayuda con las que usted puede contactar para solicitar ayuda.

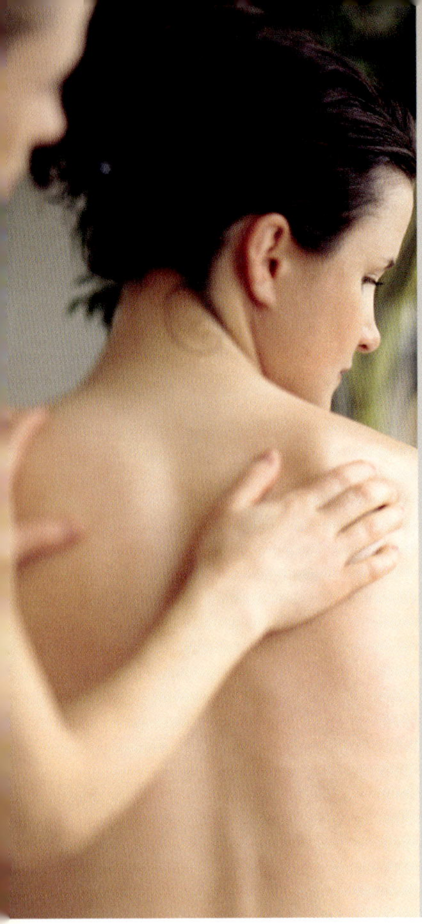

Haga frente al dolor

Las personas con artritis suelen presentar en sus articulaciones un dolor de leve a moderado, rigidez e inflamación. De vez en cuando, estos síntomas se intensifican y hacen que la artritis empeore. Estos brotes se pueden atribuir a un uso excesivo de las articulaciones, pero aparecen a menudo de manera inexplicable, desconcertante e impredecible, produciendo gran ansiedad. Cuando no es posible que un profesional de la salud trate estos brotes, puede recurrir a un medio simple, seguro y eficaz para hacer frente a su dolor y controlar su artritis. Estos remedios pueden, asimismo, reducir la inflamación y la rigidez y mejorar su calidad de vida.

La reducción del dolor le ayudará a recuperar el control de su independencia y a manejar mejor su artritis.

¿Qué causa el dolor?

El dolor es la respuesta del sistema nervioso cuando una lesión o una enfermedad dañan los tejidos del cuerpo. A menudo se piensa que es simplemente como un sistema de alarma que estimula el cuerpo para que adopte las acciones necesarias de protección y evite el daño adicional. Sin embargo, alguien que sienta dolor con regularidad le puede decir que hay diferentes tipos del dolor persistente (crónico) que desafían toda razón y no parece que sirvan para ningún propósito en absoluto.

El tipo del dolor depende de la persona que lo está experimentando tanto como de la causa del mismo. Diferentes personas probablemente sientan el dolor de diferente manera. Algunas tienen un umbral bajo y sienten bajos niveles de dolor de forma más intensa que otras, que parecen capaces de resistir el dolor más intenso sin la menor queja. El humor y la personalidad también pueden determinar la forma en la que se siente el dolor –el estrés, el miedo y la preocupación pueden hacer que se tolere peor el dolor.

La compuerta del dolor

La forma de funcionamiento del mecanismo de respuesta al dolor tiene algo de misterioso. Una explicación, conocida como la teoría de la compuerta del dolor, puede ayudar a visualizar los efectos del dolor y su manejo.

De acuerdo con la teoría, hay una compuerta del dolor a través de la cual los impulsos nerviosos transportan la cantidad de dolor que debe pasar. Normalmente, la compuerta está cerrada, pero cuando un dolor es suficientemente fuerte –por ejemplo un brote que irrita los nervios de la piel, las articulaciones y los músculos– los impulsos nerviosos pasan a través de la compuerta y llegan al cerebro donde son interpretados y registrados.

Diversos remedios tienen como efecto cerrar –o al menos bloquear parcialmente– la compuerta del dolor. Por otro lado, el estrés y la ansiedad pueden abrirla o facilitar que los impulsos nerviosos pasen a través de ella.

Aliviando el dolor

El cuerpo tiene su propia forma de aliviar el dolor, al menos durante cortos periodos de tiempo. El cerebro y la médula espinal producen endorfinas y encefalinas que forman parte de la misma familia de productos químicos que la morfina y tienen efectos sedativos similares.

El tratamiento del dolor

Los brotes afectan a muchas personas con enfermedades crónicas y fluctuantes, principalmente a la artritis reumatoide, pero también a la osteoartritis. Pueden durar semanas o meses antes de que remitan y vuelvan tiempos mejores.

Hay diferentes formas de tratar el dolor cuando se presenta un brote. Los médicos normalmente prescriben medicamentos y los terapeutas ocupacionales, los terapeutas físicos, enfermeras y podólogos (que tratan los pies) realizan diversas intervenciones. Sin embargo, es una buena idea descubrir la forma de enfrentarse a su propio y único dolor. Así, cuando aparezcan sus síntomas de dolor, hinchazón e inflamación, no será tan dependiente de su médico o del profesional de la salud y contará con sus propios recursos para manejar sus síntomas.

Formas de aliviar el dolor

La reducción del dolor le ayudará a recuperar el control de su independencia y a manejar mejor su artritis. Existen diferentes formas que puede elegir para reducir el dolor, como los masajes, la aplicación de calor o frío, y la realización de ejercicios de respiración y de relajación. Se dará cuenta de que estas técnicas pueden hacer también que la medicación que toma para el dolor haga más efecto.

Algunos remedios actúan liberando de forma natural la producción de endorfinas mientras que otros reducen la tensión muscular, lo que ayuda a disminuir el dolor y a mejorar los suministros de sangre a los músculos para facilitar la libertad de movimientos.

Calor y frío

Las personas con artritis a menudo aplican calor y frío en sus articulaciones para controlar el dolor de los brotes (véase p. 148). Las sensaciones de calor y de frío incrementan el número de impulsos nerviosos que bloquean las señales de dolor y cierran la compuerta del dolor. Además, el calor es, sobre todo, una buena manera de relajar

CONSEJOS

CONTROLAR LOS BROTES

- Descanse, pero no en la cama. Evite o reduzca las actividades que agravan su dolor –por ejemplo, estar de pie o caminar demasiado– un par de días hasta que el dolor remita.
- Utilice calor o frío –o cualquier cosa que encuentre que disminuya el dolor– varias veces cada día (v. p. 148).
- Si se siente tenso, practique técnicas de relajación (v. pp. 150-151).
- Reanude los ejercicios, poco a poco, una vez que el dolor comience a remitir. Si no mueve sus articulaciones se quedarán rígidas, los músculos se debilitarán y se cansará rápidamente.
- Restablezca su plan de acción (v. p. 73) e incremente sus niveles de actividad gradualmente.

APLICAR CALOR Y FRÍO

- Colóquese en una posición cómoda y relájese.
- Para aplicar calor, coloque una compresa caliente o una botella de agua caliente envuelta en una toalla sobre la articulación dolorida durante 10-15 minutos.
- Retírela y suavemente mueva la articulación. La combinación movimiento-descanso alivia el dolor.
- Aplique una nueva compresa de calor durante 5-10 minutos.
- Para frío, aplique una compresa fría o una bolsa de guisantes helados envueltos en una toalla durante 10-15 minutos. Retire la compresa y mueva su articulación suavemente.

la tensión y el dolor muscular. Tanto el calor como el frío pueden mejorar su suministro de sangre, reducir la hinchazón y permitirle que se mueva con mayor libertad.

El calor producido por las compresas calientes que se venden en las tiendas, una botella de agua caliente envuelta en una toalla, darse un baño caliente o llevar ropa y vendas térmicas, puede reducir considerablemente el dolor.

El frío puede producirse por medio de compresas frías disponibles en tiendas, aerosoles refrigerantes o con una bolsa de guisantes congelados envuelta en una toalla.

Para la mayoría de las personas, la aplicación de frío o calor en una articulación es una técnica segura. Sin embargo, las personas que tienen problemas circulatorios deben consultar con su médico, fisioterapeuta o enfermera. Asegúrese de que no quema la piel con una compresa caliente o con una botella de agua caliente. Evite, cualquiera que sea el método que utilice, sentirse incómodo tanto con el calor como con el frío.

Masaje

Tanto el masaje como las friegas de una parte dolorida del cuerpo alivian la tensión muscular, mejoran la circulación y dispersan el fluido de las articulaciones hinchadas y de los músculos. Es una reacción natural frente al dolor. El masaje y las friegas cierran la compuerta del dolor de una manera eficaz, estimulando los nervios de la piel, los músculos y las articulaciones, bloqueando de este modo las señales de dolor.

Se ha demostrado que el contacto físico en el masaje es extremadamente reconfortante, probablemente porque libera endorfinas y encefalinas, que reducen el ritmo de la respiración y del corazón. El masaje necesita aplicar algunas cremas hidratantes, lociones, aceites, geles y otras cremas a las que es probable que se les atribuya una parte del alivio del dolor.

Dar un masaje suave en las articulaciones dolorosas o los músculos durante 5-10 minutos es una manera eficaz, segura y agradable de aliviar el dolor.

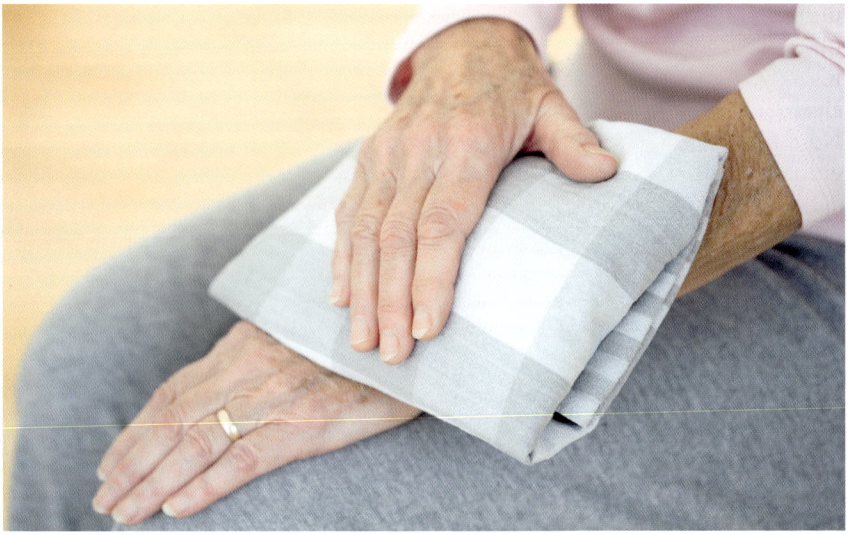

GUISANTES CONGELADOS
La temperatura fría de una bolsa de guisantes congelados envuelta en una toalla puede aliviar el dolor, mejorar el suministro de sangre y reducir la hinchazón.

Terapia acuática

Durante miles de años, las personas han utilizado la terapia de agua (terapia acuática) para tratar las enfermedades artríticas. La terapia de agua alivia el dolor utilizando la tibieza y la flotabilidad del agua para relajar los músculos y reducir el peso y la tensión que soportan las piernas y el tronco.

Terapia en balneario

Este tratamiento residencial consiste en bañarse en aguas termales, que son a menudo ricas en minerales y aplicar compresas de barro calientes. Estos aspectos se combinan con los beneficios psicológicos que se derivan del cuidado de la respiración y del movimiento apacible.

La eficacia de esta terapia recae, por lo menos en parte, en la ausencia de presiones domésticas, el ambiente relajante y en un enfoque holístico de salud. Sin embargo, es cara y su disponibilidad es limitada.

Hidroterapia

Esta forma de terapia de balneario utiliza las propiedades del agua tibia de flotabilidad, asistencia y resistencia que le ayudan a hacer el ejercicio de una manera más eficaz. No utiliza compresas de barro ni un enfoque holístico.

La hidroterapia es un tratamiento muy popular y es más barato que las terapias de balneario. Sin embargo, requiere también instalaciones especiales y terapeutas. Los limitados presupuestos para la atención sanitaria se traducen en que solamente una minoría de personas se beneficia de la hidroterapia –y la mayoría solamente recibe un curso breve y excepcional.

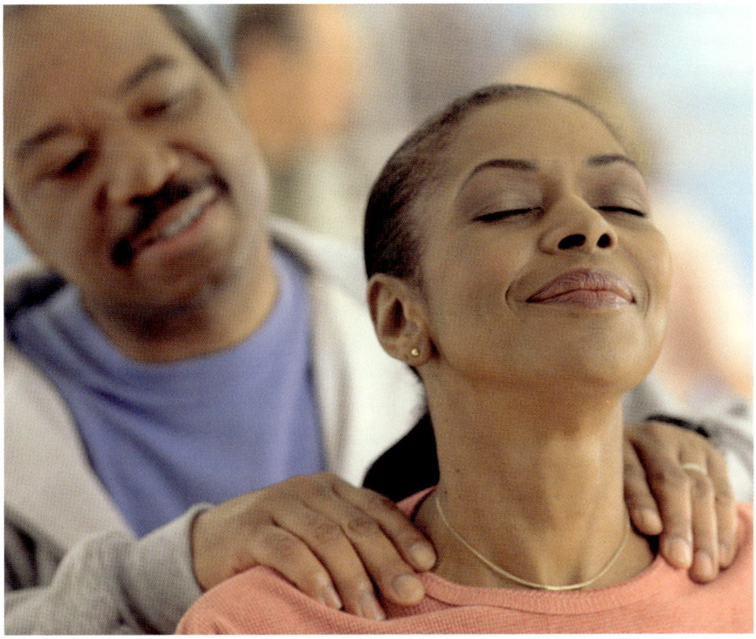

MASAJE
El poder curativo del tacto deriva de que el masaje produce descanso y calma en los músculos tensos y en las articulaciones doloridas.

Acuaterapia

Cada vez más gente va a clases de acuaterapia en piscinas de la comunidad que ofrecen gran parte de los beneficios de la hidroterapia. Le proporcionan la oportunidad de participar en ejercicios de agua controlados, mientras terapeutas experimentados los supervisan, con un coste moderado. Si no puede encontrar una clase de acuaterapia, haga ejercicio suave en su piscina local para mantener en movimiento las articulaciones rígidas y dolorosas.

Estimulación eléctrica

La electro-estimulación neuromuscular transcutánea (EENT o TENS, en inglés) es un tratamiento no invasivo del control de dolor que puede funcionar cerrando la compuerta del dolor. También puede estimular la liberación de endorfinas y encefalinas, que ayudan a aliviar

La terapia de agua alivia el dolor utilizando la tibieza y la flotabilidad del agua para relajar los músculos y reducir el peso y la tensión que soportan las piernas y el tronco.

el dolor, relajar los músculos tensos y disminuir la velocidad de la respiración.

Los fisioterapeutas utilizan diferentes equipos eléctricos para reducir el dolor, pero las evidencias científicas dicen que la EENT es la más eficaz.

Las máquinas de EENT están disponibles a un coste moderado y para uso doméstico. Consulte con su médico antes de utilizar una máquina de EENT y pida a su fisioterapeuta que le enseñe a utilizarla.

Una máquina de EENT es una forma segura de aliviar el dolor. Libera pequeños pulsos eléctricos a través de electrodos que se sitúan en el lugar de la piel donde se siente el dolor. Se puede utilizar durante aproximadamente una hora, mientras se está sentando, de pie o moviéndose ligeramente.

Hay algunas cuestiones de seguridad importantes cuando se utiliza una máquina de EENT. No la utilice si está embarazada (excepto para aliviar el dolor durante el trabajo del parto), ni tampoco si tiene un marcapasos o una enfermedad de corazón. Nunca coloque los electrodos de una máquina de EENT en el cuello cerca de la arteria carótida.

Relajación y respiración

Cuando sentimos dolor comenzamos a pensar lo peor. Nos estresamos, amplificando las ideas negativas (véase p. 154) acrecentando el sentimiento de estar controlado por el dolor sin remedio. Este círculo vicioso tiene que romperse con el propósito de recuperar el control.

El primer paso es reconocer las señales de incremento del estrés, la tensión y la ansiedad. Éstas incluyen la respiración poco profunda, el sentimiento de tensión y el nerviosismo.

Note cómo las situaciones que le generan estrés y ansiedad incrementan la tensión de los músculos de su cuello, hombros, espalda y piernas. Observe también cómo estos sentimientos están relacionados con el dolor. Trate de evitar esas situaciones y aprenda algunas técnicas que le ayuden a relajarse, a sentirse más feliz y a dormir mejor.

Dos ejercicios rápidos

Muchas técnicas de relajación pueden ayudarle a reducir la tensión y la ansiedad. La más común es la de la respiración profunda y la de los ejercicios que contraen y relajan sus músculos de una manera progresiva.

Hay dos ejercicios rápidos que puede practicar casi en cualquier momento, en cualquier lugar o en cualquier circunstancia (véase Respiración profunda, izquierda y Relajación muscular, p. 151). Practíquelos cuando no esté estresado con el propósito de adquirir seguridad y confianza en su capacidad para relajarse.

Al principio puede sentirse escéptico ante la idea de que estas técnicas simples le vayan ayudar a controlar el dolor, pero pruébelas y verá. Si no funcionan, al menos puede decir que lo ha intentado y no habrá perdido nada. Si funcionan, habrá ganado muchísimo.

CONSEJOS

RESPIRACIÓN PROFUNDA

- Siéntese o permanezca de pie erguido sin forzar la respiración. Inspire con suavidad permitiendo que su pecho se expanda completamente.
- Relaje sus hombros.
- Ponga una mano sobre su abdomen justo debajo de la caja torácica.
- Con tranquilidad, inspire profundamente por la nariz y sienta como se elevan su mano y su estómago.
- Cuando sus pulmones estén completamente expandidos, lentamente suelte el aire por la boca y sienta como su abdomen y su mano descienden.
- Repita 4 o 5 veces, luego descanse y respire con normalidad durante un par de minutos. Si fuera necesario, repita el ejercicio durante 5-10 minutos.

Alternar actividad y descanso

La actividad física es incuestionablemente positiva para controlar el dolor artrítico, pero también están el descanso y la relajación. Trate de evitar el cansancio pues debilita el músculo, incrementando el riesgo de dolor adicional y de deterioro de la articulación.

La mayoría de las personas empiezan a experimentar dolor después de hacer una actividad durante relativamente poco tiempo. Pero siguen a menudo con el ejercicio hasta que lo terminan o hasta que el dolor es tan fuerte que les obliga a descansar.

Periodos de descanso

Una solución mejor consiste en limitar el tiempo dedicado a realizar una actividad, intercalando periodos de descanso. Esta alternancia entre descanso y actividad le permitirá continuar con su vida diaria dentro de límites soportables de dolor y malestar.

Primero identifique las actividades que le causan el dolor y piense en cómo las está haciendo. Descubra cuánto tiempo tarda una actividad en cansarle o en hacer que se sienta ligeramente molesto; en ese momento tómese un breve descanso.

Por ejemplo, si empieza a sentir un ligero malestar después de 20 minutos de jardinería, descanse durante 5-10 minutos y luego retome la tarea. Tómese otro descanso si el dolor empieza de nuevo a aumentar o termine la tarea en otro momento.

Si anota sus periodos de actividad-descanso se dará cuenta de que el tiempo de actividad aumenta antes de que tenga que descansar, y la actividad se hará mucho más fácil y mucho menos dolorosa.

CONSEJOS

RELAJACIÓN MUSCULAR

- Interrumpa su actividad. Quédese de pie, siéntese o (preferiblemente) túmbese en algún lugar silencioso.
- Inspire profundamente varias veces. Si está ansioso, su respiración será rápida, lo que hará que se tense.
- Cierre los ojos e imagínese una escena relajante, como estar sentado en una playa silenciosa en un día soleado.
- Empezando por los hombros, tense los músculos durante 5 segundos y luego relájelos.
- Sienta la descarga de la tensión de sus músculos y articulaciones. Trabaje cada uno de los grupos musculares, desde arriba hasta los dedos de los pies.
- Retenga esa sensación de relajación durante 30 segundos antes de volver a la actividad que estaba realizando.

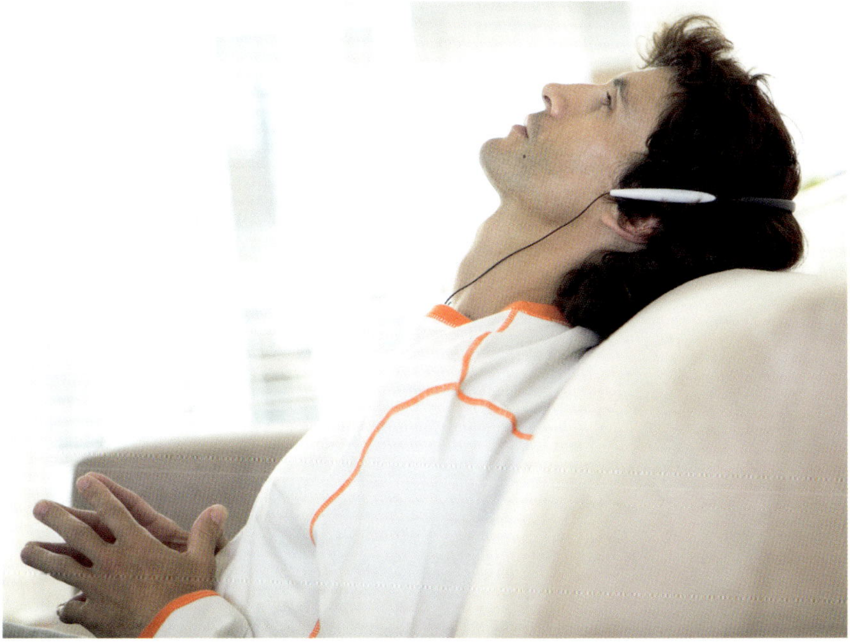

RELAJACIÓN
Una de las mejores maneras de hacer frente al dolor es la relajación –alivia los músculos, le produce calma y le devuelve el control.

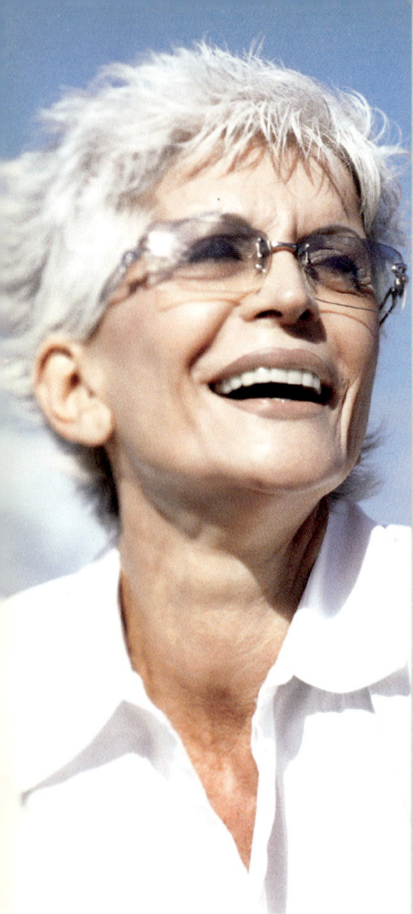

Haga frente al estrés

Vivir con los altibajos de la artritis puede perturbar su estado emocional haciéndole sentir frustración, rabia, culpabilidad, tristeza, pérdida, miedo, ansiedad o dolor. A veces, puede convertirse en una montaña rusa emocional, sobre todo en los momentos inmediatamente posteriores al diagnóstico o durante los periodos de más dolor, fatiga o incertidumbre acerca del tratamiento o del futuro. Los cambios emocionales pueden aumentar sus niveles de estrés y los pensamientos negativos pueden alimentar el círculo vicioso del dolor y la fatiga. Las técnicas para combatir el estrés pueden romper este ciclo, reduciendo el dolor y la fatiga, ayudándole a ser más feliz.

Sea cual sea la situación, usted puede elegir cómo desea reaccionar frente a ello porque tiene su propia voluntad.

¿Qué es el estrés?

El estrés forma parte de la vida. Lo puede sentir en las experiencias dolorosas, inquietantes, excitantes, deprimentes, irritantes, peligrosas o espantosas que afectan a todas las personas todos los días.

El estrés también es la manera en la que responde su cuerpo y su mente a cada uno de estos estresores –químicamente en la forma en la que actúan los nervios, físicamente en la manera en la que responde el cuerpo y psicológicamente en la forma en la que reacciona la mente (véase Reacciones del cuerpo al estrés, página opuesta).

Las fuentes del estrés pueden encontrarse en los cambios en el estilo de vida (como el trabajo, la familia, las finanzas, la casa y los amigos), en cambios imaginarios (como pánico al futuro o a la incapacidad de hacer cosas) y en los enredos de cada día (como los atascos, las colas, el ruido, los problemas en el trabajo y las malas noticias). Los efectos y síntomas de la artritis también son una fuente de estrés. El estrés en sí también aumenta los síntomas de la artritis.

Cuado uno se enfrenta a un estresor potencial, se pregunta si se le puede hacer frente. Si cree que puede, es menos probable que se active su respuesta al estrés. Si no se cree capaz o se enfrenta a demasiadas preocupaciones y problemas físicos, es más probable que se estrese y que esté emocionalmente contrariado.

Modifique sus respuestas frente al estrés

Usted necesita descargar el estrés antes de que crezca y comience a dominar su vida. Hay muchos métodos que pueden ayudarle a desestresarse, incluyendo el ejercicio, las terapias de movimiento, la relajación, la respiración y la meditación.

La mente también es una herramienta útil para manejar el estrés. Una de las ventajas de utilizar acercamientos psicológicos al estrés es que puede controlar lo que sucede dentro de su mente. Sea cual sea la situación, usted puede elegir cómo desea reaccionar frente a ello porque tiene su propia voluntad. Nuestras actitudes, pensamientos y creencias determinan nuestras respuestas ante el estrés –no los acontecimientos, pasados o presentes–. Cambiar la forma de pensar supone trabajo y un esfuerzo mental, especialmente si se ha estado bajo estrés durante mucho tiempo. No obstante, con perseverancia las recompensas son una perspectiva de vida más halagüeña y una salud mejor.

El modelo ABC

Los terapeutas cognitivos y los *coaches* personales, que nos pueden ayudar a desenmarañar y comprender los bloqueos mentales y el pensamiento confuso que afectan a todo el mundo, han desarrollado estrategias muy

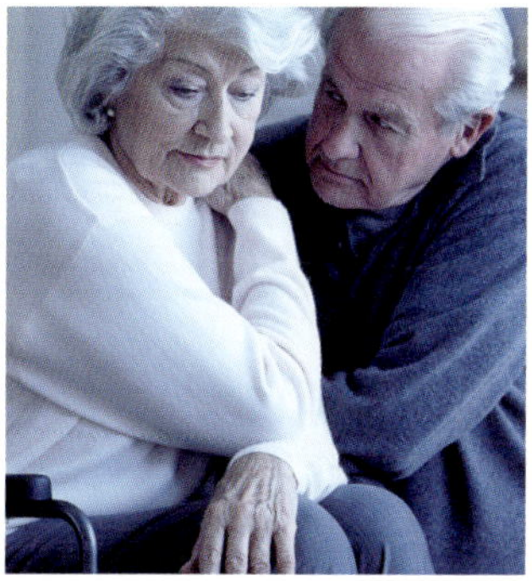

HABLAR AYUDA
El estrés que generan algunas situaciones y pensamientos puede ser mitigado simplemente hablando del tema con una persona que se preocupe por usted.

REACCIONES DEL CUERPO AL ESTRÉS

Cuando se estresa, ocurren dentro de usted una serie de cambios químicos, físicos y psicológicos. Muchos de los cambios físicos y psicológicos se parecen a los síntomas que puede experimentar cuando se enfrenta al dolor y a la inflamación de la artritis. Es importante reconocer el estrés y darse cuenta de que contribuye en alguna medida a su dolor, cansancio, tensión muscular y problemas de sueño. Las técnicas para manejar el estrés pueden aliviar estos síntomas y ayudarle a afrontar su artritis.

CAMBIOS QUÍMICOS

- El cuerpo produce niveles más altos de tres hormonas: adrenalina, noradrenalina y cortisol. Éstas aumentan el ritmo cardiaco, la presión sanguínea, la respiración y el metabolismo, a la vez que llevan a la emisión de sustancias químicas que controlan las funciones de los sistemas del cuerpo.

- El cerebro tiene una producción menor de la hormona serotonina, lo que causa alteraciones en el sueño.

CAMBIOS FÍSICOS

- La respiración es más rápida y superficial.
- Los músculos se tensan.
- Se incrementa el ritmo cardiaco.
- La piel puede estar fría y húmeda.

Si los niveles de estrés se mantienen altos:

- Se incrementan la fatiga, los achaques, las molestias y los dolores.
- Malestar estomacal o intestinal.
- Dolores de cabeza.
- Aumento de la presión sanguínea.
- Pérdida de apetito.

CAMBIOS PSICOLÓGICOS

- Aumento de la inquietud y de la irritabilidad.
- Aumento de la depresión.
- Imágenes de pérdida de control y desamparo.
- Empobrecimiento de la concentración y de la memoria.
- Empobrecimiento de la autoimagen y de la fe en uno mismo.
- Aumento de los pensamientos automáticos negativos.
- Agitación, propensión a los accidentes, empobrecimiento del manejo del tiempo, menor productividad.

Lo que se pretende desarrollar es un enfoque lógico y racional para cuestionar sus pensamientos.

efectivas para hacer frente al estrés. Una de ellas, el modelo ABC, puede ayudarle a comprender cómo responde ante un suceso estresante y cómo puede cambiar esta respuesta. A es el acontecimiento Activador, B representa las Creencias y pensamientos que se disparan en la mente y C resume las Consecuencias –los cambios emocionales, físicos o del comportamiento.

Cuando sucede un acontecimiento que dispara una respuesta de estrés en su interior, especialmente si ha estado bajo mucho estrés, pueden producirse consecuencias negativas. Por ejemplo, usted se enfadará y el dolor y la fatiga empeorarán. Este suceso activador parece conducir a las consecuencias –¿pero es esto realmente cierto?–. Tal vez el suceso es simplemente la gota que colma el vaso y otros problemas asentados más profundamente son los que están causando las consecuencias.

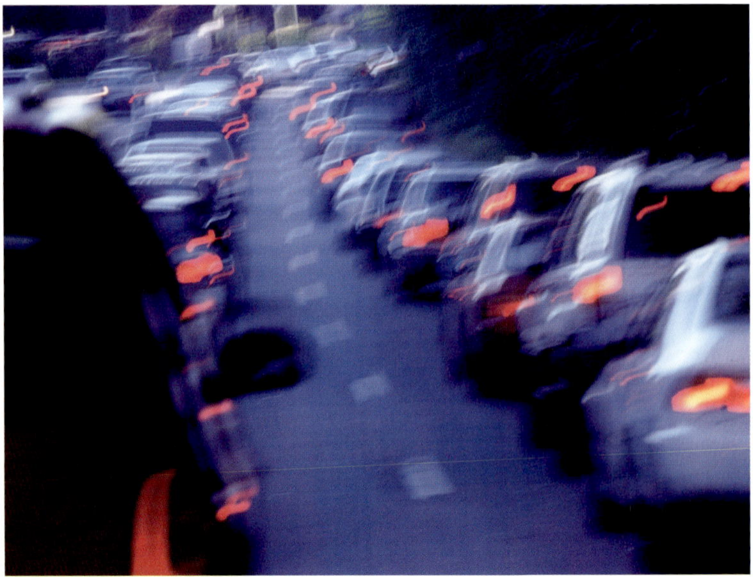

ATASCOS
Una de las fuentes de estrés más irritantes es un atasco; suele ser el disparador de una respuesta negativa que deja una sensación de tensión y ansiedad.

Identificar pensamientos negativos

El primer paso para cambiar la naturaleza de su respuesta al estrés es identificar las creencias y los pensamientos que tiene en su mente.

A medida que nos vamos estresando, nos sentimos emocionalmente peor y es más probable que tengamos más y más pensamientos automáticos negativos (PANs). Se llaman automáticos porque estos pensamientos negativos aparecen en nuestras mentes de manera involuntaria y, al mismo tiempo, son muy creíbles.

Cuanto mayor sea el nivel de estrés, mayor será el número de estos PANs a los que se dará credibilidad. Aparecen en la mente y son difíciles de eliminar. Disparan más pensamientos negativos y aumentan su respuesta estresante aún más. Los PANs se convierten en un hábito, como trampas del pensamiento en las que se cae una vez tras otra.

Sin embargo, una vez que se comienzan a identificar los PANs, se pueden comenzar a cambiar. Sea honesto consigo mismo respecto a las trampas del pensamiento en las que caemos, por ejemplo:

- Pensamiento de todo o nada: ve sólo los extremos de las cosas.
- Lectura del pensamiento: sabe lo que los otros están pensando sin escuchar previamente lo que tienen que decir.
- Personalización: se culpa de sucesos que no son su responsabilidad.
- Razonamiento emocional: siente algo con fuerza, por lo que tiene que ser verdad.
- Etiquetado: a menudo adjudica una etiqueta negativa a un acontecimiento.
- Abstracción selectiva de lo positivo: las cosas se ven de manera negativa

USAR UN DIARIO DE SÍNTOMAS Y DE PENSAMIENTOS (MODELO ABCDE)

Escribir un diario en el que se registren las fechas y los acontecimientos activadores que disparan el estrés. Se debe rellenar lo antes posible mientras el acontecimiento sigue fresco en la memoria. Apunte sus pensamientos, creencias, emociones y las consecuencias. Luego componga sus pensamientos en disputa que produzcan un giro positivo en el suceso y en las acciones efectivas que se tomen la próxima vez. En este ejemplo, una mujer con artritis reumatoide siente estrés porque sus dos hijos no se ponen sus abrigos para ir al colegio y termina apresurándose para llegar al autobús.

CREENCIAS/PENSAMIENTOS	CONSECUENCIAS	PENSAMIENTOS EN DISPUTA	ACCIONES EFECTIVAS
• «No conseguiré que lleguen a tiempo al colegio.» • «¡Soy una madre horrible!» • «Nunca consigo lidiar con estos niños. ¡Soy una inútil!» • «¡Cada mañana es una lucha permanente!»	• Frustración. Músculos en tensión. Cansancio. • Respiración superficial, taquicardia. • A lo largo del día, el dolor y la fatiga empeoran. Dolor de cabeza. Preocupación. • Se hace difícil manejar varios trabajos.	• «La mayor parte de las veces conseguimos llegar al autobús a tiempo.» • «No pasa nada si se llega un poco tarde a veces.» • «Puedo lidiar con estos niños. Es más, la mayor parte del tiempo lo consigo.»	• Respirar hondo. • Darles un beso, ¡los niños siempre se quieren ir en ese momento! • Deja la comida hecha la noche anterior. • Hablar con los niños de por qué necesito su ayuda.

y se da la espalda a cualquier experiencia positiva o cualidad personal que se tenga.

- Adivinación del futuro: se cree tener poder para predecir el futuro con bastante precisión.
- Los debería y tendría que: la persona está firmemente cimentada sobre normas internas que no se pueden romper.

Desarrollar una perspectiva efectiva

El siguiente paso para cambiar su forma de pensar es construir sobre su ABC. Añada una D y una E mediante la Discusión (cuestionamiento) de sus pensamientos y creencias negativas, y luego desarrolle una perspectiva Efectiva.

Con una visión retrospectiva, podemos observar los pensamientos negativos anteriormente vividos y pensar racionalmente: «Por supuesto, ahora veo que no es verdad». Lo que se pretende desarrollar es un enfoque lógico y racional para cuestionar sus pensamientos y evitar las consecuencias en el momento en que suceda un acontecimiento estresante, evitar que desemboque hacia una angustia emocional. Este nuevo enfoque entrenará a su mente para que adopte una perspectiva más positiva, flexible, fuerte y efectiva. De esta manera, será capaz de hacer frente con mejores armas a los acontecimientos que desencadenen el estrés en el futuro.

Escriba un diario de pensamientos y síntomas (véase arriba) que le ayude a centrarse en los diversos aspectos del modelo ABCDE y a completar el proceso de cambio de su manera de pensar. Una vez que haya identificado sus pensamientos negativos, comience a cuestionarlos. Pruebe lo siguiente:

- ¿Qué evidencia tienen los pensamientos que está pensando?
- ¿Se está aplicando un doble rasero a usted mismo?

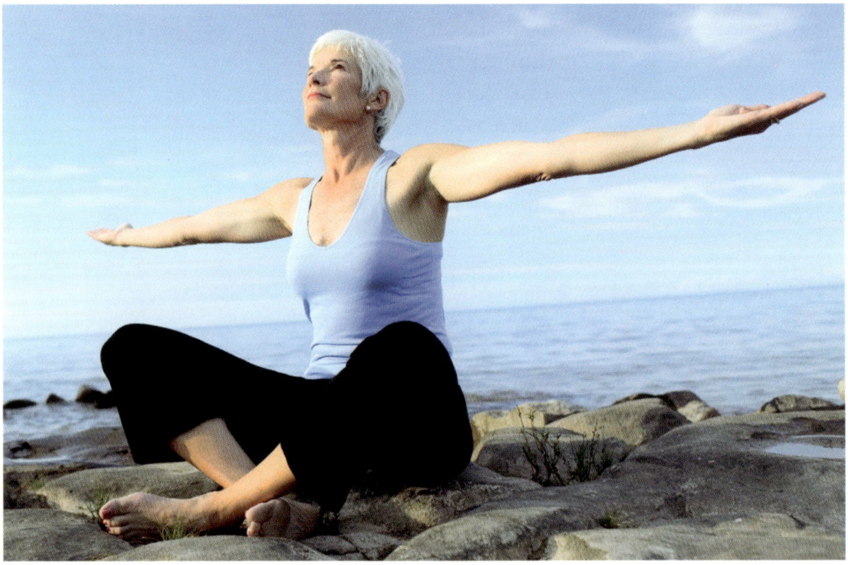

MEDITACIÓN
Una de las mejores maneras de tranquilizar la mente y de relajar el cuerpo es practicar la meditación todos los días.

CONSEJOS

ESCRIBIR UN DIARIO

He aquí algunas ideas para escribir en su diario:

- Un diario de pensamientos y síntomas (véase p. 155) que le ayude a ver las conexiones entre pensamientos, sentimientos, estrés y el empeoramiento de los síntomas de la artritis. Lleve la cuenta de sus pensamientos en disputa y otras ideas que le ayuden a lidiar con todo.
- Solución de problemas para soluciones prácticas.
- Relación de ejercicios y de actividades.
- Efectividad de los medicamentos, terapias complementarias y dieta.
- Anote qué tal duerme y cuántas veces se levanta.
- Establecimiento de metas (véase p. 73).

- Piense en escala de grises en lugar de en términos de todo o nada. Dar a los diferentes aspectos de un suceso una puntuación en una escala de 0-100.
- ¿Por qué se pone ciertos nombres por fracasar en algo?
- Cambie los debería y tendría que, y tómese sus cosas con más calma.
- Enumere los pros y los contras de sus pensamientos, sentimientos o conductas negativos. Esto es bueno para desarrollar una perspectiva racional.
- Desarrolle afirmaciones positivas y trate de hallar refranes que le inspiren para escribirlos en tarjetas (téngalos en su bolsillo, en el bolso o en la puerta de la nevera para acordarse) o en un diario. Léalos para reafirmar sus habilidades y sus acciones positivas.
- Utilice otras estrategias para hacer frente a las cosas que le pueden ayudar, como técnicas de respiración (véase p. 150), entrenamientos de relajación (véanse pp. 150-151) y los principios de planificación anticipada para la protección de las articulaciones (véase p. 176).

Ejercicios cuerpo-mente

La meditación, la respiración profunda (véase p. 150) y la visualización (véase p. 157) son procedimientos efectivos para reducir el estrés. Pueden ayudarnos a restablecer una perspectiva más equilibrada respecto a la vida, a reducir la tensión y a disminuir la presión sanguínea. Se deben practicar regularmente –lo mejor sería todos los días.

Meditación

Esta técnica cuerpo-mente es una forma excelente de crear un estado relajado de conciencia. La meditación ayuda a desarrollar la calma, a mejorar la concentración y a aliviar el dolor, el estrés y la depresión. Pruebe la siguiente secuencia:

Encuentre el momento idóneo, como puede ser en la mañana o antes de dormir. Desarrollará las habilidades más rápidamente si lo practica de manera regular. Comience con 5 o 10 minutos unas cuantas veces a la semana.

Encuentre el sitio adecuado –un lugar especial y silencioso donde no haya interrupciones con un ambiente cálido–. Personalice dicho lugar con un objeto de meditación que le guste –por ejemplo una vela, su piedra favorita, una piña extraordinaria, una flor bonita o un cuadro llamativo–. Queme incienso y ponga música relajante si lo desea.

Siéntese o túmbese para estar cómodo. Apoye su cabeza y mantenga su espalda recta para poder respirar libre y profundamente. Póngase ropa cómoda, que no le apriete.

Sosiegue su cuerpo con respiraciones profundas. Céntrese en su objeto especial de meditación (en la realidad o en su mente) como punto central de su atención. No se exija demasiado. Deje que sus sensaciones y pensamientos fluyan dentro y fuera de su conciencia sin dejar que le atrapen.

Poco a poco imagine que estas sensaciones y pensamientos son como las ondas en un estanque, alejándose de usted.

Manténgase centrado en su respiración. Si se distrae, no se preocupe –simplemente devuelva su atención su punto central–. Todo lo que sienta –paz, aburrimiento o tensión– es normal. Desarrollar la tranquilidad interna lleva tiempo. A medida que practique de manera regular, encontrará que se va haciendo más fácil.

Cuando se sienta más tranquilo, centre su mente en la palabra «paz». Medite acerca de esta palabra y deje que llene tanto su cuerpo como su mente.

Pasados unos minutos, suelte la palabra «paz» de manera que sólo se quede dentro de usted la esencia de la paz. Dese cuenta de lo relajado que se siente. Respire profundamente y traiga su mente, de manera gradual, de vuelta a la habitación.

Concédase su tiempo para perseverar en la meditación. No tardará mucho en ser cada vez más y más efectiva.

VISUALIZACIÓN

Este ejercicio puede ser una manera poderosa de relajación. También se llama técnica de imágenes guiadas porque le conduce por una serie de escenas relajantes.

Hay algunos CDs de visualización disponibles –intente encontrar uno que le guste–, luego siéntese o túmbese cómodamente con sus brazos y piernas relajados.

Puede idear su propia secuencia y, bien grabarla y escucharla, o aprenderla y repetirla. El siguiente extracto de una secuencia puede inspirarle:

«Respire profundamente por su nariz y exhale lentamente a través de su boca. Otra vez, tome una gran bocanada de aire lentamente... exhale... sienta cómo su tensión se desvanece... sienta su cuerpo pesado y cálido... escuche los latidos de su corazón.

Imagine una playa, cerca de un mar en calma... el agua viene y va, inhale y exhale... una a una sus emociones negativas fluyen lejos de usted... preocupaciones... frustración... dolor... tristeza... fluyen lejos. Está satisfecho... en paz... más feliz... más ligero...»

Cuando esté preparado, termine el ejercicio moviendo suavemente los dedos de sus manos y de sus pies.

ESCENA RELAJANTE
Un buen tema para la visualización es una escena agradable en la que las olas rompen rítmicamente en una orilla de arena dorada.

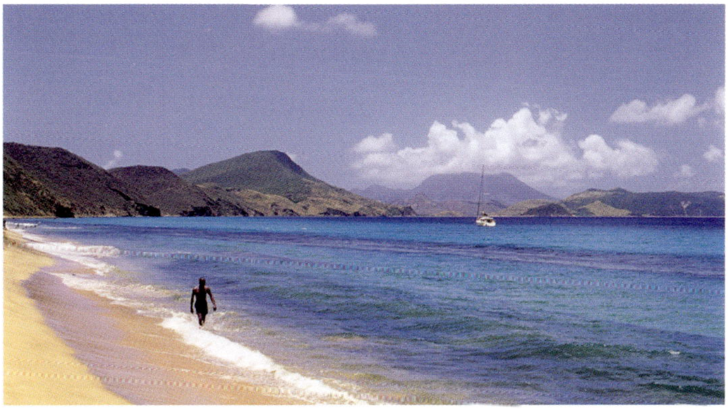

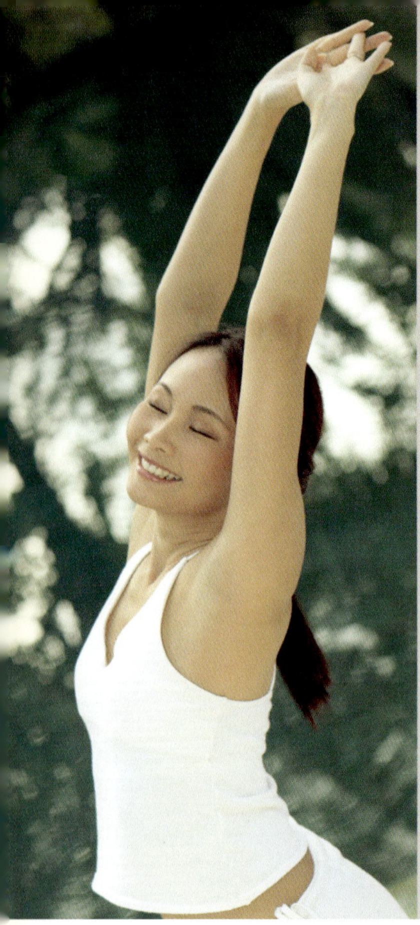

Mantenga la movilidad

La artritis puede limitar su habilidad para hacer cosas y, debido a ello, estará tentado, incluso estimulado a descansar y a permanecer menos activo. A pesar de que esto es comprensible, puede ser una equivocación porque podría empezar a perder movilidad y flexibilidad. Todas las actividades que le gusten, como andar, bailar, nadar o montar en bici, pueden llegar a ser difíciles de realizar. Los ejercicios siguientes le ayudarán a mantener y mejorar su movilidad de forma que pueda manejar su artritis de manera efectiva.

Haga del ejercicio una rutina

Antes de comenzar lea las 10 reglas de oro para el ejercicio (véase p. 159). La primera regla es la más importante: cualquiera que sea el ejercicio que haga, asegúrese de que se encuentra estable y seguro. Tenga siempre algo sólido a lo que agarrarse y asegúrese de que le sujetará.

Los ejercicios que encontrará en las siguientes páginas como girar la cabeza, rotar la cabeza, sentarse y levantarse, subir escalones, ponerse en cuclillas, pueden hacer que se sienta mareado; por lo tanto, tenga mucho cuidado. Si es posible hágalos con alguien que esté cerca de usted. Puede hacer cada ejercicio como parte de un plan diario o centrarse en ejercicios individuales de acuerdo a sus necesidades.

Comience con ejercicios de bajo impacto que no impliquen cargar peso. Estos ejercicios son aquellos en los que se sienta o se tumba en el suelo o en la cama. Entonces puede comenzar a realizar ejercicios de cargar peso y actividades funcionales como es caminar (véase p. 70).

Dos grupos de ejercicios

Los ejercicios de este capítulo se pueden clasificar en dos grupos. El primero comprende ejercicios de flexibilidad, los cuales emplean un mínimo de resistencia a la hora de incrementar o mantener la gama de movimientos de las articulaciones.

P&R

¿Cómo puedo saber si he hecho demasiado ejercicio?

Es normal que sus músculos se sientan un poco tensos, pero no deben dolerle demasiado. Si después del ejercicio se siente exhausto y su malestar es mayor que antes de empezar, probablemente haya hecho demasiado ejercicio. Otro síntoma es que continúe sintiéndose dolorido o agotado una hora después del ejercicio. Es más serio cuando el dolor, el malestar o la hinchazón dura un par de días o le despierta por la noche.

El segundo grupo de ejercicios utiliza una resistencia (como una banda elástica o el peso de su cuerpo) para incrementar la fuerza.

En ambos tipos de ejercicios, trate de «forzar las barreras» de sus capacidades, desafíese a sí mismo con delicadeza, muévase gradualmente un poco más allá o trabaje un poco más duro. Una vez que consiga un nivel y esté contento con él, mantenga el nivel de ejercicios para conservar la ganancia que ha conseguido. Si se resigna a hacer cada vez menos, cometerá un error y perderá movilidad.

La correcta realización de los ejercicios, controlando los movimientos, es tan importante como la repetición de los ejercicios con mayor frecuencia o durante más tiempo. Además, intente mantener la posición en la posición extrema de la extensión del movimiento, como es la rotación del hombro, de modo que sienta un estiramiento suave. Mantenga su respiración todo lo relajada que pueda ya que incrementa la efectividad del estiramiento y maximiza su esfuerzo. Los ejercicios demasiado fuertes y entusiastas o «agresivos» pueden aumentar el dolor y el malestar.

Adapte las pautas

En los ejercicios siguientes, las instrucciones indican cómo puede realizar un determinado movimiento y cuántas veces puede repetirlo –éstas son justamente las pautas–. Algunas personas son capaces de hacerlos mejor desde el comienzo y otras no tan bien.

Márquese unas pautas de acuerdo a sus necesidades, pero tenga cuidado si no está acostumbrado a hacer ejercicio: lo que parece una tarea simple y fácil puede producirle malestar y dolor, lo que le producirá ansiedad por haberse dañado forzándose demasiado. Hay que tener cuidado, comenzar poco a poco e incrementar el ejercicio gradualmente.

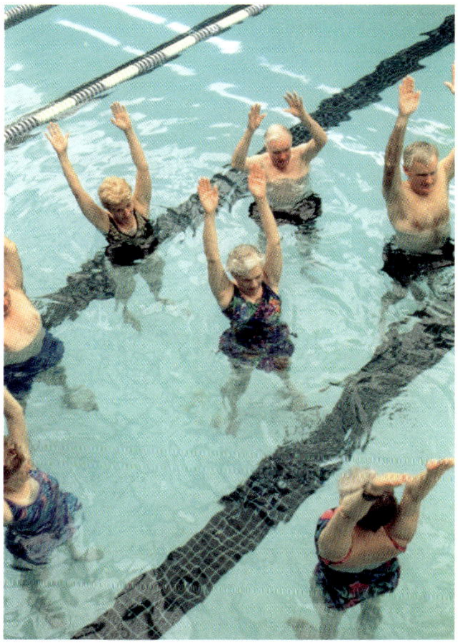

CONSEJOS

LAS 10 REGLAS DE ORO

- Cuando haga ejercicio asegúrese de que está estable y seguro. Si está de pie, tenga algo cerca para sujetarse.
- Comience cada nuevo ejercicio con suavidad.
- Incremente el ejercicio gradualmente a lo largo de los días y semanas.
- Trabaje duro pero no se provoque un dolor o malestar prolongado.
- Descanse los días que sienta dolor. Cuando remita, retome suavemente los ejercicios.
- Realice movimientos controlados; la calidad es tan importante como la cantidad.
- Márquese metas realistas.
- Escríbase un plan de acción y comente con la gente sus objetivos.
- Márquese un ritmo, poco y con frecuencia es tan bueno como una sesión intensa.
- Tenga en cuenta que el ejercicio no cura la artritis y los episodios de dolor no están relacionados con el ejercicio.

EJERCICIO ACUÁTICO
Las piscinas climatizadas son excelentes para ejercitar muchas de sus articulaciones y mejorar su movilidad y flexibilidad.

Ejercicios de cuello

Girar la cabeza y realizar movimientos circulares con la misma son dos ejercicios simples de cuello que puede practicar con regularidad para mejorar los movimientos de su cabeza sobre sus hombros. Antes de comenzar, asegúrese de que esté usted de pie –o sentado– recto y erguido. Imagínese que una cadena conectada a la corona por encima de la cabeza está tirando hacia arriba de usted extendiendo su cuello. Mantenga sus hombros y miembros superiores relajados todo el tiempo. Respire por la nariz y suelte el aire por la boca, despacio y con suavidad.

GIROS DE CABEZA

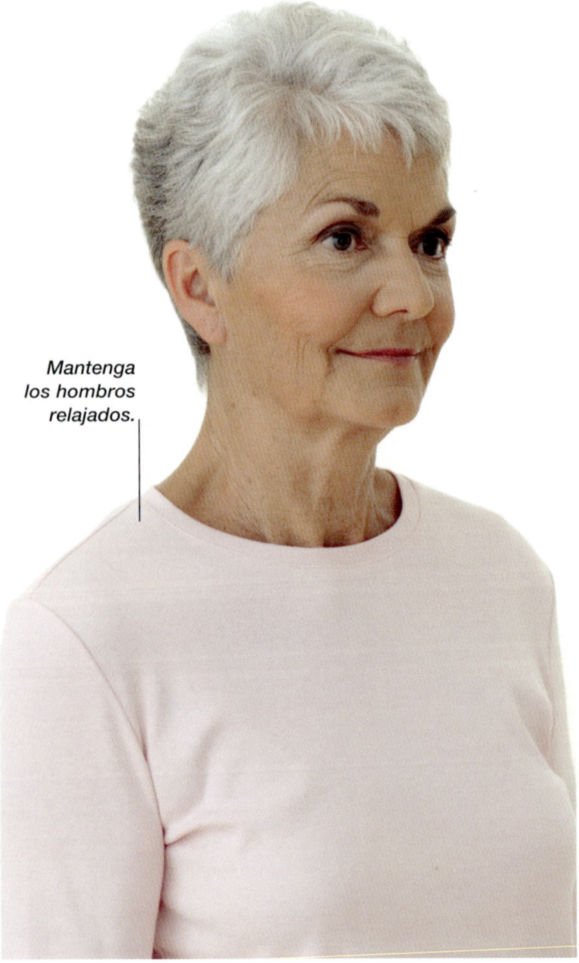

Puede hacer este ejercicio estando sentado o de pie. Si está de pie, asegúrese de estar cerca de una pared o de algún sitio al que se pueda sujetar si se siente mareado.

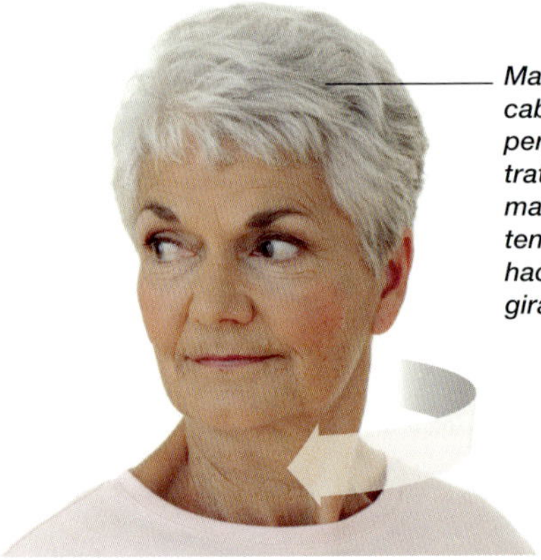

Gire despacio la cabeza por encima del hombro derecho sin inclinarla hacia el lado. Respire suavemente. Mantenga la posición durante 5 o 6 segundos.

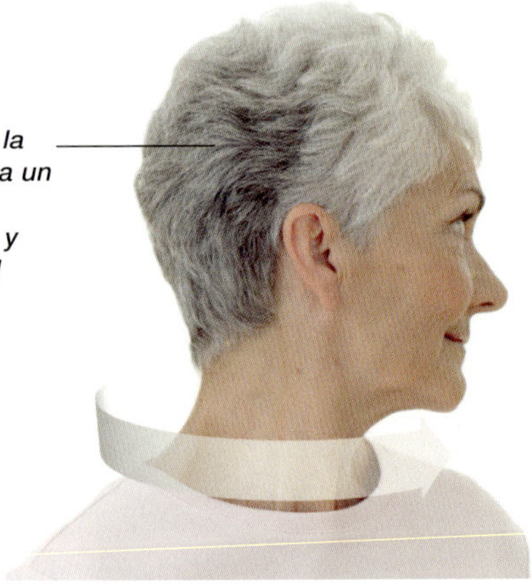

Ahora, gire la cabeza para mirar por encima del hombro izquierdo, nuevamente sin inclinarla sobre ese lado. Mantenga la posición durante 5 o 6 segundos. Repita 5 o 6 veces.

MOVIMIENTOS CIRCULARES DE LA CABEZA

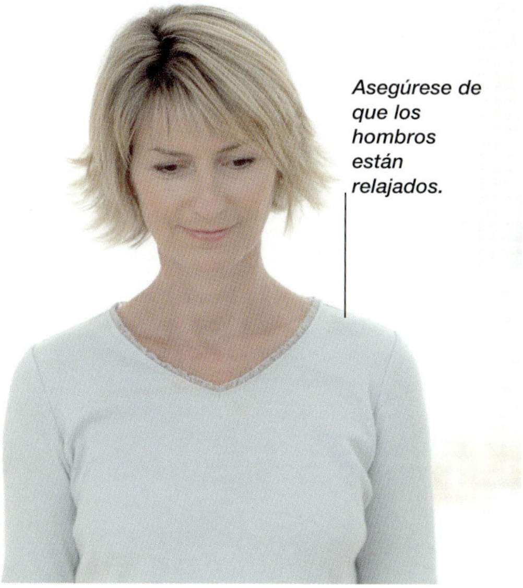

Comience con los hombros relajados y los ojos mirando hacia delante. Lentamente, deje caer la cabeza al frente con la intención de que la barbilla toque el pecho y mire hacia el suelo.

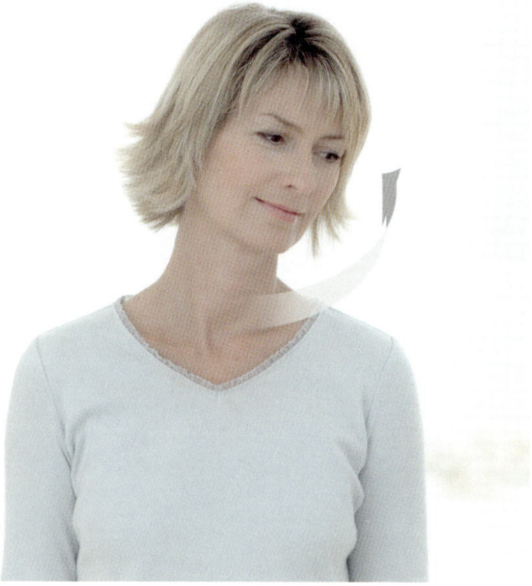

Despacio, rote la cabeza hacia la izquierda. Mientras lo hace, lleve su oreja izquierda tan cerca de su hombro izquierdo como pueda, con los ojos mirando en la dirección del movimiento.

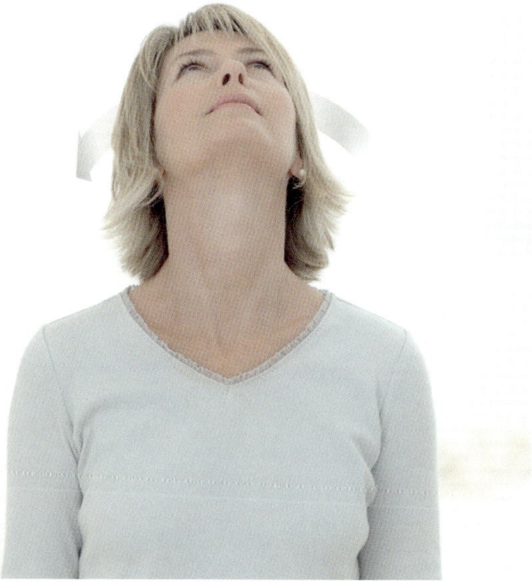

Siga moviendo la cabeza en círculo, de izquierda a derecha. A mitad de camino, mire hacia el techo y sienta el estiramiento de los músculos de la parte delantera del cuello.

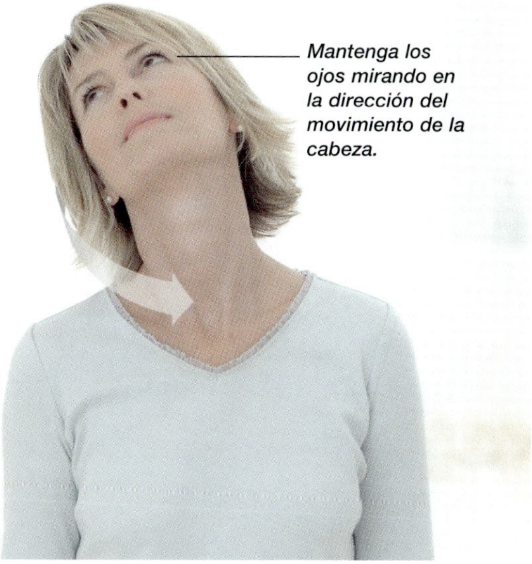

Siga hacia la derecha y acerque la oreja derecha al hombro tanto como pueda. Relájese. Haga 3 o 4 círculos. Repita toda la secuencia, esta vez trazando el círculo hacia la derecha.

Ejercicios de hombros

Estos tres ejercicios son excelentes para mejorar la amplitud de movimientos en ambos hombros. El molino es especialmente bueno para ayudar a la articulación de cabeza y cavidad de cada hombro a llegar a extensión completa en cualquier dirección. Cada ejercicio fortalecerá las articulaciones y los músculos que la rodean, lo que le ayudará a hacer frente a las tareas cotidianas como vestirse, cepillarse el pelo, conducir, limpiar y trabajar en el jardín.

EL MOLINO

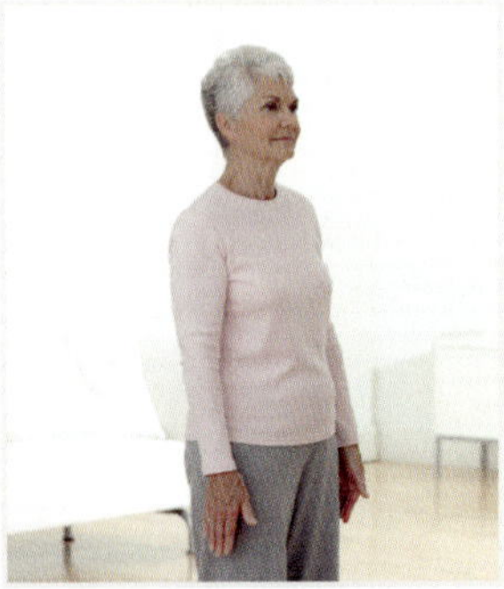

Permanezca de pie con los brazos relajados a ambos lados. Despacio, levántelos brazos hacia el frente hasta llegar arriba. Bájelos lentamente hacia los lados por detrás de usted. Relájese. Repítalo y haga 5 o 6 círculos.

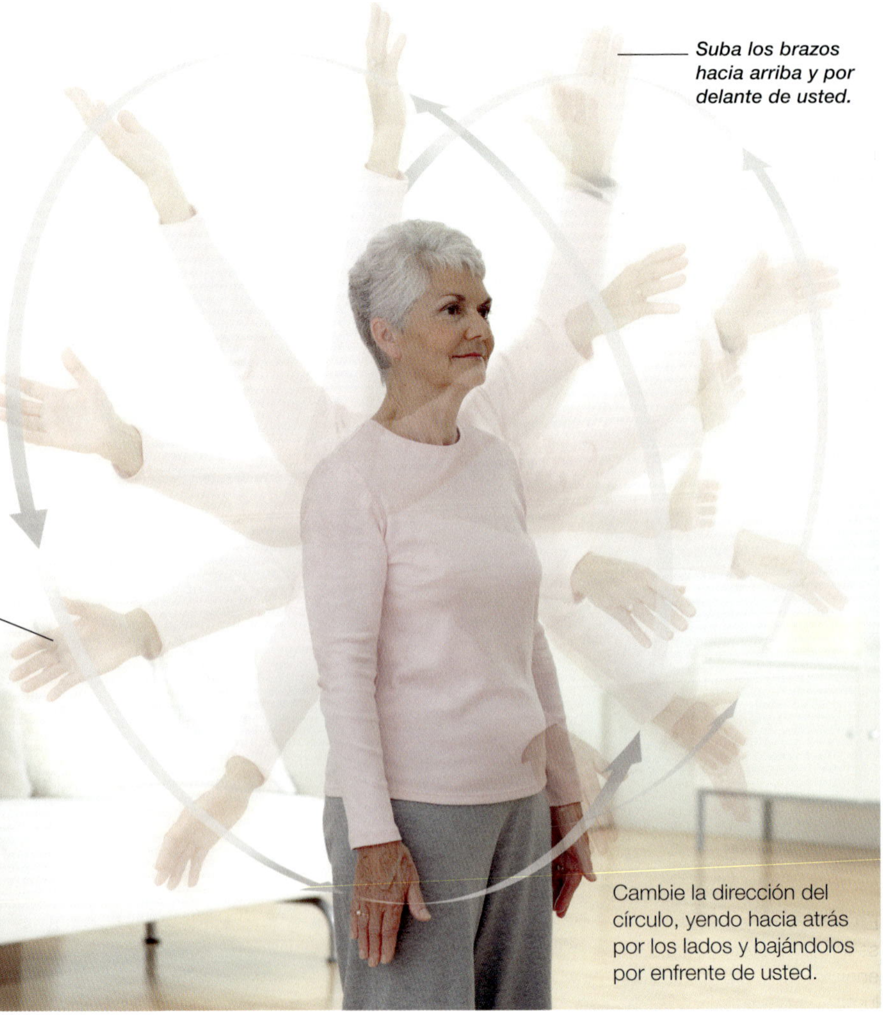

Cambie la dirección del círculo, yendo hacia atrás por los lados y bajándolos por enfrente de usted.

ROTACIÓN DE LOS HOMBROS

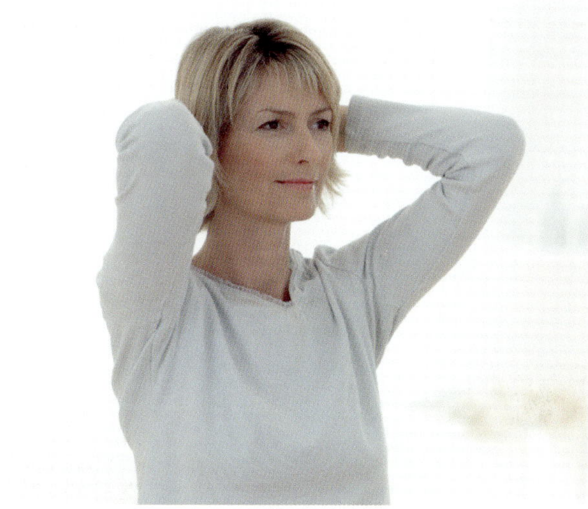

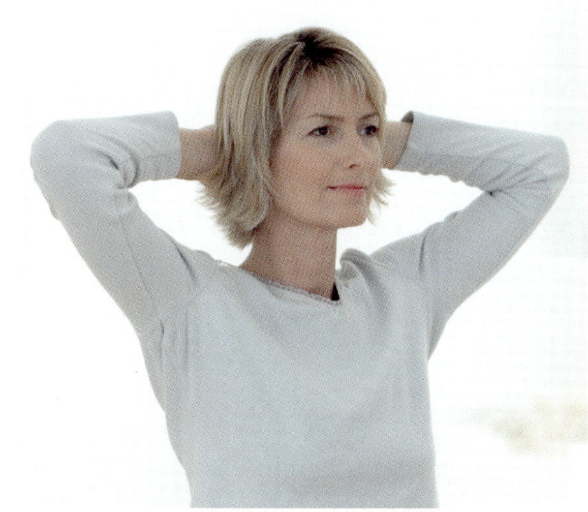

Enganche las manos detrás de su cabeza, con los dedos entrelazados. Si no puede hacerlo porque no se siente cómodo, solamente coloque las manos en su cabeza tan atrás como pueda. Suavemente empuje los codos hacia fuera pero sólo mientras se sienta cómodo. Sienta un suave estiramiento bajo los brazos cerca de los hombros. Mantenga esta posición durante 5 segundos si puede. Suelte el aire. Ponga de nuevo los antebrazos cerca de las orejas. Repita el ejercicio 5 o 6 veces.

SECAR LA ESPALDA

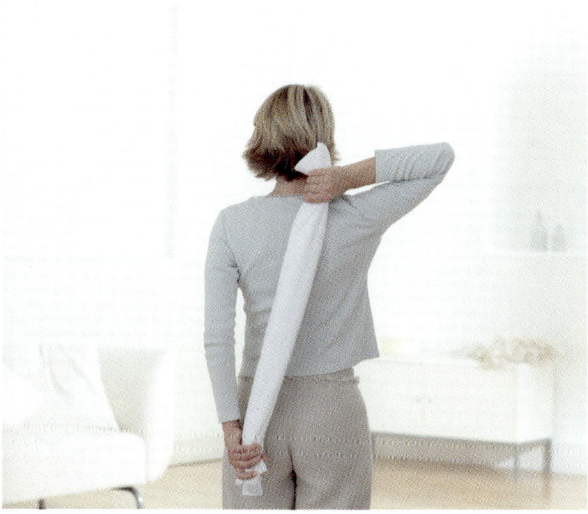

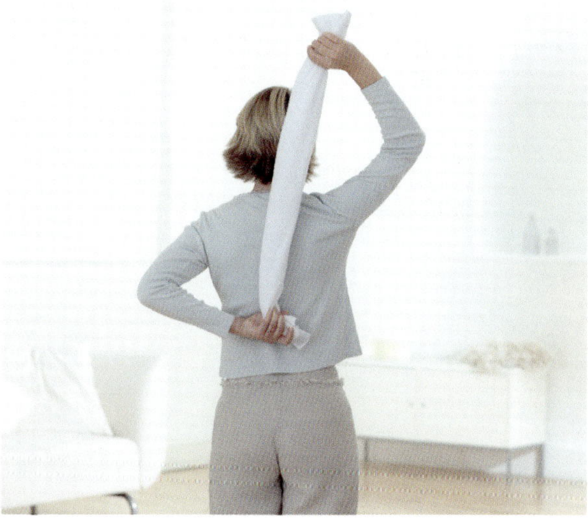

Enrolle una pequeña toalla y sujétela como si se estuviera secando la espalda, colocando el brazo derecho arriba por encima del hombro derecho y del brazo izquierdo en la región lumbar de la espalda. Manténgalo durante 5 o 6 segundos. Ahora tire de la toalla hacia arriba con la mano derecha y sienta una suave presión en el brazo izquierdo. Mantenga la postura durante 5 o 6 segundos. Repita el ejercicio 10 veces. Cambie de mano.

Ejercicios de espalda

Los ejercicios de abdominales y las flexiones sencillas son dos de los muchos ejercicios que pueden ayudarle con la flexibilidad de la región lumbar de la espalda. Si tiene dolor en esta zona, consulte con su médico o fisioterapeuta antes de intentar estos ejercicios. Ambos ejercicios exigen que esté acostado –si utiliza el suelo, extienda una esterilla o toalla para hacerlo un poco más confortable–. Si tiene dificultades para inclinarse, tómese el tiempo que necesite para ponerse en la posición y relájese durante algunos minutos antes de comenzar.

ABDOMINALES

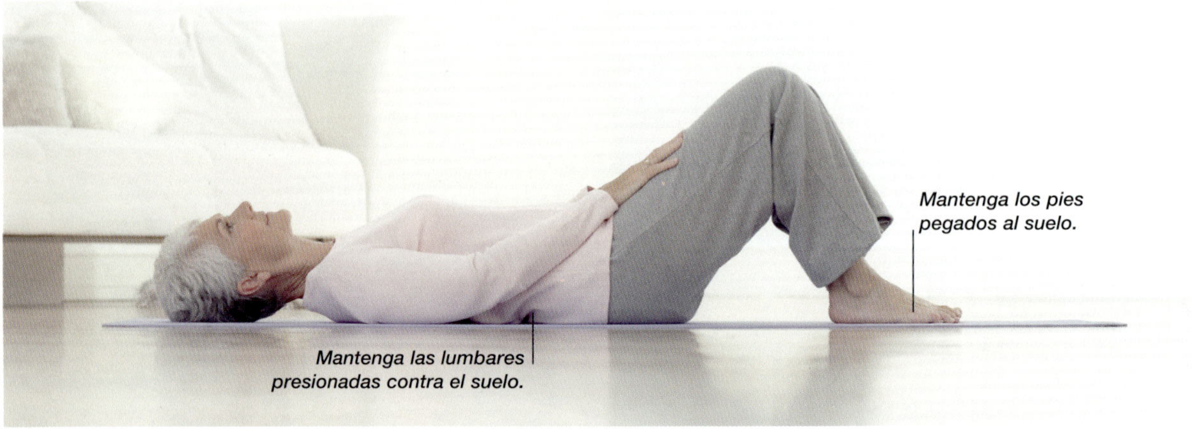

Estos ejercicios están diseñados para fortalecer los músculos del abdomen, lo que será de gran importancia para la movilidad de la espalda. Échese sobre su espalda en el suelo (o en la cama) con las rodillas inclinadas y coloque las manos en las piernas. Relaje los hombros y déjelos caer en el suelo. Tome conciencia de su respiración, mientras inspira y espira desde su abdomen.

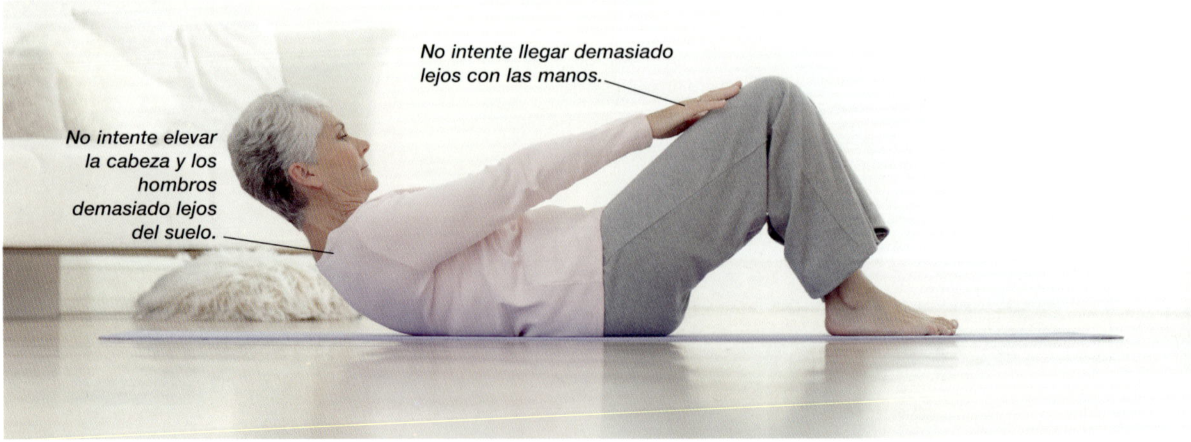

Lentamente, lleve las manos hacia sus rodillas; levante suavemente la cabeza y los hombros del suelo. Si puede, mantenga la posición durante 5 o 6 segundos, entonces suelte el aire. Relájese mientras desciende lentamente. Descanse 5 o 6 segundos. Repítalo 5 o 6 veces. A lo largo de algunas semanas incremente el número y tiempo de abdominales.

FONDOS SENCILLOS

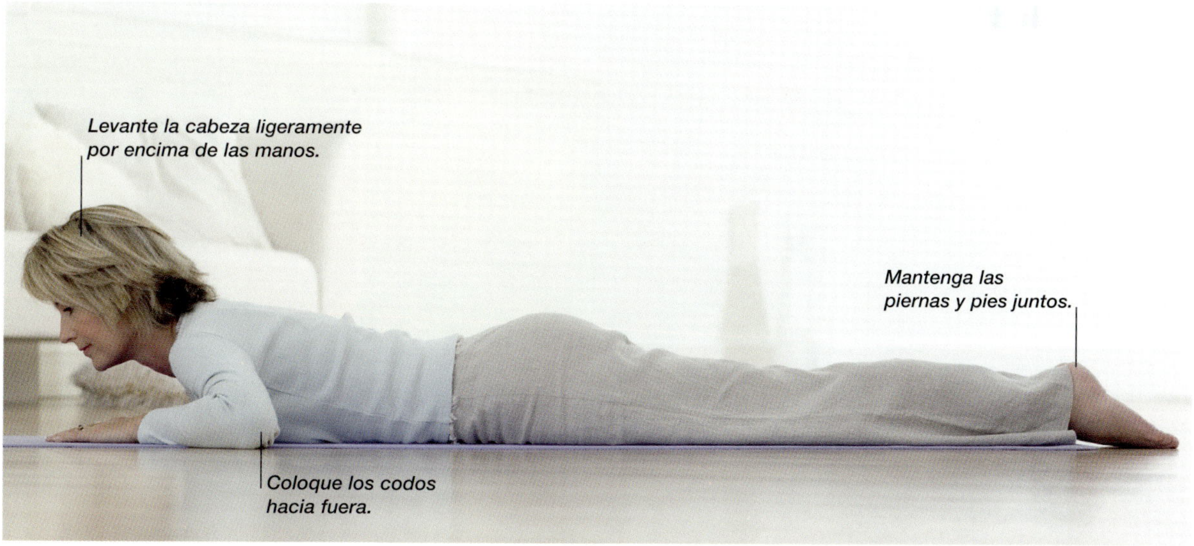

Este ejercicio incrementa la movilidad de la columna y de la zona lumbar, así como de la articulación sacroilíaca, lugar donde la columna se encuentra con la pelvis. Túmbese con la cabeza hacia abajo sobre una esterilla o una toalla en el suelo, con los codos apuntando hacia afuera a los lados y las manos abiertas pegadas al suelo bajo los hombros. Relaje su cuerpo por completo y respire con tranquilidad. Levante la cabeza.

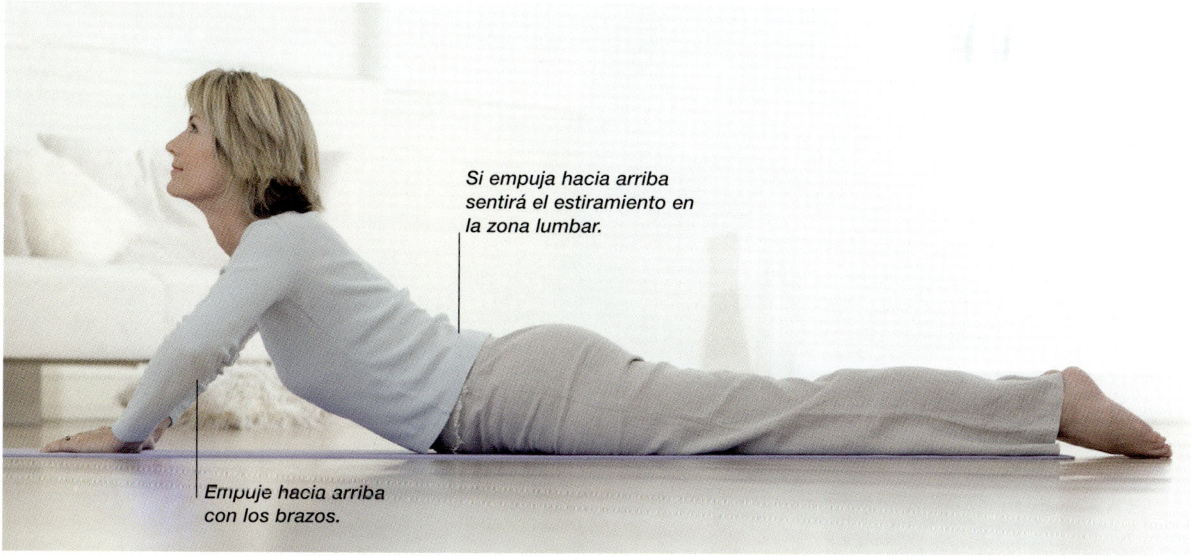

Inspire y empuje hacia arriba con los brazos, enderezando lentamente los codos. Eleve la cabeza y los hombros tanto como pueda sin llegar a encontrarse incómodo. Mire hacia el techo, hasta que sienta que se tensa la región lumbar, espire. Sienta cómo baja la tensión de la zona lumbar mientras expulsa el aire. Mantenga durante 5 o 6 segundos. Deje que los brazos se relajen permitiendo que el tronco descienda lentamente al suelo. Repítalo 5 o 6 veces.

Ejercicios de piernas y cadera

Los siguientes ejercicios ayudan a las personas con artritis a mejorar y mantener la movilidad de la cadera y las rodillas. Le pueden ayudar con cualquier rigidez que sienta y a fortalecer los músculos que rodean sus articulaciones.

Las personas con osteoartritis de cadera o de rodilla obtienen beneficios de los ejercicios de step (subir y bajar el escalón) y de sentarse y levantarse. Asegúrese de que los realiza confortablemente y evite esforzarse demasiado.

STEP (SUBIR EL ESCALÓN)

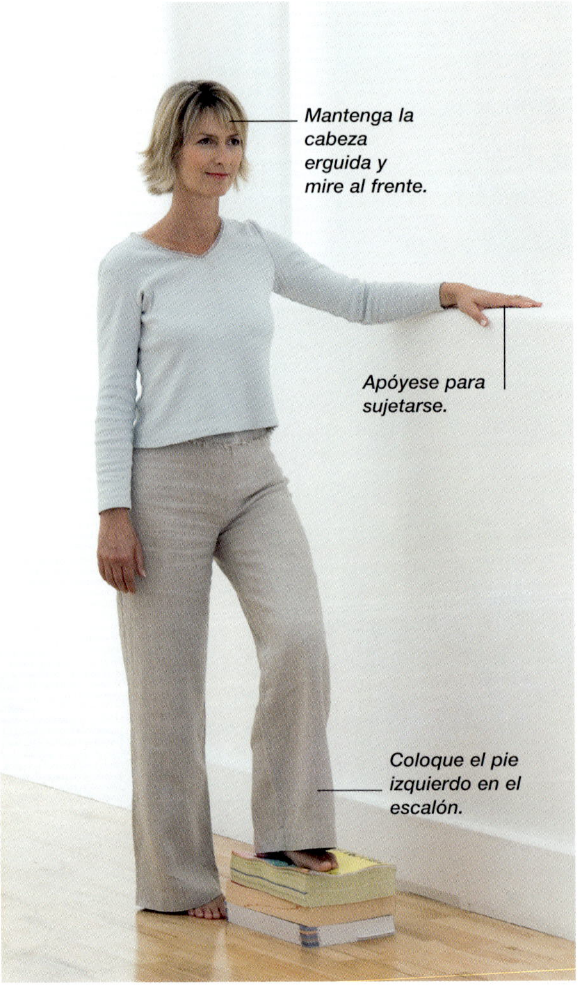

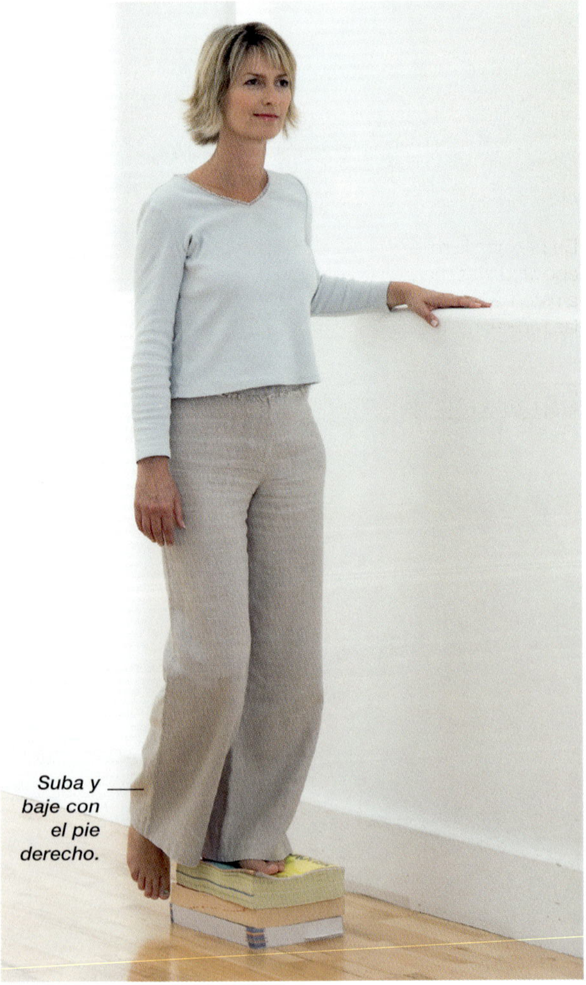

Coloque el pie izquierdo sobre un escalón estable (p. ej., el último de una escalera o una pila de 3 guías de teléfono). Apóyese en la pared, barandilla o en una silla para sujetarse. Mantenga el pie izquierdo sobre el escalón, suba y baje con el pie derecho durante un minuto. Repítalo 5 o 6 veces, descansando cada vez. Cambie de pie. Aumente gradualmente las veces que sube y la altura del escalón (asegúrese de que es estable) hasta un máximo de 45 cm.

SENTADILLAS SUAVES

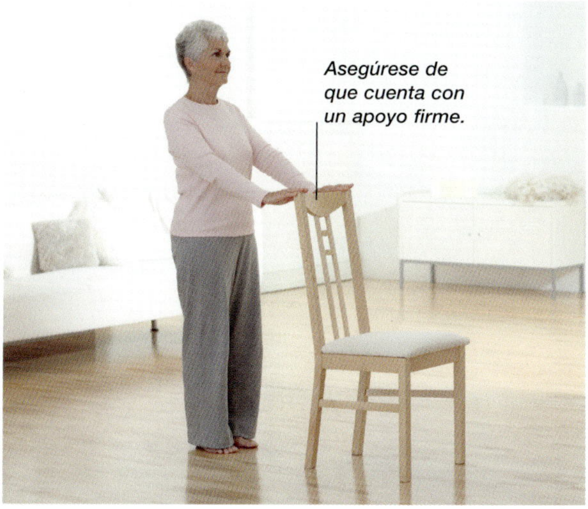

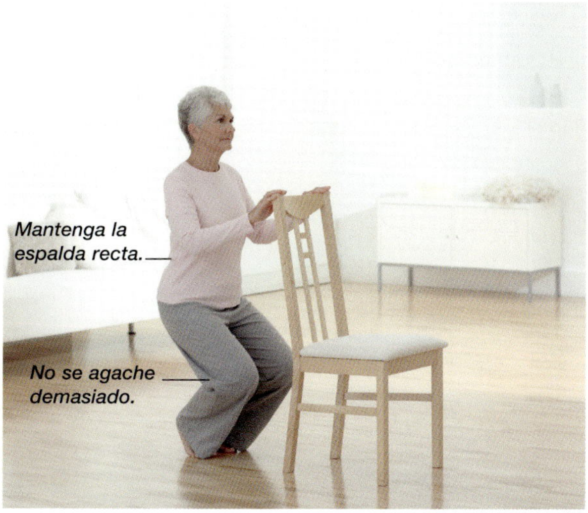

De pie, con la mirada al frente. Manténgase con seguridad apoyando las manos sobre un objeto estable situado frente a usted. Mantenga la espalda firme y, lentamente, doble las rodillas hasta ponerse ligeramente en cuclillas para, a continuación, estirarlas hasta ponerse nuevamente en pie. Repítalo 10 veces. Según vaya mejorando, agáchese más cuando se ponga en cuclillas pero no más de 90 grados y nunca totalmente porque pondría una gran tensión en las rodillas.

ROTACIONES DE CADERA

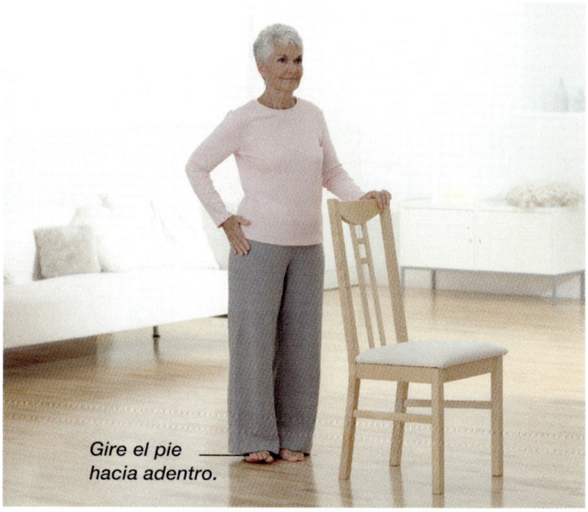

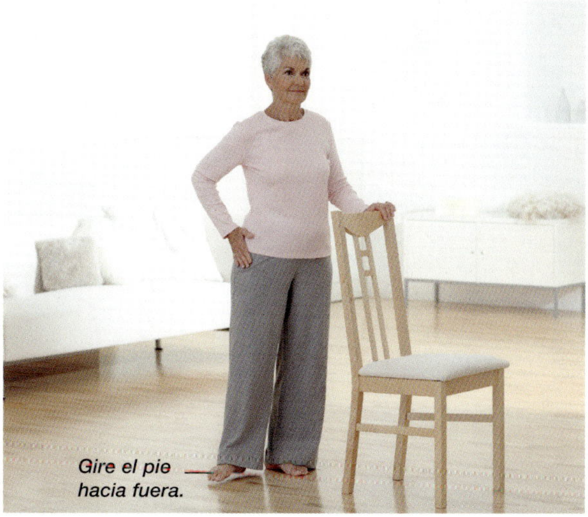

En la misma postura, coloque la mano derecha sobre la cadera derecha y levántela hasta que el pie se levante 2-3 cm del suelo. Gire el pie hacia adentro y hacia la izquierda, hasta donde pueda llegar (sienta cómo gira su cadera bajo su mano). Mantenga durante 5 o 6 segundos. Gire el pie hacia fuera y hacia la derecha (sienta de nuevo cómo su cadera gira) y manténgalo durante 5 o 6 segundos. Repita esta secuencia 10 veces y cambie de pie.

FORTALECER LAS PIERNAS

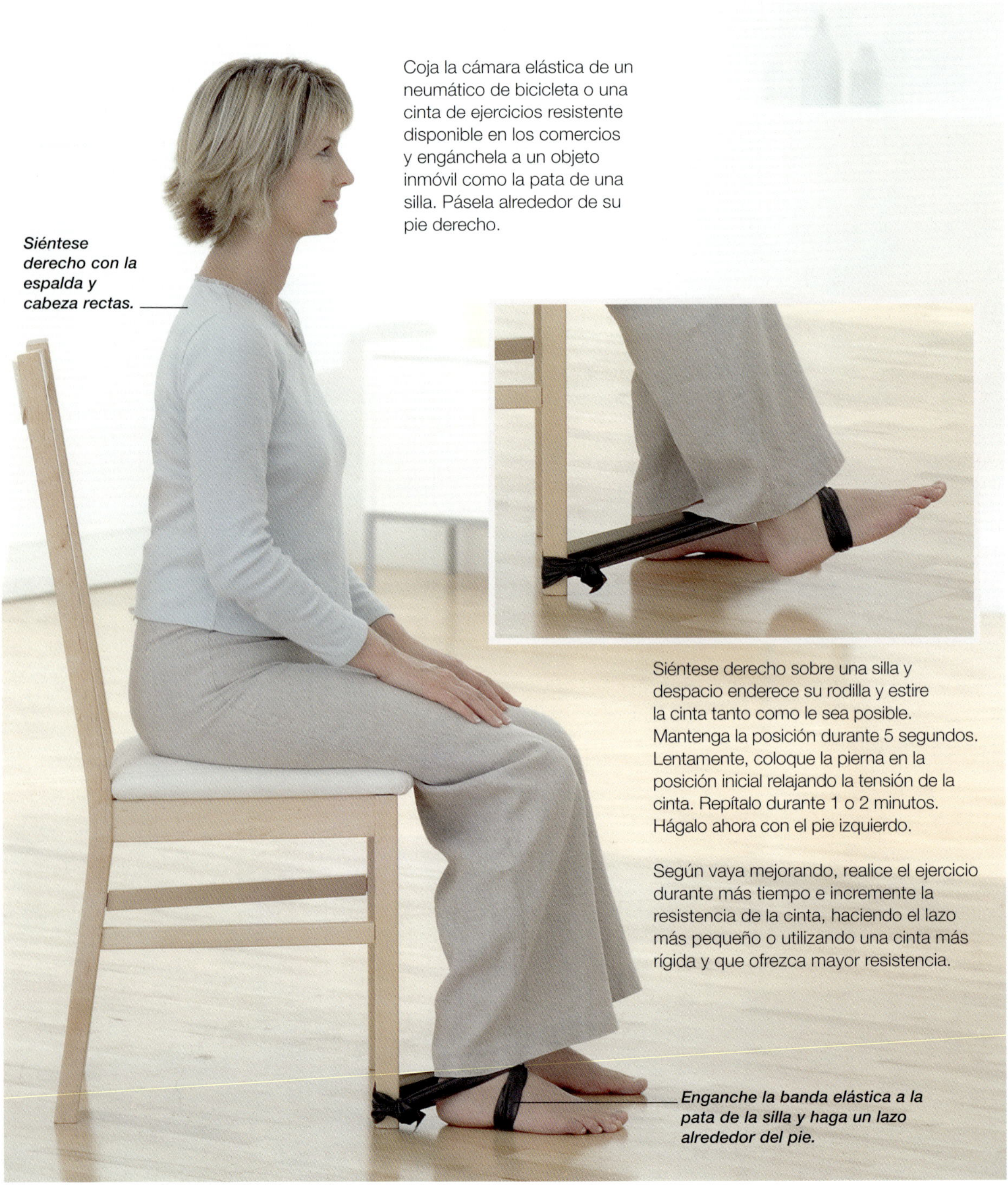

Coja la cámara elástica de un neumático de bicicleta o una cinta de ejercicios resistente disponible en los comercios y enganchela a un objeto inmóvil como la pata de una silla. Pásela alrededor de su pie derecho.

Siéntese derecho con la espalda y cabeza rectas.

Siéntese derecho sobre una silla y despacio enderece su rodilla y estire la cinta tanto como le sea posible. Mantenga la posición durante 5 segundos. Lentamente, coloque la pierna en la posición inicial relajando la tensión de la cinta. Repítalo durante 1 o 2 minutos. Hágalo ahora con el pie izquierdo.

Según vaya mejorando, realice el ejercicio durante más tiempo e incremente la resistencia de la cinta, haciendo el lazo más pequeño o utilizando una cinta más rígida y que ofrezca mayor resistencia.

Enganche la banda elástica a la pata de la silla y haga un lazo alrededor del pie.

SENTARSE Y LEVANTARSE

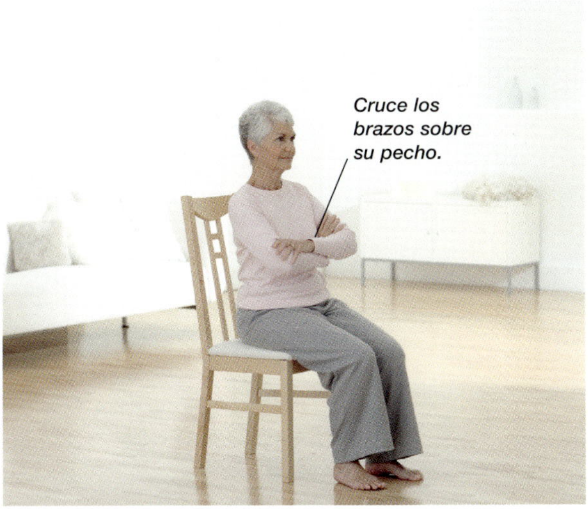

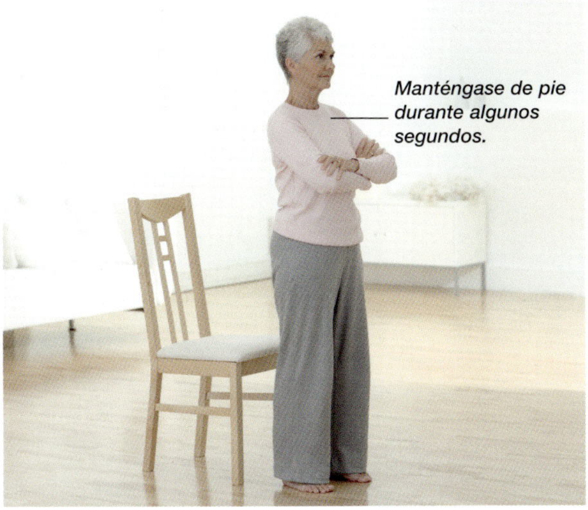

Siéntese derecho con los pies pegados al suelo y los brazos cruzados. Levántese despacio sin utilizar sus brazos y manténgase de pie algunos segundos. Vuelva a sentarse despacio. Continúe haciendo este ejercicio durante un minuto. Después de unas cuantas semanas, incremente las repeticiones o comience a hacerlo desde una silla más baja. Nunca se fuerce demasiado y asegúrese de tener siempre el control.

FLEXIONES DE RODILLA

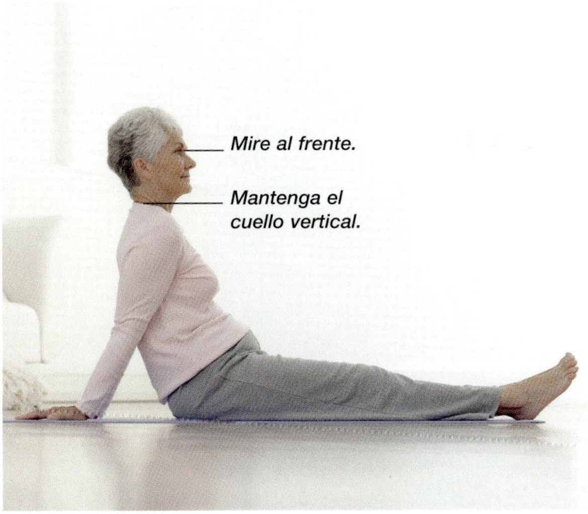

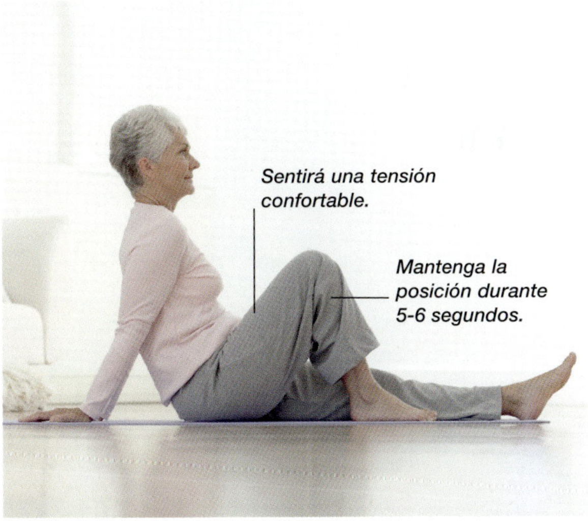

Siéntese en el suelo o en la cama con las piernas juntas y estiradas. Coloque las manos detrás de usted, de forma que puedan sujetar el peso de la parte superior de su cuerpo. Mantenga el cuello vertical. Suavemente, flexione la rodilla derecha hacia usted hasta que pueda sentir un estiramiento cómodo. Mantenga durante 5 o 6 segundos antes de enderezar la pierna de nuevo. Descanse durante 3 segundos. Repita esta secuencia 10 veces. Cambie de pierna.

ROTACIONES DEL TRONCO

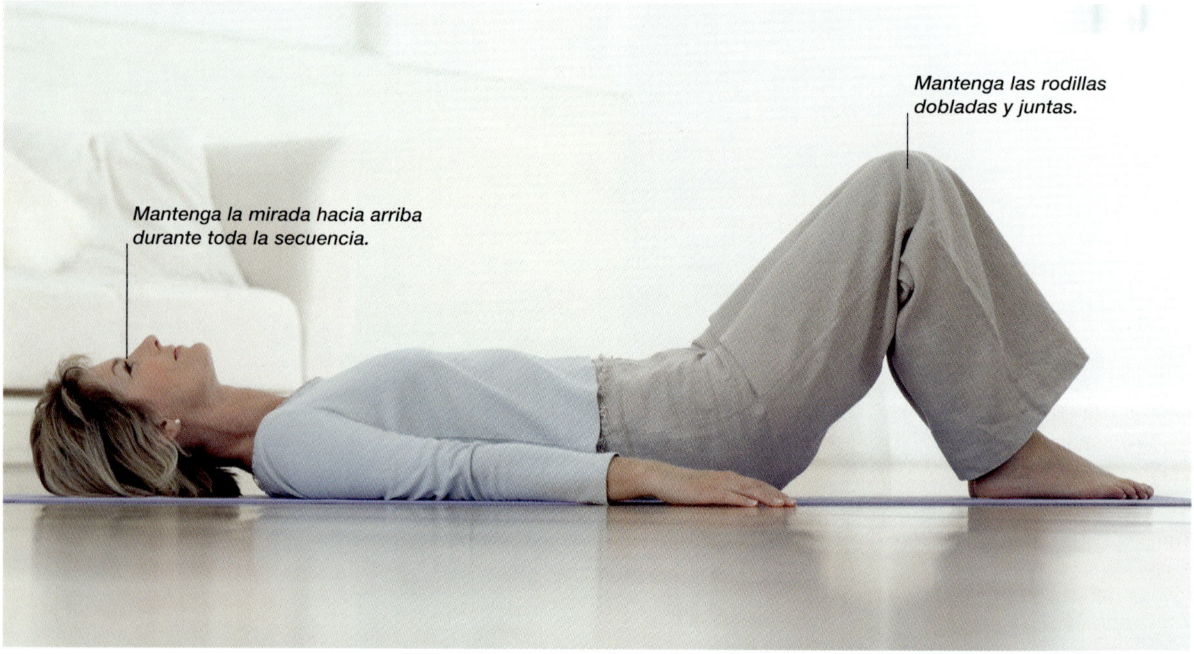

Túmbese con las rodillas dobladas, los hombros relajados, los brazos a los lados y mire hacia arriba. Lentamente deje que las rodillas caigan hacia la derecha, manténgalas juntas mientras lo hace y mire hacia arriba. Pare cuando sienta que se estira la parte baja de la espalda y del muslo izquierdo, y mantenga la posición durante 5 o 6 segundos. Vuelva a la posición inicial. Ahora repita el ejercicio hacia el lado izquierdo. Repita la secuencia entera 10 veces. Descanse 30 segundos. Repítala 5 veces. En algunas semanas su tronco se aflojará, deje que sus rodillas caiganun poco más.

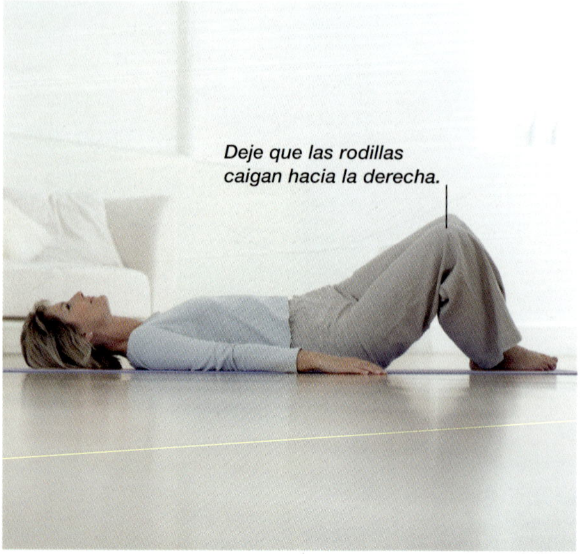

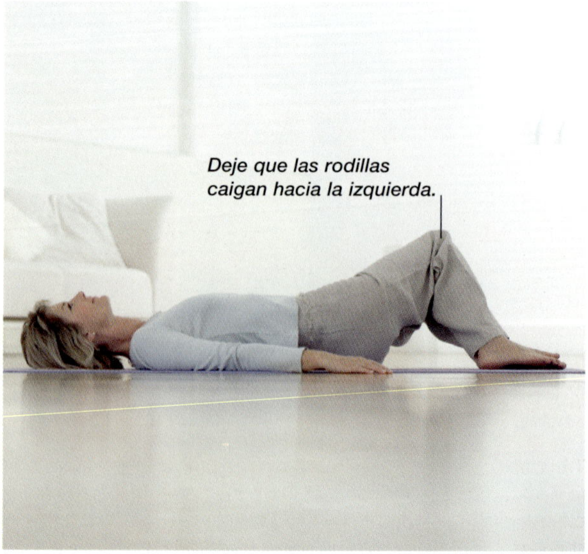

EXTENSIONES DE CADERA

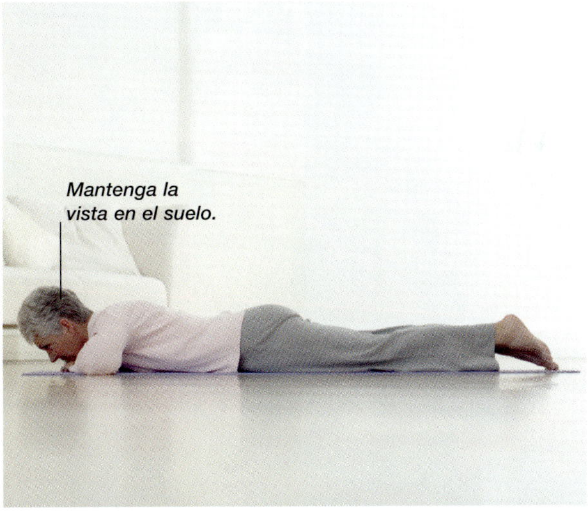

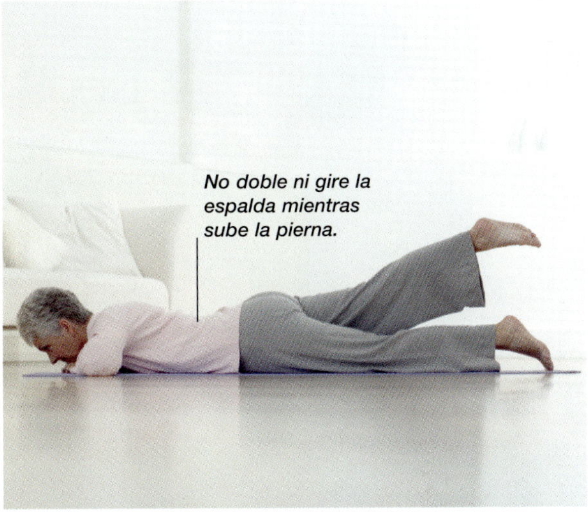

Túmbese cómodamente con la cabeza hacia abajo sobre una esterilla en el suelo (o en la cama) apoyando la barbilla en las manos. Lentamente suba la pierna derecha aproximadamente 7,5-10 cm. Mantenga durante 4 o 5 segundos, si puede, y baje lentamente la pierna. Relaje el cuerpo y suelte el aire. Repita 5 veces. Cambie de pierna. Según vaya mejorando, intente subir la pierna un poco más, manténgala más tiempo, y/o incremente el número de veces que realiza el ejercicio.

EJERCICIOS LATERALES DE CADERA (ABDUCCIONES)

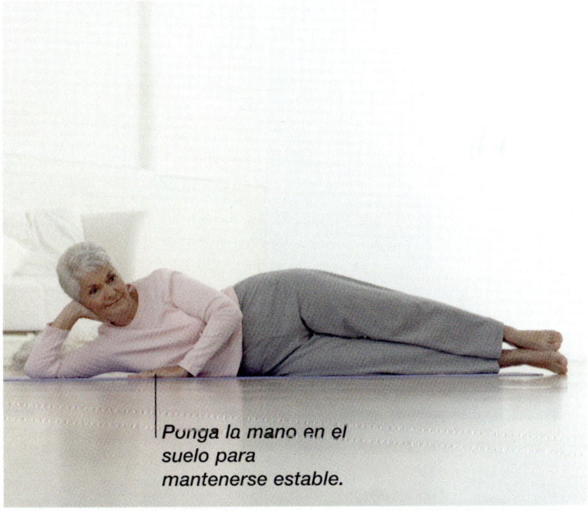

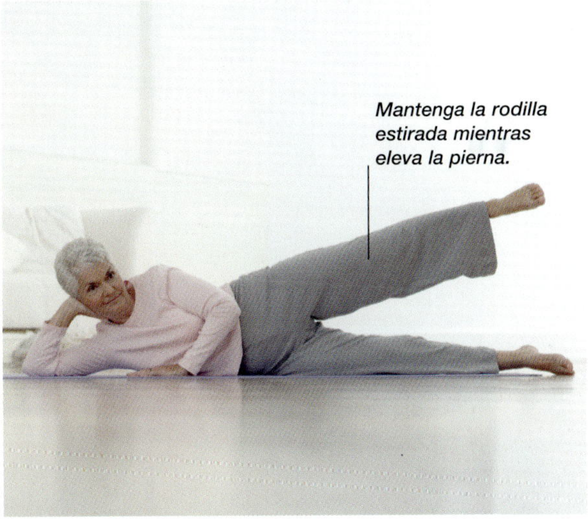

Túmbese sobre el lado derecho en una esterilla en el suelo (o cama) y sujete la cabeza con la mano derecha. Lentamente, eleve la pierna izquierda –unos 60 cm si puede–. Mantenga durante 5 o 6 segundos y, lentamente, baje la pierna. Repítalo 10 veces, dése la vuelta y repita el ejercicio con la pierna derecha. Según vaya mejorando, aumente el número de veces que levanta la pierna, suba cada pierna un poco más y manténgalas arriba durante más tiempo.

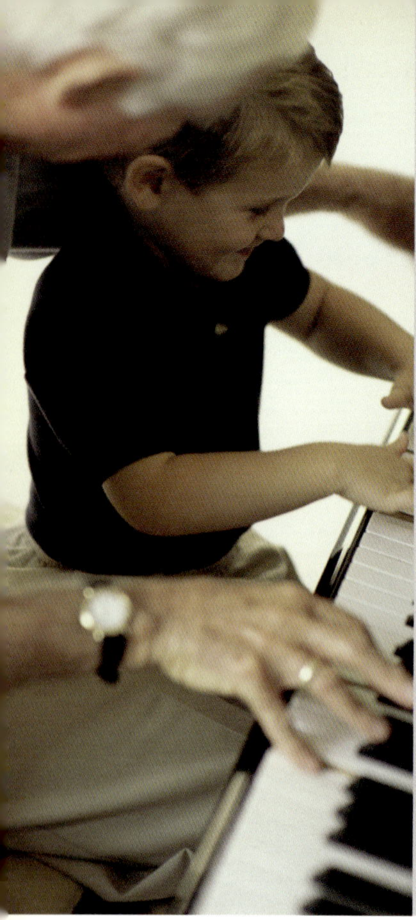

Proteja sus articulaciones

Las articulaciones y los músculos tienen que servirnos durante toda la vida, así que tiene sentido cuidar de ellos. Algunas de las formas de proteger las articulaciones fueron desarrolladas por la industria para reducir la tensión en los trabajadores. Es posible que usted esté utilizando alguna de ellas, mientras que otras, al principio, le pueden resultar más difíciles de aceptar. Una vez que utilice con frecuencia estos métodos en su vida diaria, obtendrá claros beneficios. Menos dolor, menos fatiga y una mayor facilidad para poder realizar los trabajos con menos frustración y con mejores resultados –y le sobrará energía para disfrutar más de la vida.

Proteger las articulaciones no quiere decir realizar más actividades, sino encontrar la forma de hacerlas de una manera más sencilla.

¿Por qué hay que proteger las articulaciones?

Las posturas que adopta y la forma en la que mueve su cuerpo afectan al estrés y a la tensión que ejerce sobre sus articulaciones. Por ejemplo, estar con los hombros caídos incrementa la tensión de la espalda y del cuello. Pondrá un exceso de tensión sobre sus músculos y articulaciones si repite el mismo movimiento una y otra vez o si mantiene su articulación en la misma posición forzada durante mucho tiempo. Incluso usar demasiado esfuerzo para realizar un trabajo puede ser estresante.

Todos nosotros desarrollamos hábitos de movimiento que no tienen por qué ser los más eficientes. Pero cuando se tiene artritis, esta ineficiencia incrementa su fatiga y se suma a su dolor.

Las articulaciones cansadas que están hinchadas y doloridas pueden debilitar las estructuras que soportan las articulaciones (los ligamentos y las cápsulas articulares). Con el tiempo se pueden desarrollar deformidades. La tensión muscular aumenta la fatiga.

Si le duele, cambie

Proteger las articulaciones no quiere decir realizar más actividades, sino encontrar la forma de desarrollarlas de una manera más sencilla. Muchas personas desarrollan sus propias formas de reducir el dolor y la fatiga a lo largo de los años. Pero lleva tiempo elaborar soluciones para uno mismo. Las personas con artritis con frecuencia se habitúan al dolor, que a su vez puede estar enmascarado por la medicación, por lo que puede no darse cuenta de que una actividad le está produciendo cansancio, dolor o fatiga. Entonces, al día siguiente, se arrepentirá de haberse exigido demasiado. Por eso la regla es: si le duele, cambie.

Atajos para introducir cambios

Las ideas de este capítulo le ayudarán a tomar atajos para introducir los cambios necesarios que mantendrán sus músculos y articulaciones tan sanos como sea posible. Cuanto antes haga los cambios, mejor será para sus articulaciones a la larga.

Realizar actividades más fácilmente no debilitará sus músculos, sino que se reducirá su fatiga y su dolor, dejándole con más energía para hacer ejercicio. Los capítulos de actividad física y movilidad (véanse pp. 64-73 y pp. 158-171) le enseñan cómo mover sus articulaciones completamente y cómo fortalecer sus músculos.

El cambio de hábitos

La artritis puede ser la causa de que algunas articulaciones se deformen con el tiempo. Por ejemplo, si tiene artritis reumatoide, sus muñecas pueden comenzar a girarse hacia abajo y sus dedos a apuntar hacia el lado opuesto al pulgar. En la osteoartritis del pulgar se puede desarrollar una forma de zig-zag.

Muchas actividades, como levantar un objeto, pueden generar una presión dirigida hacia abajo o estirar su muñeca. Otras, como abrir un bote o dar la vuelta a la tapa, requieren movimientos de giro de los nudillos. Con el tiempo, esto debilita los ligamentos y las articulaciones comienzan a desplazarse en la dirección de la presión.

Preste atención a cómo mueve sus articulaciones durante las actividades diarias y vea si puede encontrar una manera de realizarlas de otra manera aplicando los siete principios de la p. 174. Al principio es difícil cambiar los hábitos, ya que los viejos pugnan por salir automáticamente. Una vez consiga analizar lo que está haciendo, las ideas comenzarán a aparecer progresivamente.

La técnica paso a paso

Comience a cambiar sus hábitos paso a paso. Escoja una actividad normal del día a día, como por ejemplo, hacer una taza de té. Mire cómo utiliza sus manos y las articulaciones y músculos que le producen dolor.

Observe cómo mantiene sus articulaciones mientras se mueve y trabaja. Por ejemplo, ¿están sus muñecas inclinadas hacia un lado

CÓMO SUJETAR UNA TAZA
Cuando beba una taza de té o café, trate de sujetar la taza con ambas manos en lugar de poner en tensión los dedos de una mano.

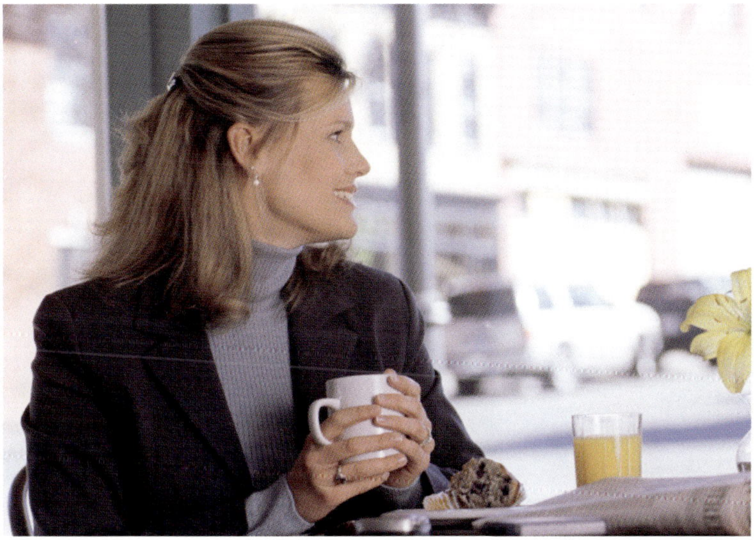

o hacia abajo en lugar de en línea recta o vertical? ¿Siente una fuerte presión en la punta de los dedos? ¿Agarra los objetos con demasiada fuerza?

Si responde afirmativamente a estas preguntas, ¿cómo puede modificar el movimiento o la actividad para que le resulte más fácil? Piense en los siete principios enunciados para proteger sus articulaciones (véase abajo) y escriba sus soluciones en un bloc de notas. Practique esta técnica tan a menudo como pueda durante una o dos semanas.

Principios básicos para proteger sus articulaciones

Los siete siguientes principios clave utilizan la ergonomía y la biomecánica para ayudarle a proteger sus articulaciones y controlar su fatiga:

- Utilice los músculos y articulaciones más grandes y fuertes.
- Evite realizar movimientos giratorios.
- Reparta el peso sobre varias articulaciones.
- Realice el mínimo esfuerzo.
- Evite mantener la misma posición durante mucho tiempo.
- Planee sus actividades de una manera más eficaz.
- Dosifique sus actividades.

La biomecánica consiste en el uso de técnicas físicas eficientes para estar de pie, sentado, caminar o inclinarse, además de levantar y manipular objetos. La ergonomía es el diseño de tareas y equipos para acomodar las habilidades de las personas a sus actividades y a su ambiente de la manera más eficaz posible.

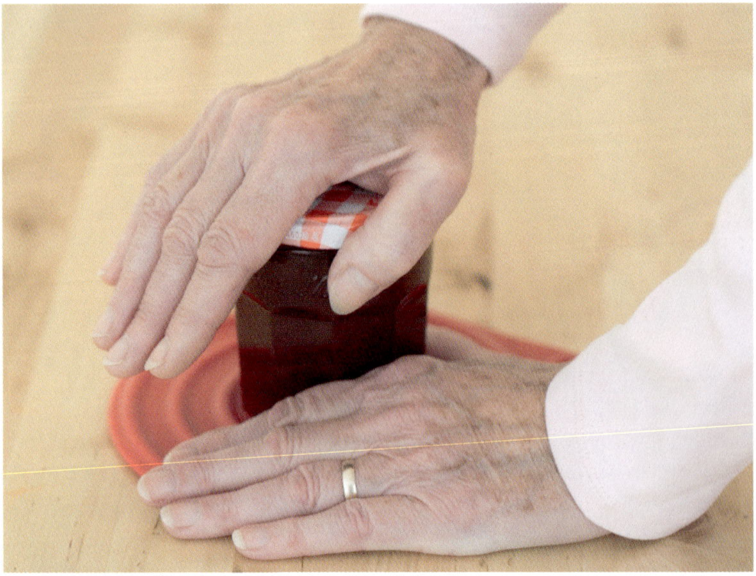

CÓMO ABRIR UN TARRO
La mejor forma de desenroscar la tapa de un tarro es presionando hacia abajo con la palma de la mano o manteniendo el borde de la tapa del tarro entre la curva del pulgar y los otros dedos. Después desenrosque la tapa con su brazo.

Utilice los músculos y articulaciones más grandes y fuertes

No ponga presión sobre articulaciones y músculos pequeños cuando los más grandes y fuertes pueden hacer el trabajo de manera más eficaz. Por ejemplo, si tiene problemas en la mano, puede llevar sus bolsas sobre su antebrazo o sobre su hombro (o utilizar una mochila si puede). Por citar otro ejemplo, podríamos hablar de la utilización de los músculos de los muslos y de los codos para levantarse de una silla en lugar de apoyarse en los nudillos.

Evite movimientos giratorios

Los movimientos giratorios que utilizan fuerza pueden causar dolor y malestar. Por ejemplo, en vez de usar sus dedos para girar la tapa ajustada de un tarro, presione hacia abajo con la palma de la mano o mantenga el borde de la tapa del tarro entre la curva del pulgar y los otros dedos. También puede ser de utilidad un trapo pequeño no deslizante o un abridor de botes (se vende en las tiendas de cocina).

Si tiene problemas de cadera, rodilla o pie, levántese de la silla distribuyendo su peso sobre ambas piernas, en vez de apoyarse sólo sobre un lado.

Reparta el peso sobre varias articulaciones

No cargue todo el peso en una única articulación cuando pueda repartirlo entre varias. Por ejemplo, utilice las palmas de ambas manos para levantar cosas. Trate de manejar la loza y las ollas con ambas palmas, en lugar de con los dedos –de esta manera también se reduce el riesgo de que se le caigan cosas.

Cuando vierta el agua de una tetera caliente, agarre el asa con una mano mientras que con la palma de la otra mano sujeta la tetera con un paño. De esta forma, utilizando las dos manos, reducimos en un 50 por 100 la tensión de cada muñeca y de cada mano.

Realice el mínimo esfuerzo

Las siguientes sugerencias le ayudarán a que minimice el esfuerzo que invierte en realizar las diferentes tareas:

- **NO AGARRE LOS OBJETOS CON DEMASIADA FUERZA** Si tiene problemas en la mano, use utensilios de cocina y herramientas de casa y de bricolaje con asas no deslizantes para no tener que agarrarlas con fuerza. También puede forrar las asas normales –por ejemplo, con gomaespuma de una tienda de bricolaje–. Para que escribir le resulte más sencillo, utilice una pluma más gruesa o una empuñadura de goma (véase p. 139).
- **USE RUEDAS PARA CAMBIAR DE LUGAR LOS OBJETOS** Por ejemplo, utilice un carrito de plástico con un mango extensible para transportar la colada por la casa y el jardín o para llevar la compra del coche a casa. Utilice una cartera con ruedas de mango extensible para cambiar de lugar su ordenador portátil y los papeles de la oficina.
- **USE DISPOSITIVOS DE ASISTENCIA** Véase p. 140, donde encontrará algunos de los muchos dispositivos de asistencia fácilmente disponibles.
- **UTILICE EQUIPOS QUE LE AHORREN TRABAJO** Considere la posibilidad de comprar equipos que le ahorren trabajo en la casa, como una secadora y un lavavajillas. Será dinero bien empleado si ese equipo reduce su fatiga y su dolor y le proporciona más energía y tiempo para estar con su familia y amigos y para hacer las actividades que le gustan.

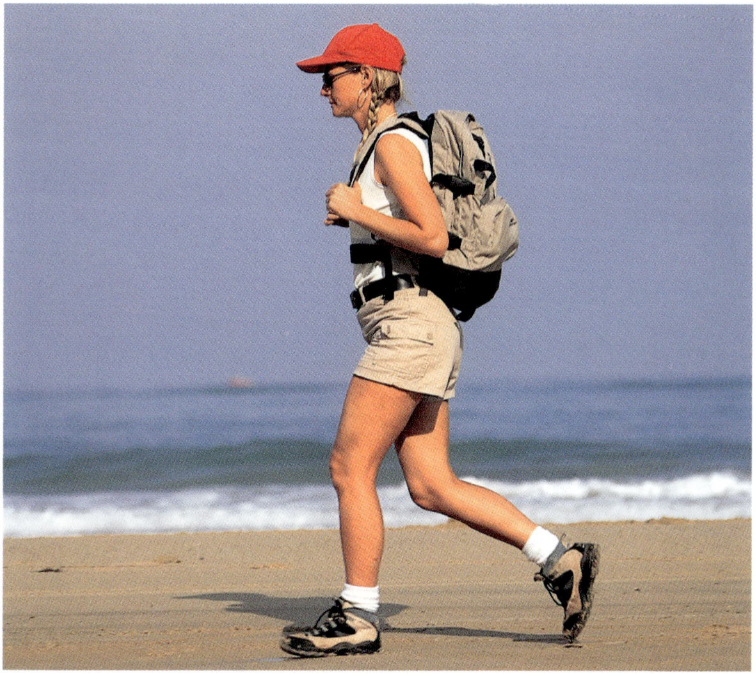

REPARTA EL PESO
Usar una mochila es una buena forma de repartir la carga y poner la tensión en los músculos más grandes y fuertes.

ANÁLISIS DE TAREAS: LA PLANCHA

El análisis de tareas es una técnica que se utiliza en la industria y que también puede servir de ayuda para los trabajos domésticos. Hace que se concentre en la manera de proteger sus articulaciones con el propósito de que pueda realizar el trabajo con menos tensión y mínimo esfuerzo. La plancha es un ejemplo de cómo se podría usar el análisis de tareas para un trabajo doméstico común.

PROBLEMA	POSIBLE SOLUCIÓN
Cantidad de plancha	• Reduzca la cantidad de plancha al mínimo. Compre artículos que no necesiten plancha. • Pregúntese si necesita realmente planchar esa prenda.
Tabla de planchar	• Deje la tabla de planchar puesta (si es posible) o sujétela a una pared o compre una tabla ligera. • Use una tabla con un soporte de metal para dejar la plancha plana y así evitar levantarla. • Use una cubierta para la tabla que refracte el calor, para no tener que planchar por los dos lados.
Plancha	• Ponga un mango al enchufe para meterlo y sacarlo fácilmente. • Use una plancha ligera con un cable largo y un asa con buen agarre.
Planchar	• «Poco y a menudo» es la clave. • Utilice un taburete de plancha. Muévase con regularidad. Descanse de vez en cuando. • Póngase una muñequera. • Mantenga el menor tiempo posible el peso de la plancha. Planche las prendas que necesiten vapor en último lugar; así sólo pondrá agua cuando la necesite.

Evite mantener la misma postura durante mucho tiempo

Cuando sienta que ha permanecido sentado o de pie en la misma posición durante mucho tiempo, cámbiela. Si está sentado, levántese y muévase durante uno o dos minutos cada media hora. Por otra parte, estire las piernas y mueva los tobillos con frecuencia.

Descanse con regularidad (véase Hacer pausas, p. 177). Esto es importante principalmente si trabaja con un ordenador o en un trabajo en donde esté sentado o de pie, y en la misma postura, durante mucho tiempo.

Establezca un equilibrio entre sus actividades más fuertes y más suaves. Por ejemplo, alterne pasar la aspiradora con quitar el polvo, o cortar el césped con quitar las hierbas, cada 15 minutos aproximadamente. Si tiene problemas en las manos, intercambie las tareas repetitivas –por ejemplo, golpear, cortar o remover cuando cocina, o desherbar, podar y cavar cuando trabaja en el jardín.

Esta alternancia entre las tareas le ayudará a evitar la utilización de los mismos grupos musculares con los mismos patrones repetitivos, o sobrecargarlos con frecuencia durante demasiado tiempo. También conseguirá que sus articulaciones cambien con regularidad de posición.

Planifique sus actividades de una manera más eficaz

Muchas personas tienen la costumbre de realizar las actividades diarias siempre de la misma forma. Es muy raro que nos preguntemos si podríamos hacerlas de una manera más eficiente. Si va con prisa, cometerá más errores y malgastará el tiempo, además de producirse una mayor tensión muscular y fatiga.

Tómese su tiempo para planificar. Para cada una de las actividades domésticas que necesita hacer, pruebe a realizar el análisis de tareas (véase Análisis de tareas: la plancha, izquierda):

P&R

Planificar y marcar el ritmo de mis actividades, ¿significa que me estoy rindiendo y haciendo más débil?

No. Las investigaciones demuestran que a quienes mejor les va a largo plazo, son aquellos que se creen capaces de controlar su enfermedad de una manera eficaz. Busque soluciones que le ayuden a afrontar positivamente la situación y trate de evitar anclarse en la frustración. Puede ahorrar energía planificando y marcando el ritmo de sus actividades, de forma que tendrá más tiempo para hacer las cosas que le gustan.

- ¿Qué pasos y tareas diferentes están implicados en la realización de la actividad?
- ¿En qué orden se pueden realizar estos pasos y tareas para que puedan hacerse de forma más eficiente?
- ¿Podría simplificar la actividad? O, ¿podría reducir el número de tareas a realizar?
- ¿Podría hacer la actividad con movimientos diferentes o utilizar piezas o equipos con distinto diseño como, por ejemplo, uno con ruedas?
- Llevar puesta una venda, muñequera o rodillera, ¿podría reducir la cantidad de esfuerzo que requiere la actividad?
- ¿Cuál es la mejor posición del cuerpo para realizar la actividad?
- ¿Tiene a mano todo lo que necesita? Si la respuesta es sí, reducirá el número de viajes que debe hacer tanto en casa como en la oficina (o en el cuarto) para coger lo que necesita para realizar el trabajo.
- Los artículos que necesita, ¿están convenientemente almacenados? Los artículos que se utilizan normalmente para realizar las mismas tareas deberían de guardarse juntos. Organice sus cajones con divisiones y estantes para poder almacenar sus cosas ordenadamente y coger los artículos con mayor facilidad.

Dosifique sus actividades

Piense en usted mismo como si fuera una batería con una cantidad fija de energía al día. Gástela con inteligencia en aquello que necesita y quiere hacer. La vida consiste en disfrutar de usted mismo por lo que es importante para su salud disponer de tiempo para el ocio y para las actividades sociables. Los descansos habituales y las pausas actúan como cargas de batería y los cambios regulares de actividad aliviarán la tensión muscular.

Distribuya equilibradamente los periodos de descanso y actividad. Tómese cada 30-45 minutos un descanso de varios minutos. Si no puede hacerlo, entonces haga al menos una pausa de 15 minutos cada 2 horas. Siéntese y deje que su cuello y los músculos de los hombros se relajen y deje que la tensión se aleje.

Quizá piense que no tiene tiempo para tomarse un descanso o que tener un descanso quiere decir que está dejándose vencer por su artritis. Trabajar durante largos periodos sin interrupción va a significar que su cuerpo necesitará un periodo de recuperación más largo. Las investigaciones muestran cómo las personas que a lo largo de su vida hacen normalmente descansos breves y pausas son, en realidad, más activas, más productivas y están menos cansadas al final del día. Permítase a sí mismo hacer una pausa. Es más sano.

Los descansos regulares y las pausas actúan como cargas de batería y los cambios regulares de actividad aliviarán la tensión muscular.

CONSEJOS

HACER PEQUEÑOS DESCANSOS

Acostúmbrese a hacer pausas breves y regulares en cualquier tarea que esté haciendo.

- Cada 5-10 minutos, estire las articulaciones y los músculos que está usando durante 30-60 segundos.
- Trate de moverse cada 15 o 30 minutos.
- Programe una alarma en su ordenador o en el móvil (póngalo para que vibre si no quiere molestar a otras personas) para recordarle que debe hacer una pausa. Pronto descubrirá que comienza a desarrollar el hábito de hacer pausas.

TRABAJANDO CON EL ORDENADOR

Los siguientes consejos le ayudarán a adoptar la mejor postura para que sus articulaciones y músculos no experimenten tensión ni sobreesfuerzo.

- Use una silla ergonómica que permita ajustar su altura. Sus rodillas y la silla deben pasar por debajo del escritorio para sentarse con las caderas en ángulo recto.
- Eleve el asiento o baje el teclado para tener los hombros relajados, los codos cómodamente flexionados y las muñecas rectas sobre el teclado.
- Ponga la pantalla a la altura de los ojos. Puede serle útil el software de activación por voz.
- Use un teclado y ratón ergonómicos. Si tiene que escribir, despeje el escritorio antes que inclinarse hacia un lado.
- Use un apoya muñecas.
- Haga pausas cada 5-10 minutos. Relaje hombros y cuello.
- No desordene su espacio de escritorio.
- Si tiene que utilizar con regularidad el teléfono, podría comprar un teléfono de manos libres o auriculares.

REDUZCA LA TENSIÓN
Coloque el ordenador, el escritorio, y la silla de forma que su cuerpo se sienta cómodo y pueda reducir la tensión de las articulaciones.

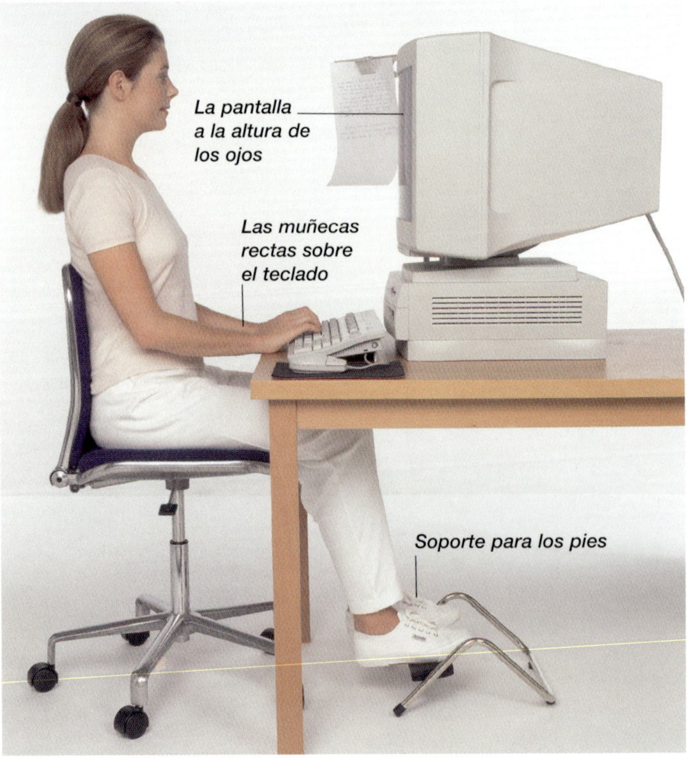

La postura

La correcta alineación del cuerpo supone un ahorro de energía porque el peso se equilibra en el centro. Las tres curvas de la columna –una pequeña curva hacia adelante en el cuello, otra curva hacia atrás a media altura de la espalda, y otra hacia delante en la región lumbar– ayudan a absorber los golpes o sacudidas cuando se mueve.

Una mala postura acrecienta la tensión muscular y el dolor en el cuello, hombros y en la zona lumbar de la espalda. Existen dos problemas muy comunes: sentarse o permanecer de pie con la cabeza echada hacia adelante, los hombros encorvados y la parte baja de la espalda hundida; y estar de pie con las rodillas agarrotadas, la parte baja de la espalda arqueada y la cabeza echada hacia delante.

Postura de pie

Cuando esté de pie, mantenga las orejas alineadas con los hombros, que deberán estar relajados y alineados a sus caderas. Mantenga sus caderas alineadas con sus rodillas y tobillos, con sus rodillas relajadas (no agarrotadas y rígidas) y su peso uniformemente distribuido sobre sus pies.

Postura sentada

Cuando se siente, mantenga su cabeza derecha con las orejas sobre sus hombros relajados. Relaje también la parte superior de su espalda y manténgala sobre sus caderas. Asegúrese de que sus caderas y rodillas están en ángulo recto (verifique que su asiento no está demasiado bajo). Distribuya su peso uniformemente sobre sus glúteos (no inclinado hacia un

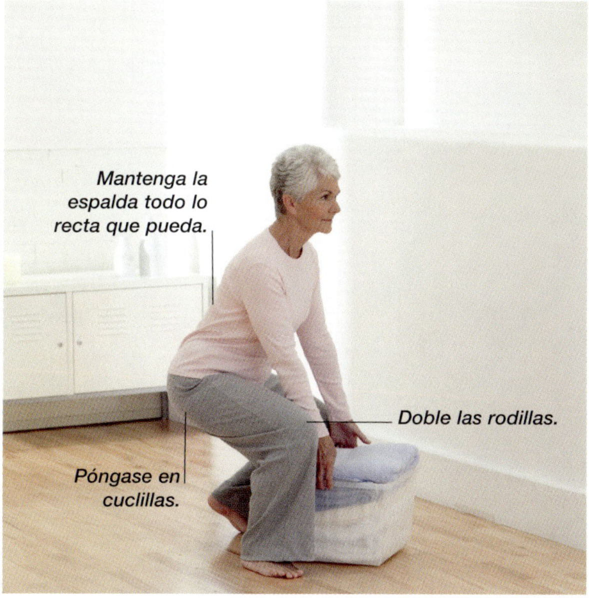

COLÓQUESE EN LA POSICIÓN ADECUADA
Si tiene que levantar un objeto pesado, asegúrese primero de estar cerca de él – entonces póngase en cuclillas y doble las rodillas en lugar de la espalda.

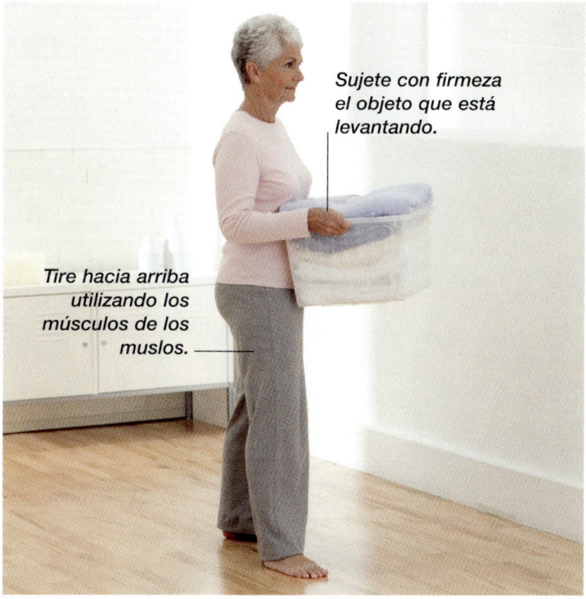

LEVANTE EL OBJETO
Compruebe que tiene sujeto el objeto con firmeza. Tense los músculos del estómago. Mantenga el peso cerca de su cuerpo y tire hacia arriba utilizando los músculos de los muslos en lugar de los de la espalda.

lado), y asegúrese de que se sienta apoyándolos en la parte posterior del asiento de la silla, de forma que su espalda quede bien apoyada en el respaldo. Finalmente, ponga sus pies horizontalmente sobre el suelo.

Usted está sentado durante bastante tiempo, así que asegúrese de que sus sillas y su sofá sean de buena calidad. La mala calidad del mobiliario y una postura hundida produce tensiones adicionales sobre las articulaciones y la espalda (véase derecha).

Transporte y levantamiento de objetos

Evite mover y levantar objetos pesados siempre que le sea posible, principalmente si tiene problemas de rodillas y caderas. Hay formas seguras de levantar artículos pesados (véase arriba). Si tiene que levantar objetos como parte de su trabajo, consulte con su especialista sobre la forma de hacerlo para no dañar sus articulaciones.

Caminar

Invierta en un par de buenos zapatos para caminar (véase p. 70). Deberá tener unas suelas que absorban sacudidas y vibraciones o plantillas, una suela ininterrumpida con un tacón ligeramente biselado y un soporte firme en la parte alta del pie (tanto si es de cordones, como de correas).

Normalmente muchas personas con problemas de pies y piernas miran al suelo, por delante de sus pies, cuando caminan, ya que les preocupa poder tropezar. Entrénese mirando algunos metros por delante de usted para facilitar su postura.

CONSEJOS

CONTROL DE LOS ASIENTOS

- Debe tener un asiento firme. Ponga una tabla bajo el asiento del sofá y cambie el cojín por uno de espuma más consistente.
- La altura de su asiento debe permitir que caderas y rodillas estén en ángulo recto.
- Asegúrese de que tiene un buen respaldo, que llegue hasta los hombros y a la altura de la cabeza para que pueda relajar la cabeza y el cuello. Compruebe que tiene también un buen soporte de espalda: utilice un cojín para las lumbares si le resulta práctico.

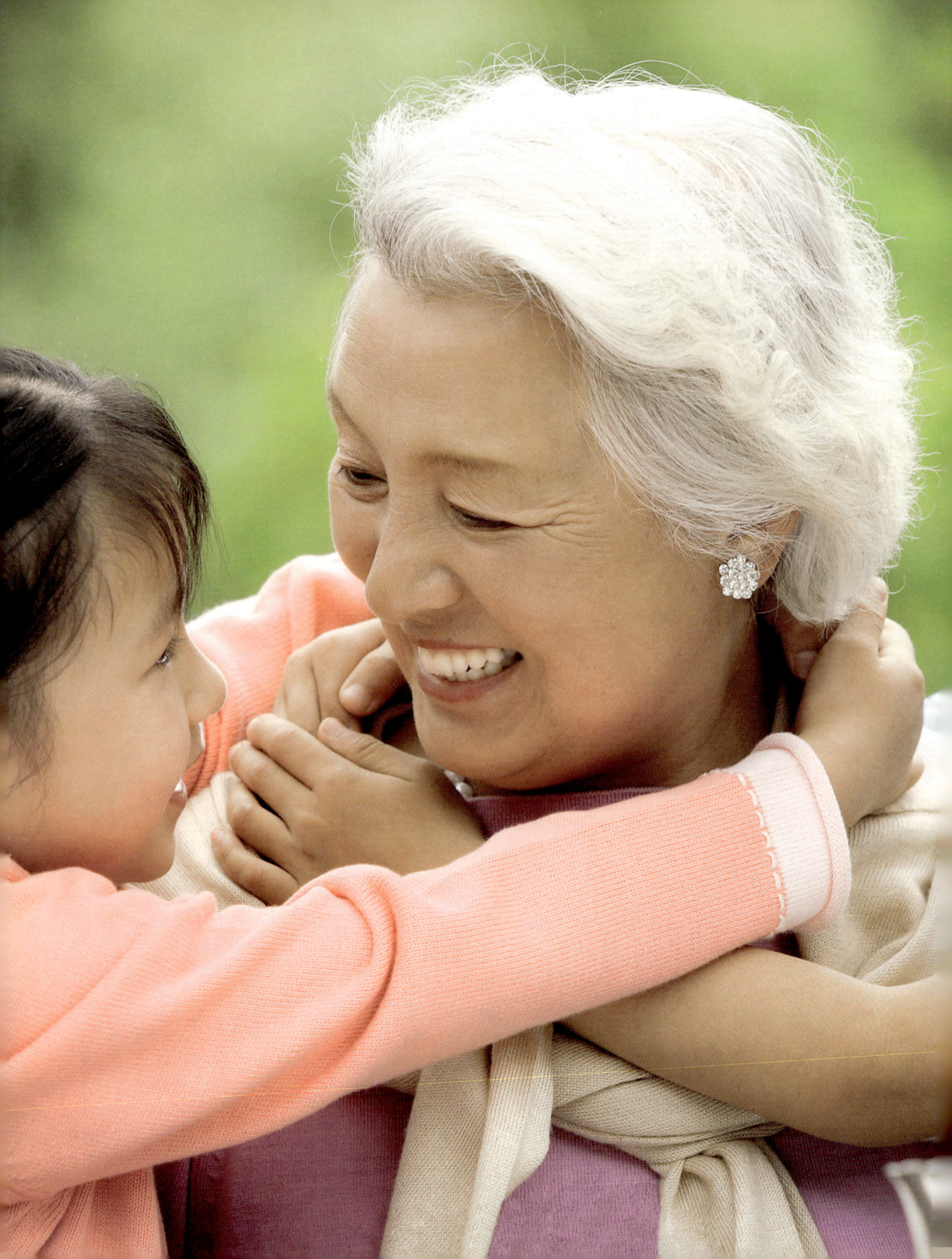

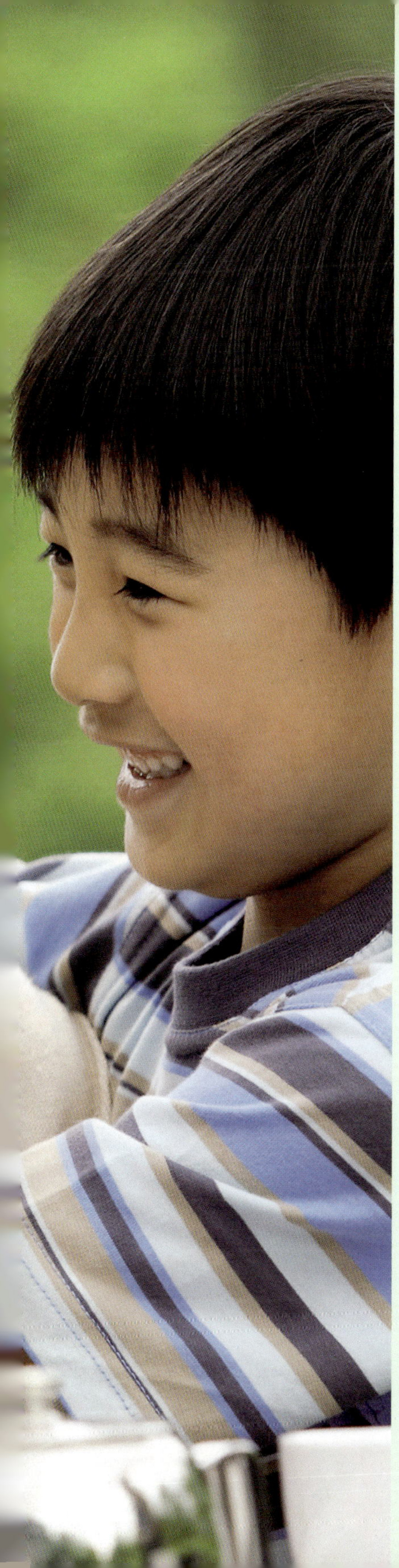

Niños y grupos especiales de riesgo

Durante mucho tiempo se pensó que la artritis afectaba principalmente a personas mayores. Esta percepción está cambiando gradualmente ya que se está viendo que la artritis afecta de forma significativa a otras personas.

La artritis de los niños es muy difícil de detectar pero con frecuencia se desarrolla de una forma similar a la de los adultos. Los niños tienen necesidades especiales que deben atenderse para que crezcan de la forma más normal posible.

Uno de los grupos con un especial riesgo de padecer artritis y osteoporosis es el de las mujeres después de la menopausia. Puede ayudar un tratamiento hormonal sustitutivo, pero éste tiene sus propios riesgos.

La obesidad y la actividad física excesiva que somete a las articulaciones a una tensión constante incrementan el riesgo de osteoartritis –un riesgo que se reduce perdiendo peso y dejando de hacer la actividad de forma repetitiva–. Las personas con una predisposición hereditaria a la artritis se pueden beneficiarse de los avances en la medicación y en los tratamientos quirúrgicos.

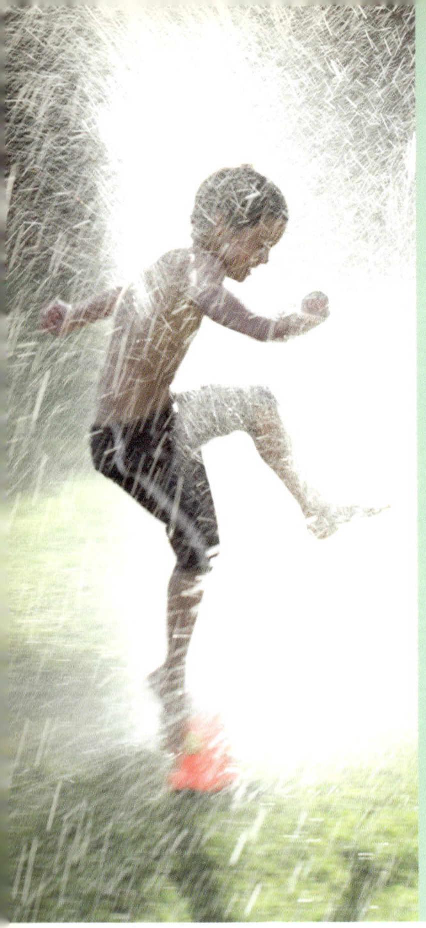

La artritis en los niños

Muy pocas personas se dan cuenta de que la artritis afecta a los niños tanto como a los adultos. De hecho, la artritis juvenil parece cogernos a todos por sorpresa, probablemente porque es fácil pasarla por alto y es difícil de diagnosticar. Pueden pasar meses, o incluso años, para confirmar un diagnóstico de artritis en un niño, y no digamos ya para empezar con un tratamiento eficaz. Sin embargo, los niños con artritis pueden beneficiarse de todo tipo de cuidados terapéuticos y de soporte, mientras reciben simultáneamente ayuda para sus necesidades especiales, en el colegio, en casa y en los juegos.

Si su hijo experimenta dolor en una o más articulaciones, eso no significa que tenga necesariamente artritis.

Tipos de artritis en la infancia

Todos los años, la artritis afecta aproximadamente a uno de cada mil niños. La mayoría de estos casos son moderados y autolimitados, lo que significa que no empeoran con el tiempo. Los tipos de artritis más graves afectan aproximadamente a un niño de cada 10.000.

La artritis juvenil es el ejemplo clásico de artritis inflamatoria en niños. Sin embargo, la artritis reactiva, la artritis séptica, y algunas otras formas de artritis adulta (véanse pp. 14-25) también puede afectar a los niños.

Artritis juvenil

La mayor parte de las artritis en niños es atribuible a este grupo de trastornos inflamatorios. Conocida también como artritis idiopática juvenil o artritis reumatoide juvenil, produce dolor, inflamación e hinchazón en al menos una articulación. La artritis juvenil tiende a presentarse en familias y parece ser el resultado de una respuesta anormal del sistema inmunológico.

Dependiendo de las articulaciones involucradas en los primeros meses de la enfermedad y de la participación de otros órganos, la artritis juvenil se divide en cinco grandes grupos:

- **OLIGOARTRITIS** Al inicio de esta enfermedad, están afectadas menos de cuatro articulaciones. Por ejemplo, un niño pequeño (quizás de 2 o 3 años de edad) podría tener una rodilla hinchada o un tobillo, que aparece sin un golpe previo ni otra explicación. Este tipo supone aproximadamente la mitad de los casos de artritis juvenil.

A menudo, la artritis es leve, pero puede asociarse con uveitis. Esta afección del ojo, en la que los ojos sufren una inflamación, no es necesariamente dolorosa, pero puede dejar una cicatriz y un déficit en la agudeza visual si no se trata.

■ **POLIARTRITIS** Al menos 5 articulaciones están afectadas desde el inicio de este tipo de artritis, que puede presentarse en niños de cualquier edad, incluso en bebés de pocos meses. Algunos, pero no todos, de los niños con poliartritis presentan un factor reumatoide positivo (véase p. 41).

■ **ARTRITIS SISTÉMICA** Este tipo supone el 10-20 por 100 de los casos. La enfermedad empieza a menudo con un sarpullido y una fiebre alta, que varía a lo largo del día y con frecuencia desaparece durante muchas horas. En algunos niños, la enfermedad se desvanece sin reaparecer, mientras que en otros las fiebres y el sarpullido mejoran, pero la artritis avanza con el tiempo y puede convertirse en grave. Puede afectar a órganos internos y, en raras ocasiones, puede existir riesgo vital.

■ **ARTRITIS ASOCIADA A ENTESITIS** Este tipo afecta a la columna, las caderas y las entesis (puntos donde los tendones se conectan a los huesos). Afecta principalmente a niños de más de 8 años.

■ **ARTRITIS PSORIÁSICA** Este tipo afecta a niños que tienen tanto artritis como psoriasis (véase p. 22).

Otras causas de dolor articular

Si su hijo experimenta dolor en una o más articulaciones, eso no significa que tenga necesariamente artritis. El dolor podría ser atribuible a una enfermedad que afecta a la forma mecánica en la que la articulación trabaja o a un síndrome de dolor crónico de causa desconocida, como la fibromialgia (véase p. 27).

Son varias las enfermedades que pueden producir problemas mecánicos. Algunas son trastornos hereditarios raros que afectan a la proteína colágeno o a otra parte del tejido conectivo. Otras, son problemas de la sangre, como la anemia de células falciformes o enfermedades musculoesqueléticas menores, como la enfermedad de Osgood-Schlatter, que causan inflamación y dolor en la parte delantera de la tibia por debajo de la rodilla.

Ocasionalmente, los niños con leucemia presentan hallazgos que son muy similares a los comienzos

La artritis juvenil tiende a presentarse en familias y parece ser el resultado de una respuesta anormal del sistema inmunológico.

P&R

¿Puede un niño que tiene artritis juvenil desarrollar osteoporosis cuando sea mayor?

Sí. Los niños que han estado gravemente afectados por la artritis juvenil pueden contraer osteoporosis con posterioridad (véase p. 35). Se puede emplear el escáner conocido como DEXA (absorciometría dual de rayos X) para su detección temprana. El tratamiento podría incluir bisfosfonato; también se debe prescribir calcio y suplementos de vitamina D.

de la artritis de la infancia. Algunos tipos de dolor articular pueden ser una característica de la enfermedad inflamatoria intestinal, como la enfermedad de Crohn.

La fiebre reumática puede causar un tipo de artritis que afecta a algunas, o a muchas, articulaciones. Sin embargo, esto es algo infrecuente y ocurre en menos de 1 de cada 100.000 niños en los países industrializados.

ANÁLISIS DE LA SANGRE

En general, los análisis de sangre para niños, tengan o no artritis, son los mismos que para los adultos. Se analiza el contenido de las células de la sangre –glóbulos rojos, glóbulos blancos y plaquetas– y se mide la velocidad de sedimentación de los eritrocitos (VSE) y los niveles de autoanticuerpos, como el factor reumatoide y los anticuerpos antinucleares (véase p. 41).

ANÁLISIS DE SANGRE	RAZÓN DEL ANÁLISIS
Hemograma	Para medir el nivel de hemoglobina. Niveles bajos pueden significar anemia, una enfermedad de la sangre que podría estar relacionada con la artritis. Niveles altos de glóbulos blancos y plaquetas en sangre pueden significar infección o inflamación.
Función hepática	Mide el nivel de algunas enzimas para verificar si el hígado está bien y si el paciente puede hacer frente a medicamentos como el metotrexato.
Función renal	Para medir el nivel de productos de degradación y sales, y el estado de los riñones.
Sedimentación de los eritrocitos (véase p. 41)	Para valorar la respuesta del cuerpo frente a determinadas situaciones, como la inflamación o la infección.
Autoanticuerpos	Para buscar los autoanticuerpos como el factor reumatoide y los anticuerpos antinucleares. Esto puede ayudarnos a diagnosticar los diferentes tipos de artritis idiopáticas juveniles.
Proteína C-reactiva (PCR)	Para medir el nivel de proteína C-reactiva, que es una proteína que se produce en el hígado cuando hay inflamación aguda.

Señales que hay que buscar

La artritis puede ser difícil de diagnosticar en un niño y las primeras manifestaciones pueden no ser muy específicas. Por ejemplo, pueden sentir malestar general o quejarse de dolor.

La artritis cambia la manera de caminar de un niño o de utilizar sus brazos, piernas, manos y pies. El dolor, con frecuencia, limita el movimiento de la articulación afectada, aunque los niños más pequeños no siempre se quejarán del dolor. Si las piernas están afectadas, el niño puede empezar a cojear o a caminar con dificultad.

Otra señal a la que se debe prestar atención es a una posible hinchazón de la articulación del niño, especialmente si se acompaña de dolor y rigidez, especialmente si la rigidez persiste o si está peor por la mañana o después de dormir.

Diagnóstico

Si su médico sospecha que su hijo tiene artritis, le pedirán algunos análisis de sangre (véase izquierda) y algunas pruebas de imagen para poder confirmar el diagnóstico.

Análisis de sangre

Igual que con los adultos, un resultado positivo de cualquier análisis de sangre no confirma necesariamente que su hijo tenga artritis. Muchos niños con artritis juvenil no tienen ni el factor reumatoide ni los anticuerpos antinucleares en sangre. También es cierto que muchos niños con enfermedades diferentes a la artritis pueden tener el factor reumatoide o anticuerpos antinucleares (véase p. 41).

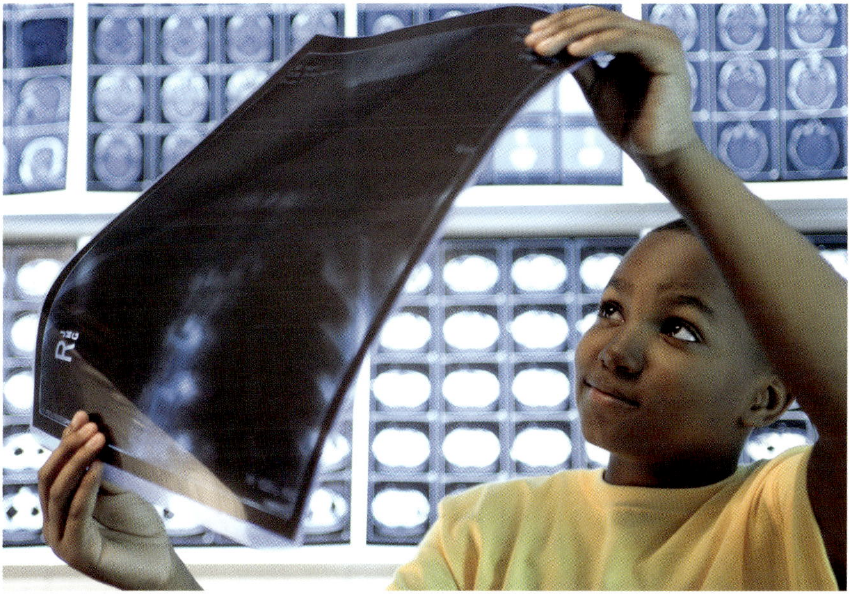

IMÁGENES DE LAS ARTICULACIONES
Radiografías, RMN y ultrasonidos pueden ayudar a los médicos para observar las articulaciones atentamente y ver si están dañadas o hinchadas.

Sin embargo, la presencia de anticuerpos antinucleares o del factor reumatoide es altamente sugestiva de artritis juvenil. La cuarta parte de los niños con artritis, particularmente en el caso de oligoartritis, dan positivo a anticuerpos antinucleares. El factor reumatoide indica normalmente una poliartritis que continuará generalmente en la vida adulta. Los niños con artritis sistémica tienen una elevada velocidad de sedimentación (véase p. 41). También suele ser alta en la poliartritis, aunque a veces es normal en los niños con oligoartritis.

Pruebas de imagen

Para ayudar a confirmar un diagnóstico o valorar la gravedad de la artritis, su hijo podría necesitar una radiografía, una imagen de resonancia magnética (IRM) o una ecografía, que pueden mostrar la extensión de la inflamación de la articulación. Pueden identificar la presencia de una inflamación del revestimiento sinovial en una o más articulaciones o mostrar la presencia excesiva de líquido articular.

El manejo de la artritis infantil

En algunos hospitales, un niño con artritis será atendido por un pediatra reumatólogo especializado (que es un pediatra formado especialmente en artritis). En otros hospitales, el trabajo es realizado por un reumatólogo de adultos con un interés especial en niños y un pediatra general. A estos especialistas titulados les ayudan los fisioterapeutas (véase p. 46) y los terapeutas ocupacionales (véase p. 144).

Los principales objetivos de este equipo consisten en controlar la artritis de su hijo y, simultáneamente, mantenerlo

La artritis puede ser difícil de diagnosticar en un niño y las primeras manifestaciones pueden no ser muy específicas.

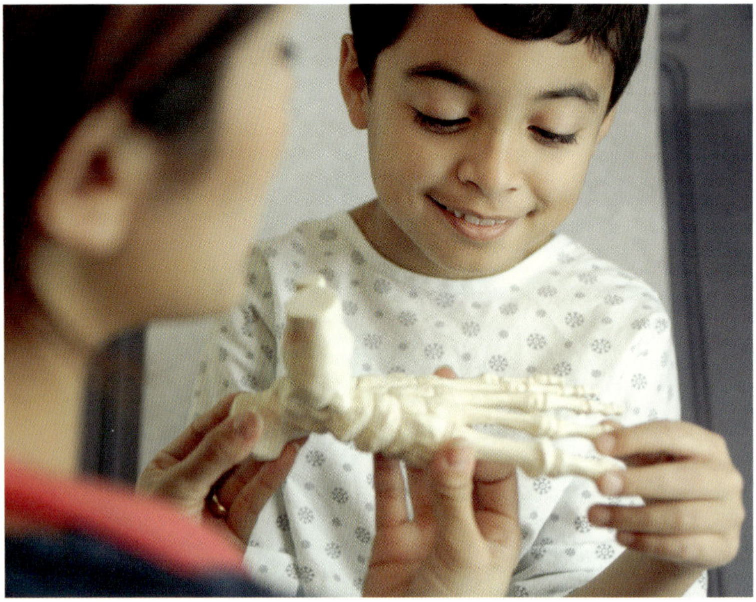

HABLAR ACERCA DE LAS ARTICULACIONES Los niños con artritis pueden disfrutar descubriendo cómo funcionan sus articulaciones, sobre todo si su médico dedica cierto tiempo a contárselo.

en un buen estado físico sin que deje de ser una parte activa de su familia y comunidad. Para ayudar al equipo a conseguir estos objetivos, le pondrán un tratamiento para reducir la hinchazón y el dolor, para mantener el movimiento de las articulaciones afectadas y prevenir las complicaciones antes de que surjan o resolverlas cuando aparezcan.

Antiinflamatorios no esteroideos

Muchos medicamentos antiinflamatorios no esteroideos (AINE) como ibuprofeno, diclofenaco y naproxeno, pueden ser apropiados y recetados por el médico de su hijo. Los niños, generalmente, no son tratados con aspirina porque podría causarles problemas como malestar en el estómago, problemas de hígado o el síndrome de Reye. Los AINE son eficaces para reducir el dolor y la rigidez, pero no tienen ningún impacto a largo plazo sobre la enfermedad. También producen múltiples efectos secundarios, particularmente problemas de estómago y úlceras.

Fármacos antirreumáticos modificadores de la enfermedad

Cuando los AINE dejen de aliviar los síntomas pueden recetarse los fármacos antirreumáticos modificadores de la enfermedad (FARME). Éstos pueden aliviar los síntomas y lentificar la progresión de la artritis idiopática juvenil cuando se convierte en una enfermedad crónica. Tardan semanas o meses en surtir efecto, por lo que se administran generalmente junto con un AINE.

Tanto para niños como para adultos, se utilizan los mismos FARME (véase p. 83). El metotrexato es el preferido por los reumatólogos porque las pequeñas dosis utilizadas para aliviar los síntomas pocas veces producen efectos secundarios. La complicación más seria es el daño hepático, que puede evitarse con la realización de análisis de sangre periódicos y un cuidadoso seguimiento. Eventualmente el metotrexato deberá interrumpirse si el niño desarrolla un problema de pecho, como una tos persistente y seca.

Esteroides

Cuando la artritis de un niño es grave e incontrolada, o cuando la inflamación afecta a órganos internos, los reumatólogos pueden añadir esteroides como la prednisolona a los tratamientos existentes. Los esteroides pueden suministrarse oralmente o

P&R

¿Los niños tratados con esteroides crecen menos que los adultos normales?

Normalmente esto es cierto. En un estudio se observa cómo casi la mitad de los adultos con artritis idiopática juvenil sistémica previa que fueron tratados con esteroides durante al menos 2 años durante la infancia alcanzaban una altura final que estaba por debajo de la altura prevista. Más del 80 por 100 de los adultos eran más bajos de lo previsto.

mediante inyecciones en vena (vía intravenosa) o en el músculo (vía intramuscular).

Los esteroides son muy eficaces a corto plazo, pero su eficacia disminuye con el tiempo. Tienen muchos efectos secundarios potenciales –por ejemplo, inciden en el crecimiento normal, provocan una cara roja y redonda, debilitan los huesos (osteoporosis) e incrementan la susceptibilidad a las infecciones.

Una vez que los esteroides han comenzado a controlar los síntomas graves de la artritis, se reduce gradualmente la dosis y luego se dejan de administrar. Suprimir la administración de esteroides de golpe puede ser peligroso así que, si se los recetan, es importante que siga cuidadosamente las instrucciones.

Agentes biológicos

Los niños con artritis poliarticular grave, que sólo consiguen un alivio relativo con otros medicamentos, pueden ser medicados con un agente biológico, como etanercept e infliximab (véase p. 86). Los reumatólogos combinan agentes biológicos con FARME, generalmente el metotrexato, que mejoran los síntomas rápidamente y reducen la inflamación.

Sin embargo, estos medicamentos disminuyen la respuesta inmunitaria del organismo y, por tanto, incrementan los riesgos de infección, como la tuberculosis. Los agentes biológicos se prescriben con mucha precaución debido a los riesgos, al precio y a los posibles efectos secundarios potencialmente graves.

Fisioterapia

Un componente clave a la hora de tratar a un niño con artritis es el ejercicio físico supervisado por un fisioterapeuta. La fisioterapia ayuda a mantener el tono muscular y a preservar y recuperar el movimiento de las articulaciones. Cuando la artritis es grave, un terapeuta ocupacional puede recomendar que el niño lleve férulas (véase p. 138) que le ayuden a mantener el crecimiento y reducir el dolor.

Los esteroides son muy eficaces a corto plazo, pero su eficacia disminuye con el tiempo.

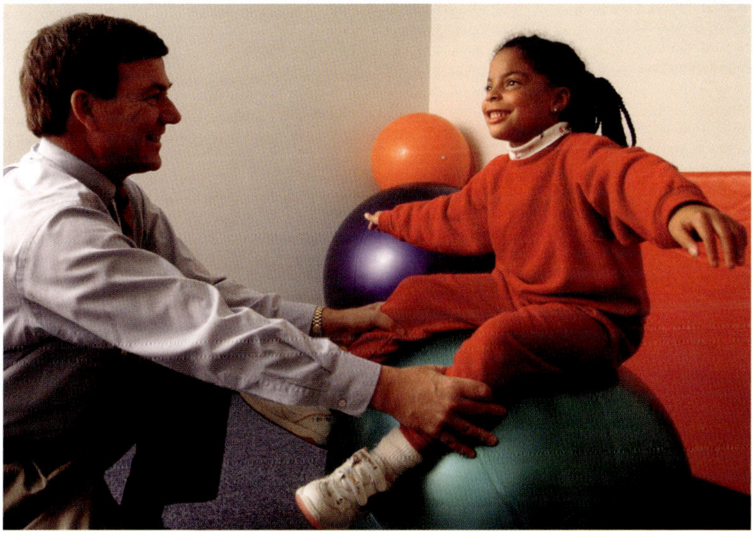

VISITANDO AL FISIOTERAPEUTA La experiencia profesional del fisioterapeuta puede ayudar a los niños con artritis a mejorar el tono muscular y mantener la movilidad de sus articulaciones.

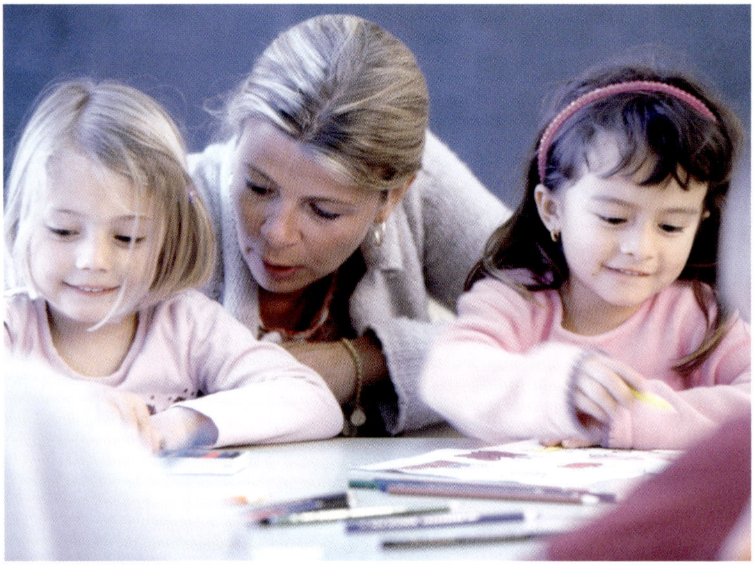

EN EL COLEGIO
Los maestros pueden ayudar a los niños con artritis a conservar su energía con objeto de que puedan concentrar su atención en su educación.

Comida y dieta

Los niños con artritis se benefician de una buena y saludable dieta (véase p. 50) con abundantes calorías, calcio y ácidos grasos omega-3. No necesitan una dieta especial ni vitaminas adicionales ni suplementos, aunque éstos no le harán daño mientras los tome con moderación.

Terapias complementarias

Los niños con artritis deben de ser tratados siempre con medicina convencional. Algunos enfoques complementarios sobre la salud (véanse pp. 108-111) pueden ayudar al niño a hacer frente a la tensión de vivir con una enfermedad crónica. Sin embargo, esto no está apoyado en pruebas científicas. Pida siempre consejo a su médico. Si éste considera que un determinado enfoque puede ayudarle y no le hará daño, puede incluirlo en el plan de tratamiento de su hijo.

Necesidades especiales en el colegio

El colegio es una parte esencial de la vida de cada niño y los niños con artritis no son la excepción. Es importante, por lo tanto, que los padres, los especialistas clínicos implicados en su salud y los profesores que los educan trabajen codo con codo para asegurarse de que reciban la mejor educación posible.

Generalmente se admite que los niños con artritis deben permanecer dentro del sistema de educación normal. Sin embargo, si la artritis de su hijo es grave y su estancia en el hospital debe ser larga, se debe hacer una previsión de sus necesidades para que el proceso educativo pueda continuar durante su hospitalización.

Moverse

En la escuela, su hijo podría necesitar una atención especial debido a las dificultades con la escritura (véase p. 189) o para poder moverse tan rápido como otros niños. Su hijo podría necesitar ayuda para conservar tanta energía como sea posible para el trabajo escolar. El transporte hacia y desde el colegio también es importante, sobre todo por la mañana, cuando la rigidez de las articulaciones puede ser muy aguda. Ir al colegio implica a menudo llevar mochilas pesadas. Así pues, solicite una taquilla adicional o que su hijo pueda dejar los libros de texto en casa.

Cuando su hijo está en el colegio, quizá le resulte difícil cambiarse de clase con rapidez. Pregunte a los profesores si le permiten salir de clase unos minutos antes que el resto de los alumnos. Probablemente sea imposible que las escuelas puedan organizarse, pero la situación ideal para los niños con artritis sería asistir a las clases en la planta baja en una área razonablemente pequeña donde las distancias a recorrer sean cortas y sin escaleras.

Cobrar confianza

Los descansos y las clases de educación física pueden constituir un desafío. El tiempo del recreo y las actividades dentro del colegio con amigos son esenciales para evitar sentimientos del aislamiento y reducir la rigidez.

Sin embargo, los niños con artritis activa pueden ser incapaces de hacer mucho ejercicio y se sienten a menudo inseguros o avergonzados de su enfermedad. Anime a su hijo a hablar sin miedo con un amigo o un profesor comprensivo para que gane en confianza y participación.

Necesidades especiales en el juego

La artritis no tiene por qué impedir que su hijo participe en juegos activos, ya que dicha participación es una parte esencial del crecimiento, vital para su salud y desarrollo. Todos los niños necesitan una dosis diaria de juego activo, pero los beneficios físicos que esto tiene para niños con articulaciones rígidas y doloridas son inestimables. El juego activo ayuda a mantener la energía e incrementa la flexibilidad de las articulaciones tanto como la fuerza muscular. Usted no puede esperar razonablemente que un niño pequeño se comprometa en la realización de ejercicios repetitivos, pero generalmente sí puede conseguir que juegue.

Con algo de creatividad y un poco de ingenio, es posible convencer a todos los niños con artritis para que se comprometan activamente en el juego. Su niño tiene que tener

CONSEJOS

NECESIDADES ESPECIALES DE ESCRITURA

La artritis de las manos y las muñecas puede hacer de la escritura algo difícil, lento o doloroso. Los siguientes consejos pueden ayudar al niño con el trabajo escolar:

- Permítale al niño que haga descansos mientras escribe.
- Una férula sujetará la muñeca del niño y le animará a encontrar la mejor posición para escribir, quitando tensión de las articulaciones.
- Anímele a usar el teclado con un soporte de muñeca.
- Consígale mangos especiales que pueda poner en los lápices.

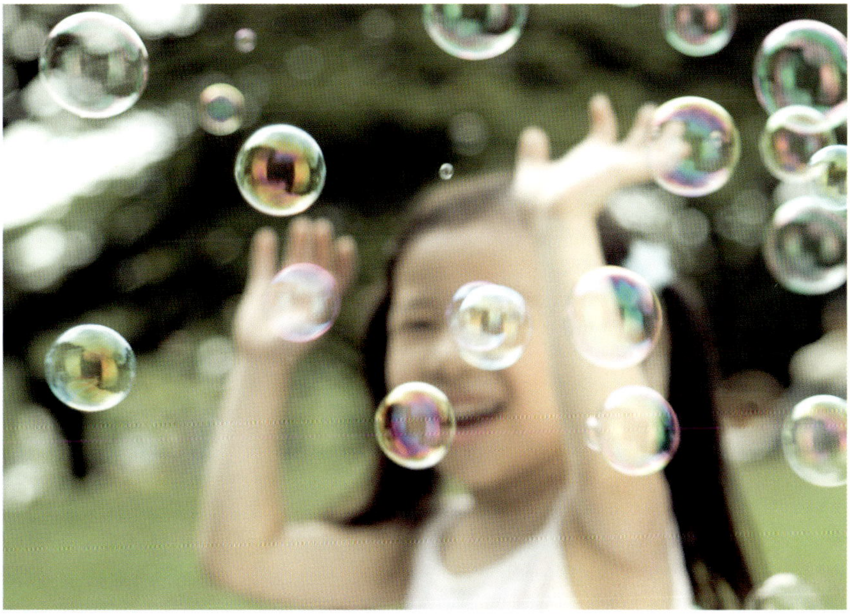

LA IMPORTANCIA DEL JUEGO
El juego activo que evita el uso excesivo de articulaciones particularmente calientes o inflamadas es esencial para la salud y el crecimiento de los niños con artritis.

Unirse a un grupo de apoyo puede proporcionar a la familia ayuda, consejo y orientación, así como la oportunidad de hablar con otros jóvenes y con padres de niños con artritis.

HABLE CON SU HIJO
El tiempo que dedique a hablar con un niño de su artritis le ayudará a comprender la naturaleza de la enfermedad y les acercará como familia.

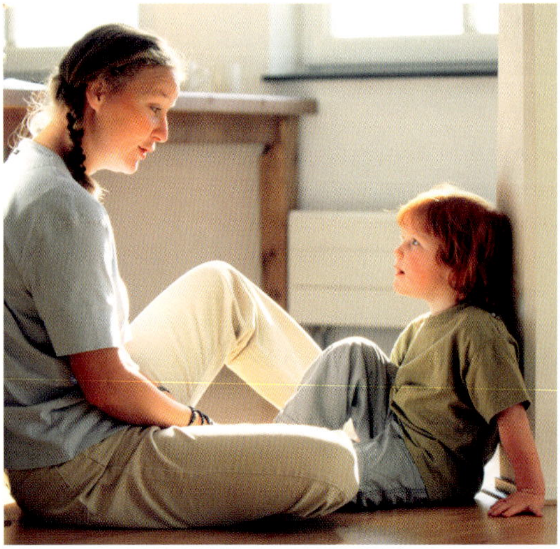

cuidado con la elección de los ejercicios. Por ejemplo, es mejor evitar deportes de contacto y actividades que hagan un uso excesivo de una parte del cuerpo. También es importante evitar actividades que causen fatiga en las articulaciones que están calientes o inflamadas. Sin embargo, es fundamental fomentar actividades en las que los niños estén con sus amigos.

Necesidades especiales en la casa

Sin duda, la artritis infantil produce tensiones físicas y psicológicas en la vida familiar. Incluso las familias más estables deben luchar para establecer y mantener un equilibrio razonable en el orden de las cosas. Cuando el niño necesita un cuidado especial, la tensión sobre cómo mantener este equilibrio se incrementa de manera exponencial. Las relaciones familiares podrían verse afectadas cuando los padres dedican demasiado tiempo al niño.

Cuando la artritis es especialmente grave, el niño se siente demasiado enfermo como para tomar parte en cualquier actividad, causando complejos problemas dentro de la familia. Trate de realizar ajustes y planes de contingencia. La familia necesita aceptar estas incertidumbres con ecuanimidad e impulsar ideas para las actividades de los días activos y de los días más sosegados.

Los miembros de la familia deben intentar colaborar, tratando al niño con artritis con la mayor normalidad posible, mientras se aseguran de que recibe la atención médica apropiada. Es también de vital importancia, la necesidad de explicarle al niño que tener artritis no es culpa de nadie. Algunas veces los niños creen su artritis es un castigo por algo que hicieron.

Unirse a un grupo de apoyo puede proporcionar ayuda a la familia, consejo y orientación, así como la oportunidad de hablar con otros jóvenes y con padres de niños con artritis.

Pronóstico a largo plazo

En general, el pronóstico de la artritis juvenil es relativamente bueno. Con las técnicas modernas de tratamiento y control, la mayor parte de los niños están muy bien.

El pronóstico a largo plazo para la artritis juvenil pauciarticular (están afectadas menos de cuatro articulaciones) es muy bueno. Sin embargo, esto no es así en el caso de la poliartritis, porque existe un riesgo sustancial de artritis progresiva y destructiva, así como de deformidad en las articulaciones. Esto es especialmente cierto cuando el factor reumatoide está presente en la sangre (véase p. 41).

La evolución a largo plazo de la artritis sistémica depende de los órganos que estén afectados y de si tiende a desembocar en una enfermedad poliarticular.

Las complicaciones pueden llegar a ser preocupantes en un número pequeño de niños. Las complicaciones incluyen infecciones, inflamación del corazón y enfermedades del riñón.

El efecto sobre el crecimiento

Muchos niños con artritis crónica juvenil, especialmente aquellos con artritis sistémica o poliartritis, no tienen un crecimiento normal. Una característica típica es la presencia de un maxilar inferior más pequeño y una barbilla pequeña.

Las causas principales que afectan al crecimiento son la inflamación crónica y el tratamiento con esteroides (véase p. 186), además de otros factores añadidos como una pobre alimentación debida a una disminución del apetito y las limitaciones en la actividad física. Sin embargo, el tratamiento activo y el uso cuidadoso de dosis mínimas de esteroides pueden ayudar a reducir el grado de retraso del crecimiento.

Cuanta mayor sea la duración de la artritis juvenil, más probable será que las articulaciones inflamadas, así como sus músculos y tendones, lleguen a dañarse. El efecto que produce la inflamación prolongada depende también de las articulaciones que estén más afectadas.

Los problemas típicos incluyen la incapacidad para flexionar y extender las rodillas correctamente, piernas contraídas y afectación en las pequeñas articulaciones de la mano. A veces, las articulaciones del cuello también resultan afectadas.

Sin embargo, los cirujanos ortopédicos han desarrollado técnicas que pueden reemplazar la articulación lesionada (véase p. 92), liberar una articulación que no puede enderezarse apropiadamente y retirar el exceso de cartílago de una articulación.

Complicaciones serias

Algunos niños con artritis pueden desarrollar problemas importantes en sus órganos, atribuibles bien a la enfermedad o bien al tratamiento con fármacos. Los problemas incluyen la inflamación del pericardio (la membrana que reviste al corazón) y el fallo renal. La inflamación de los vasos sanguíneos (vea p. 34) puede afectar a diferentes órganos.

La uveítis, o inflamación de la úvea del ojo, es potencialmente dañina y puede llegar causar ceguera. El cuidado experto y el control por los oftalmólogos pueden minimizar los riesgos.

Algunos niños que padecen una inflamación prolongada y extensa para la que no han recibido tratamiento pueden acumular en el organismo una proteína llamada amiloide. Esto produce fallos en órganos específicos, como los riñones. Sin embargo, con los tratamientos modernos esta complicación cada vez es más rara.

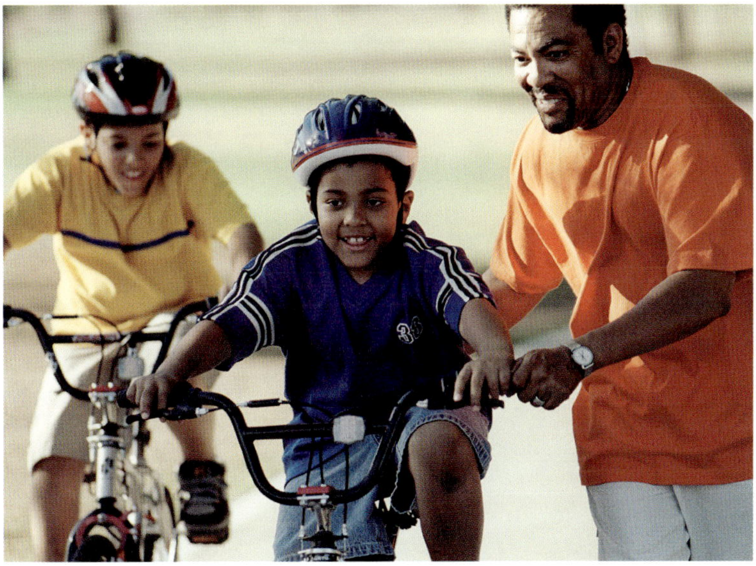

ESTIMULANDO EL CRECIMIENTO La actividad física, acompañada de una buena alimentación y un uso cuidadoso de los esteroides, puede estimular el crecimiento y minimizar las posibilidades de que se presente un retraso en el mismo.

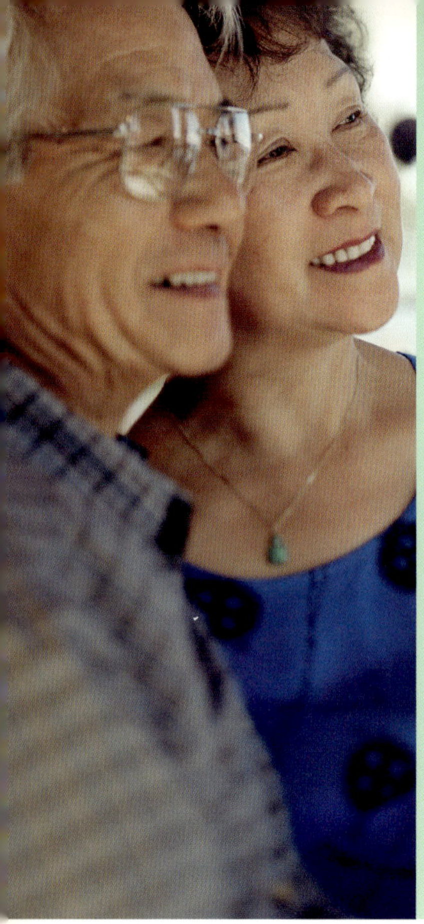

Poblaciones de riesgo

Algunas personas son más propensas que otras a desarrollar una de las muchas formas de artritis. Las mujeres representan el grupo más nutrido pues están destinadas a experimentar la menopausia, un momento de cambio hormonal que hace que su metabolismo sea más vulnerable a la artritis. Otros grupos de riesgo incluyen a las personas que han sometido a sus articulaciones a un esfuerzo persistente o repetitivo –atletas, trabajadores manuales y personas obesas– y a aquellos que están predispuestos genéticamente a la artritis.

La THS no sólo ayuda a incrementar la densidad ósea, sino que también puede prevenir la osteoartritis de rodilla.

Posmenopausia y artritis

La artritis afecta en mayor medida a las mujeres que a los hombres. La edad juega aquí un papel importante; la mayor parte de las mujeres que sufren artritis son posmenopáusicas. Es la época de la vida de la mujer en la que es más propensa a sufrir osteoartritis o artritis reumatoide. Por si esta susceptibilidad no fuera suficiente, una mujer posmenopáusica corre también un riesgo creciente de desarrollar osteoporosis.

Después de la menopausia el cuerpo de una mujer experimenta una serie de cambios porque sus ovarios han dejado de producir estrógenos y progesterona. Entre los muchos efectos que supone este cambio hormonal, nos encontramos con un riesgo creciente de desarrollar osteoartritis, particularmente de rodillas y de manos. Por consiguiente, la osteoartritis es mucho más común en las mujeres de esta edad (final de los 40 y comienzo de los 50) que en los hombres.

Todavía no se entiende por completo la relación que existe entre los estrógenos y la osteoartritis, pero muchos estudios parecen indicar que algo existe. Los investigadores australianos, por ejemplo, han encontrado que la terapia hormonal sustitutiva (THS) no solamente ayuda a incrementar la densidad ósea, sino que también puede prevenir la osteoartritis de rodilla.

P&R

¿Cuál es el riesgo de que desarrolle osteoporosis si tomo corticosteroides?

Tomar corticosteroides durante más de 3 meses incrementa el riesgo de desarrollar osteoporosis, que aumenta si:

- Hay antecedentes familiares.
- Ha tenido fracturas previas.
- Ha tenido anorexia nerviosa.
- Fuma o abusa del alcohol.
- Toma ciertos medicamentos, como el anticoagulante heparina.

Médicos de los EEUU descubrieron que cuando las mujeres están recibiendo tratamientos para enfermedades que reducen los estrógenos del organismo, como algunos fármacos contra el cáncer de mama, son más propensas a desarrollar osteoartritis. Sin embargo, los posibles riesgos asociados con la THS (véase p. 195) la hacen poco idónea para que los médicos se la recomienden como tratamiento sólo de la osteoartritis.

Osteoporosis

La osteoporosis, que significa literalmente «hueso poroso», es una enfermedad que hace que los huesos del cuerpo sean menos densos y más frágiles (véase p. 35). En el caso de las mujeres, los estrógenos juegan un papel importante a la hora de ayudar a mantener los huesos fuertes y sanos, por lo que la pérdida de estrógenos después de la menopausia incrementa significativamente la pérdida de la densidad del hueso y, por consiguiente, el riesgo de osteoporosis.

Una de cada tres mujeres que estén en torno a los 50 años de edad contraerá osteoporosis. Las mujeres que han tenido una menopausia temprana, una histerectomía (extracción del útero), o que hayan sido sometidas a una extirpación de los ovarios antes de que llegara la menopausia, también corren mayor riesgo de desarrollar osteoporosis.

Artritis reumatoide y osteoporosis

Las mujeres son de dos a tres veces más propensas a contraer artritis reumatoide que los hombres. Además, la artritis reumatoide es también un factor de riesgo para contraer osteoporosis.

Puede haber algunas razones que justifiquen esta relación. Primero, la inflamación y el dolor de la artritis reumatoide podrían impedir o disuadir a las mujeres de hacer ejercicio con regularidad, lo que

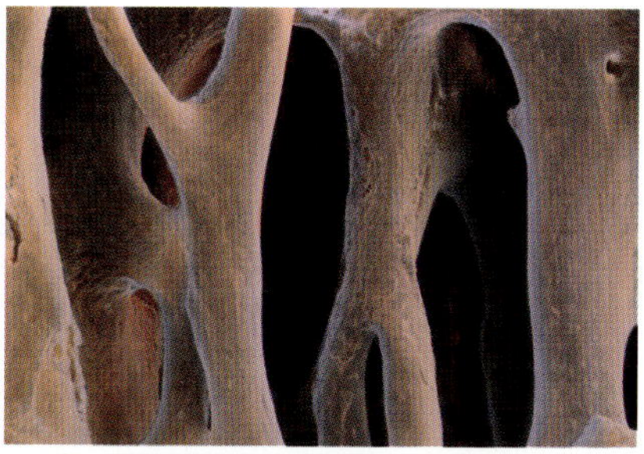

HUESO SANO
El hueso esponjoso normal (izquierda) contiene trabéculas, que son como barras transversales tan ligeras como fuertes. La médula ósea llena el espacio existente entre las trabéculas.

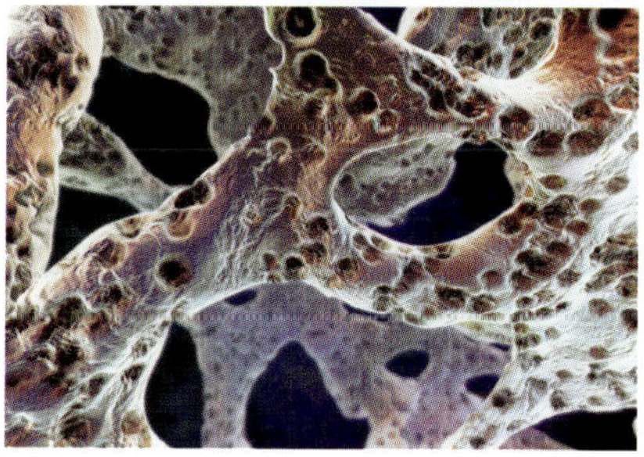

OSTEOPOROSIS
En la osteoporosis (izquierda), el tejido óseo esponjoso se hace menos denso y más frágil. Aquí vemos una vértebra afectada por la osteoporosis, lo que se pone de manifiesto por las numerosas y pequeñas áreas oscuras de hueso.

también puede tener un efecto negativo sobre la resistencia de sus huesos.

Segundo, los estudios muestran que la artritis reumatoide puede hacerle más propenso a la osteoporosis debido a la pérdida ósea que puede producirse alrededor de las articulaciones afectadas. Finalmente, si toma corticosteroides para el dolor y la inflamación presentes en la artritis reumatoide, corre un riesgo importante de que exista una reducción en la densidad del hueso.

FUENTES DE CALCIO

La cantidad diaria media recomendada (CDR) por el gobierno es actualmente de 700 mg de calcio para hombres y mujeres, pero si ya tiene osteoporosis, podría necesitar hasta 1.200 mg. El siguiente cuadro le da algunas pautas sobre la cantidad de calcio que está presente en ciertas comidas.

COMIDA	PESO/VOLUMEN	CONTENIDO DE CALCIO
Leche entera	190 ml	224 mg
Leche semidesnatada	190 ml	231 mg
Leche desnatada	190 ml	235 mg
Yogur desnatado	150 g	225 mg
Helado	112 g	134 mg
Queso cheddar	28 g	202 mg
Espinacas hervidas	112 g	179 mg
Alubias cocidas	112 g	59 mg
Pan blanco (1 rodaja)	28 g	33 mg
1 naranja grande		58 mg
Albaricoques secos	100 g	92 mg
Nueces de Brasil	100 g	170 mg
Pescaditos (fritos)	56 g	482 mg
Salmón (en lata)	56 g	52 mg

Prevención de la osteoporosis

La mejor manera de prevenir la osteoporosis o, por lo menos, hacer que su progreso sea más lento, es tomar suficiente calcio y vitaminas, especialmente vitamina D, y hacer bastante ejercicio en el que tenga que movilizar pesos con regularidad. Su médico le puede recetar bisfosfonatos que son agentes protectores del hueso.

Calcio

Este mineral es esencial para la salud de los huesos. Las buenas fuentes de calcio (véase izquierda) incluyen alimentos como los productos lácteos. No necesita los productos enteros (con toda su grasa) porque los lácteos de bajo contenido graso contienen el mismo, y a veces aún más, calcio que sus homólogos más grasos. También encontrará calcio en las nueces de Brasil, alubias deshidratadas, verduras de hoja verde como la espinaca, col rizada y brócoli, así como en el salmón en lata y las sardinas con sus espinas. Algunos alimentos como el pan y el zumo de naranja están enriquecidos con calcio adicional.

Si piensa que no puede incluir suficiente calcio en su dieta, añada un poco de leche en polvo a algunas recetas, como púdines o sopas, o pregunte a su médico sobre la posibilidad de tomar un suplemento.

Vitamina D

Esta vitamina ayuda, de una forma importante, a que el cuerpo pueda

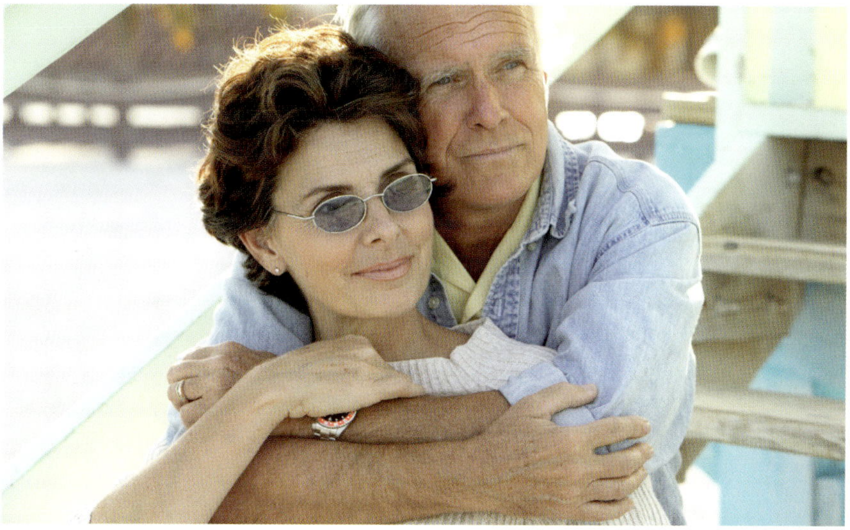

TOME ALGO DE SOL
Tomar sol con regularidad le ayudará a producir vitamina D que, a su vez, le ayudará a absorber calcio.

absorber el calcio. Si toma el sol con regularidad, será capaz de producir toda la vitamina D que necesita.

Las yemas de huevo, algunas comidas enriquecidas con vitaminas y suplementos son los aportes, presentes en la dieta, de vitamina D. Hay algunas evidencias de que la vitamina D puede también ser beneficiosa en la osteoartritis.

Ejercicio

El ejercicio sistemático fortalece la fuerza de los huesos y músculos. Los ejercicios donde se soportan pesos son los mejores, porque nos fuerzan a trabajar en contra de la gravedad ayudándonos a minimizar la pérdida de minerales, como el calcio, de los huesos. Caminar, subir escaleras y bailar, son buenos ejemplos de ejercicios beneficios en los que se soportan pesos.

Sin embargo, si ya sufre osteoporosis, caminar media hora al día es mejor porque pone una tensión mínima sobre sus huesos. Hacer ejercicio puede ser desagradable si tiene artritis, pero es esencial que las articulaciones realicen el suficiente movimiento como para prevenir el daño adicional y el dolor (véanse pp. 64-73 y pp. 158-171).

La terapia hormonal sustitutiva

La terapia hormonal sustitutiva, o THS, consiste en la sustitución artificial de las hormonas estrógeno y progesterona que se pierden durante y después de la menopausia.

Muchas mujeres, sin considerar si tienen o no artritis, experimentan una variedad de síntomas molestos o desagradables, tanto antes como después de la menopausia. Estos síntomas incluyen sofocos, sequedad de piel, irritabilidad e incluso depresión.

Algunas mujeres también experimentan una pérdida del apetito sexual y malestar durante las relaciones sexuales.

La THS es el tratamiento normal para estos síntomas. Se presenta

EJERCICIO REGULAR
Hacer ejercicio con regularidad es fundamental para mantener la salud de los huesos y prevenir la osteoporosis.

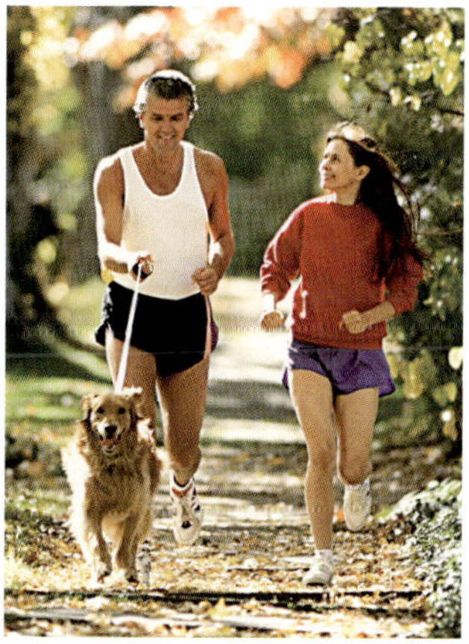

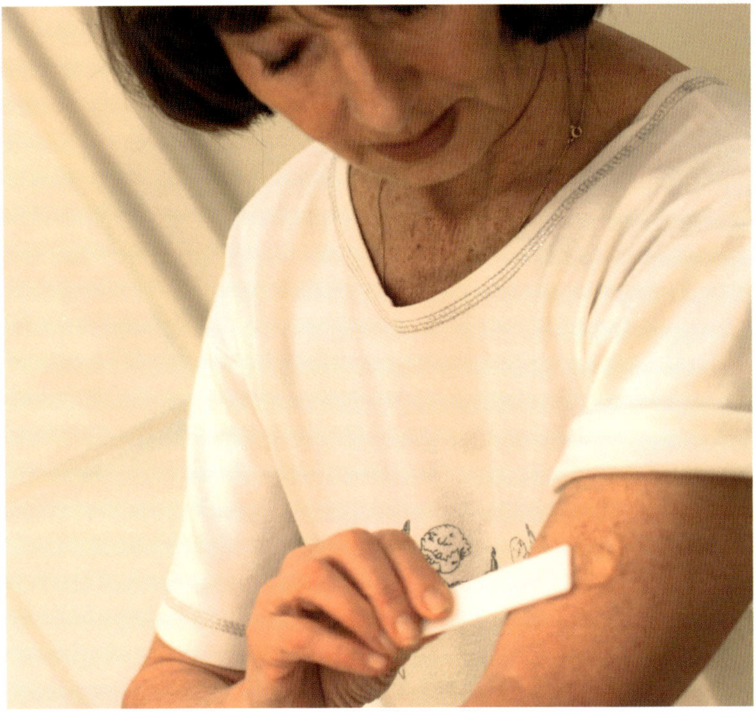

PARCHES THS
Los parches adhesivos son una manera simple y eficaz de transferir medicamentos de THS despacio y directamente a la corriente sanguínea.

No es recomendable el tratamiento farmacológico con THS sólo para el tratamiento de la osteoporosis o de la enfermedad cardiaca.

en forma de pastillas, de parches que se adhieren a la piel o como implantes que se colocan bajo la piel.

Las mujeres que han pasado por la menopausia antes de tiempo o que han sufrido una histerectomía o una extirpación de los ovarios, también son candidatas a la THS. La mayoría de las mujeres tomarán estrógenos con progesterona, aunque también existen las versiones de sólo estrógeno y sólo progesterona.

Se ha demostrado que la THS protege contra la osteoporosis. También es posible que pueda producir una ligera protección contra la osteoartritis en mujeres posmenopáusicas.

Los riesgos de la THS

La THS se ha asociado con riesgos graves para la salud incluyendo el cáncer de mama, los coágulos de sangre y la enfermedad cardiovascular.

■ **CÁNCER DE MAMA** Si la THS se sigue durante menos de 5 años no parece incrementarse la probabilidad de que aparezca el cáncer de mama, pero pasado este tiempo existe un ligero aumento de este riesgo. Un estudio más amplio, conocido como *Million Women Study* (El estudio del millón de mujeres), parecía indicar que el riesgo mayor del cáncer de mama planteado por la THS aparece cuando combina estrógenos y progesterona.

Cuando una mujer no ha sufrido una histerectomía, la progesterona la protege contra el cáncer de endometrio, motivo por el que los médicos todavía recomiendan esta combinación de hormonas. Recibir la THS no parece aumentar el riesgo de cáncer de mama cuando la mujer que lo toma es más joven que la media –por ejemplo, después de una histerectomía temprana o una menopausia prematura–. El periodo de riesgo de 5 años parece comenzar a partir de los 50. Transcurridos 5 años después de la finalización de la THS, el riesgo para todas las mujeres parece ser el mismo, tanto para las que han recibido la THS como para las que no la recibieron.

■ **COÁGULOS DE SANGRE** Recibir la THS parece aumentar ligeramente el riesgo de aparición de coágulos de sangre o tromboembolismos venosos (TEV). Si ya pertenece a una población de riesgo para TEV, debe hablar con su médico para ver si la THS es apropiada para usted. Hay algunas evidencias de que, en estos casos, las formas no orales, como los parches, conlleven un riesgo menor.

ENFERMEDADES CARDIOVASCULARES

La opinión general acerca de la indicación de la THS se ha basado en que protege a las mujeres tanto de las enfermedades cardíacas como de los accidentes cerebro-vasculares. Sin embargo, los estudios han demostrado que estos beneficios no están tan claros y muchos expertos creen ahora que la THS no otorga ninguna protección. Hay algunas evidencias de que, a largo plazo, los riesgos de recibir la THS podrían superar a sus beneficios, aunque esto sigue siendo polémico.

¿Merece la pena correr el riesgo de recibir la THS?

En el Reino Unido parece existir un consenso en lo referente a que los beneficios de seguir la THS superan a los riesgos en el caso de mujeres que experimentan los síntomas más angustiosos de la menopausia o una menopausia temprana.

No es recomendable la terapia farmacológica con THS sólo para el tratamiento de la osteoporosis o de la enfermedad cardiaca. Para cualquier tipo de tratamiento, es importante que hable con su médico sobre sus circunstancias especiales y sobre si el fármaco en cuestión es adecuado para usted.

Riesgos deportivos

Las personas que están muy en forma, como atletas, jugadores de fútbol y de baloncesto, que entrenan constantemente y hacen deporte con regularidad, tienen mayor riesgo de padecer artritis. La razón es que cualquier traumatismo sobre una articulación –bien sea por el movimiento repetitivo persistente, el uso excesivo o una lesión a causa del deporte– puede hacer que la articulación sea más propensa a desarrollar artritis.

Dependiendo de qué articulación sea la que sufre un uso excesivo, de la gravedad del traumatismo y de la intensidad de la inflamación

JUGAR AL FÚTBOL
Las repentinas torsiones, giros y placajes del fútbol pueden provocar que las articulaciones sufran daños y queden expuestas a padecer posteriormente artritis.

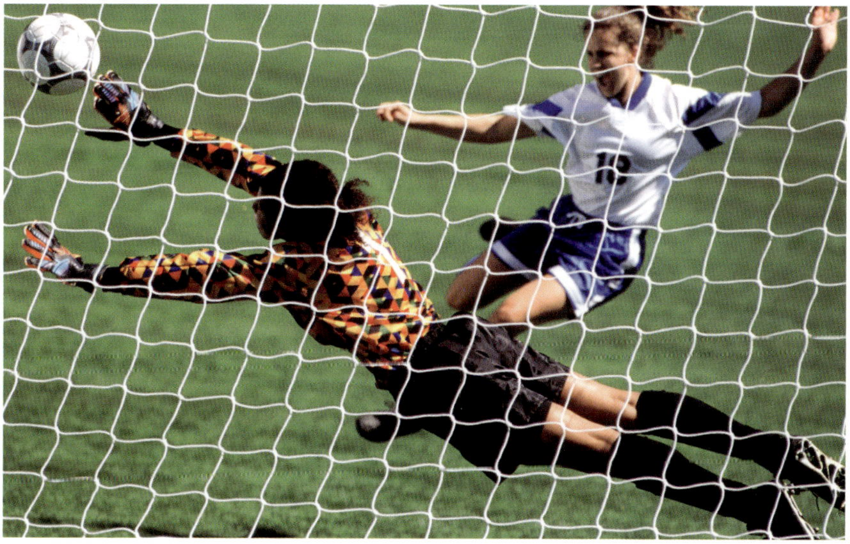

CONSEJOS

CÓMO EVITAR LESIONES

- Practique el deporte que sea convenientes para usted. Si un ejercicio le hace sentirse incómodo, puede que se incremente el riesgo de lesiones.
- Use el equipo apropiado para el deporte o actividad que haya elegido y verá como se siente mucho más cómodo. No use zapatillas gastadas o ropa y equipo mediocre.
- Haga siempre ejercicios de calentamiento antes de empezar y enfríe después.
- Intente fortalecer los músculos de alrededor de las articulaciones.
- Evite actividades repetitivas y trate de ejercitar músculos y articulaciones diferentes.
- No descuide las pequeñas tensiones y variaciones de su cuerpo. Si siente dolor, abandone lo que está haciendo.
- Si sufre una lesión, no la ignore. Consulte con un médico para que le vea y pueda curarle apropiadamente.

que se produce como resultado del deterioro del cartílago y de los tejidos blandos, así será el grado de osteoartritis.

El trauma repetitivo lleva consigo un alto riesgo de futuros problemas. Un ejemplo es la osteoartritis de rodilla (véase p. 17) que aparece en los exjugadores profesionales de fútbol, muchos de los cuales han sufrido una operación de reemplazo de rodilla (véase p. 94) a una edad relativamente temprana.

Riesgos ocupacionales

Las ocupaciones en las que hay que doblar repetitivamente la rodilla o en las que existe un riesgo elevado de daño de las articulaciones de la rodilla, especialmente si la lesión es repetitiva, están relacionadas con el desarrollo de osteoartritis en un periodo posterior de la vida. Puede citarse como ejemplo el trabajo manual pesado en industrias como las forestales, la construcción y la agricultura.

VIBRACIÓN MECÁNICA
Taladros, martillos neumáticos y otras fuentes de vibración mecánica pueden causar el síndrome del túnel carpiano y lesiones por tensión repetitiva.

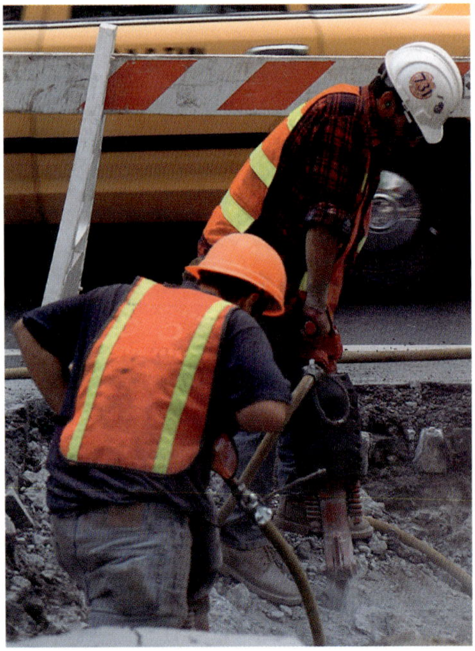

Otras articulaciones que pueden estar afectadas por el uso excesivo y las lesiones repetitivas son las caderas, muñecas, hombros y la parte baja de la espalda (véanse pp. 28-31). Los bailarines y músicos son muy propensos al uso excesivo de sus articulaciones –por ejemplo, el hombro de los violinistas y las manos de los pianistas suelen verse afectadas.

Obesidad

Las personas obesas corren un mayor riesgo de desarrollar osteoartritis de rodilla que las personas que tienen un peso adecuado para su altura. Esto les sucede especialmente a las mujeres. La obesidad se define generalmente como la existencia de un índice de masa corporal (IMC) de 30 o más. Usted puede calcular su IMC midiendo su altura en metros y el peso en kilogramos (véase página siguiente). Los estudios han demostrado que para cada aumento de IMC por encima de 27, el riesgo de desarrollar osteoartritis de rodilla se incrementa un 15 por 100. Perder peso puede ayudarle a reducir este riesgo (véase p. 62).

El sobrepeso y la obesidad pueden hacer que se padezca osteoartritis por muchas causas. En primer lugar, el sobrepeso incrementa la cantidad de fuerza que se ejerce sobre las articulaciones que soportan el peso, como son las rodillas. Segundo, los tejidos grasos pueden modificar el equilibrio hormonal de la persona, que puede afectar al cartílago y a los tejidos del hueso. En tercer lugar, las personas obesas tienen músculos relativamente débiles, están menos en forma de lo normal y se lastiman más a menudo.

Grupos étnicos

La relación entre la identidad étnica y la artritis es complicada. Desde un punto de vista genético, un grupo étnico particular puede estar predispuesto o ser más propenso a un tipo especial de artritis. Hay que añadir a esto el hecho de que diferentes grupos reciben –por

CÁLCULO DEL ÍNDICE DE MASA CORPORAL (IMC)

El índice de masa corporal (IMC) es la relación del peso en kilogramos dividido por el cuadrado de la altura en metros. Por ejemplo, un hombre que pesa 100 kg y mide 1,80 m tiene un IMC de 30,86. Una mujer que pesa 70 kg y mide 1,60 m de altura tiene un IMC de 27,34. El cuadro de abajo le ayudará a situar su IMC en uno de los cuatro grupos.

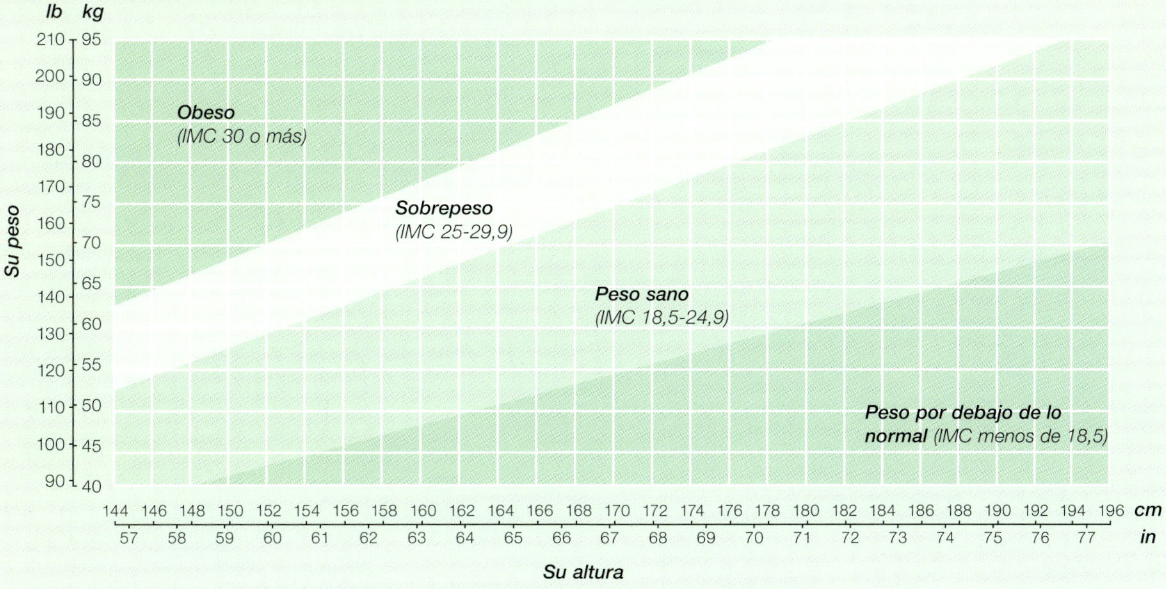

alguna razón– diferentes niveles de atención médica, lo que afecta a la forma en la que se trata su artritis.

Finalmente, los miembros de grupos étnicos diferentes responden de manera diferente a problemas clínicos aparentemente similares. Por ejemplo, la manera en que los individuos responden al dolor y a la incapacidad está en función de su visión del mundo y del apoyo que reciben de su familia y de la comunidad.

La identidad étnica y la artritis reumatoide

Se han estudiado detalladamente las variaciones existentes en relación con la frecuencia de la artritis reumatoide en grupos étnicos diferentes. En la mayoría de los países occidentales, la enfermedad afecta a un promedio de aproximadamente un 1 por 100 de los adultos (1,5 por 100 de mujeres y 0,6 por 100 de hombres). Los porcentajes más bajos de artritis reumatoide se hallan en China, Japón, algunas partes de Grecia y en el África rural. Parece particularmente poco común en el África occidental.

A la inversa, parece existir una alta incidencia en algunas poblaciones de nativos americanos, como la Tlingit del Suroeste de Alaska, la Yakima del centro de Washington y la Pima de Arizona. El alto porcentaje de artritis reumatoide en estas poblaciones hace que se especule sobre si es debido únicamente a factores

Desde un punto de vista genético, un grupo étnico particular puede estar predispuesto o ser más propenso a un tipo especial de artritis.

Durante años, los reumatólogos han sabido que la genética desempeña un papel importante en la espondilitis anquilosante.

genéticos o a factores ambientales. Las características clínicas de la artritis reumatoide en los nativos americanos son diferentes a las de la población normal: la enfermedad es más grave, empieza a menudo a una edad más temprana y la historia familiar es más común. Esta prevalencia y la gravedad indican que la genética juega un papel importante.

La identidad étnica y la osteoartritis

Algunas formas de osteoartritis, como la osteoartritis generalizada que afecta a la mano, se encuentran predominantemente en caucásicos. Por el contrario, hay pruebas sólidas que indican que las osteoartritis de la mano y del pie son poco comunes en los africanos. Sin embargo, la situación es compleja, pues la osteoartritis de rodilla es común entre los afroamericanos. Finalmente, algunos grupos tienen porcentajes muy bajos de osteoartritis de cadera, incluidas las poblaciones china y japonesa.

Marcadores hereditarios o rasgos

La naturaleza hereditaria de la artritis se conoce desde hace muchos años, principalmente por estudios de familias que muestran que si un miembro de una familia tiene artritis reumatoide o espondilitis anquilosante es más probable encontrarla en otros miembros de la familia. Los estudios con gemelos apuntan aún más a la herencia: cuando un gemelo tiene la enfermedad lo más probable es que el otro la tenga, con mayor probabilidad si los gemelos son idénticos que si no lo son.

Los estudios genéticos de personas con artritis indican que hay marcadores genéticos o rasgos en sus cromosomas, especialmente el marcador HLA-DR4 en la artritis reumatoide y el marcador HLA-B27 en la espondilitis anquilosante.

HLA-DR4 en la artritis reumatoide

Los estudios genéticos en la artritis reumatoide se han concentrado principalmente en los glóbulos blancos y, en particular, en un grupo de genes que se denominan complejo mayor de histocompatibilidad (CMH).

Los científicos han descubierto que uno de estos genes, conocido como HLA-DR4, está presente en algunas personas con artritis reumatoide pero no en otras. Piensan que hay una relación entre este descubrimiento y la variación geográfica de la artritis reumatoide.

Hay evidencias que indican que las personas que tienen el gen HLA-DR4 sufren una artritis reumatoide más grave y, probablemente, tienen más

P&R

Tanto mi padre como mi madre sufrían artritis. ¿Quiere esto decir que yo también la desarrollaré?

No necesariamente. De acuerdo con la investigación, algunas formas de la artritis pueden estar vinculadas a ciertos genes y, por consiguiente, pueden ser heredadas. Pero esto no es inevitable. Parece que existen otros disparadores, como las infecciones, que pueden ser causa de la artritis. Además, los reumatólogos están indecisos respecto a las causas de muchos tipos de artritis.

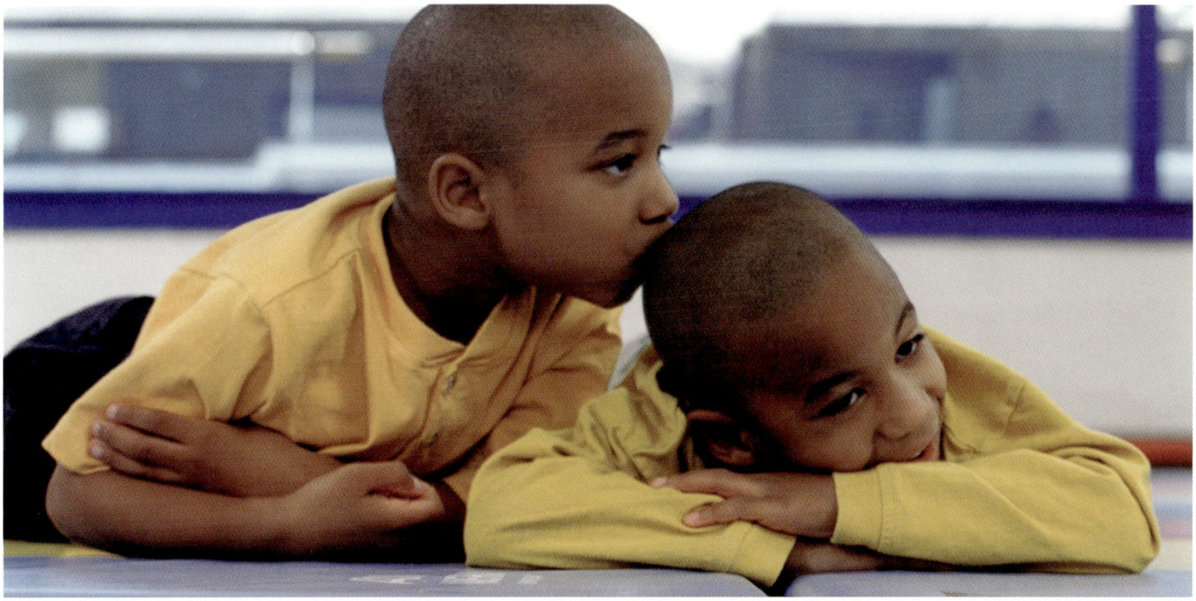

nódulos reumatoides y erosión en los huesos dentro de sus articulaciones.

Como el gen es importante para determinar cómo trabaja el sistema inmunológico, los científicos pensaron que se encontraban muy cerca de un gran avance. Pero hasta la fecha ha sido imposible avanzar más. Por consiguiente, el hecho de saber que alguien tiene el gen HLA-DR4 no ha influido en el tratamiento de la artritis reumatoide por el momento.

HLA-B27 en la espondilitis anquilosante

Durante años, los reumatólogos han sabido que la genética desempeña un papel importante en la espondilitis anquilosante. A comienzos de los setenta (1970), los científicos ponían de manifiesto que esto era debido a la presencia de un gen conocido como HLA-B27, que pertenece también al grupo del CMH.

Aproximadamente el 95 por 100 de las personas con espondilitis anquilosante tienen este marcador genético, comparado con el 8 por 100 de la población general.

El HLA-B27 también se encuentra, pero con menor frecuencia, en otras enfermedades relacionadas con la espondilitis anquilosante, incluidas la uveítis (inflamación del ojo) y la artritis psoriásica (véase p. 22).

Para una minoría de las personas que tiene el gen HLA-B27 (aproximadamente 5-10 por 100) uno o más desencadenantes ambientales conducen a la aparición de la espondilitis anquilosante. Muchos de estos disparadores son probablemente infecciones, principalmente las infecciones del intestino o de la pelvis. Las poblaciones con un alto porcentaje de artritis reumatoide, como la Pima de Arizona, tienen también con frecuencia el HLA-B27.

GEMELOS IDÉNTICOS
Los genes de gemelos idénticos revelan que cuando un gemelo desarrolla artritis, el otro es más propenso a desarrollarla también.

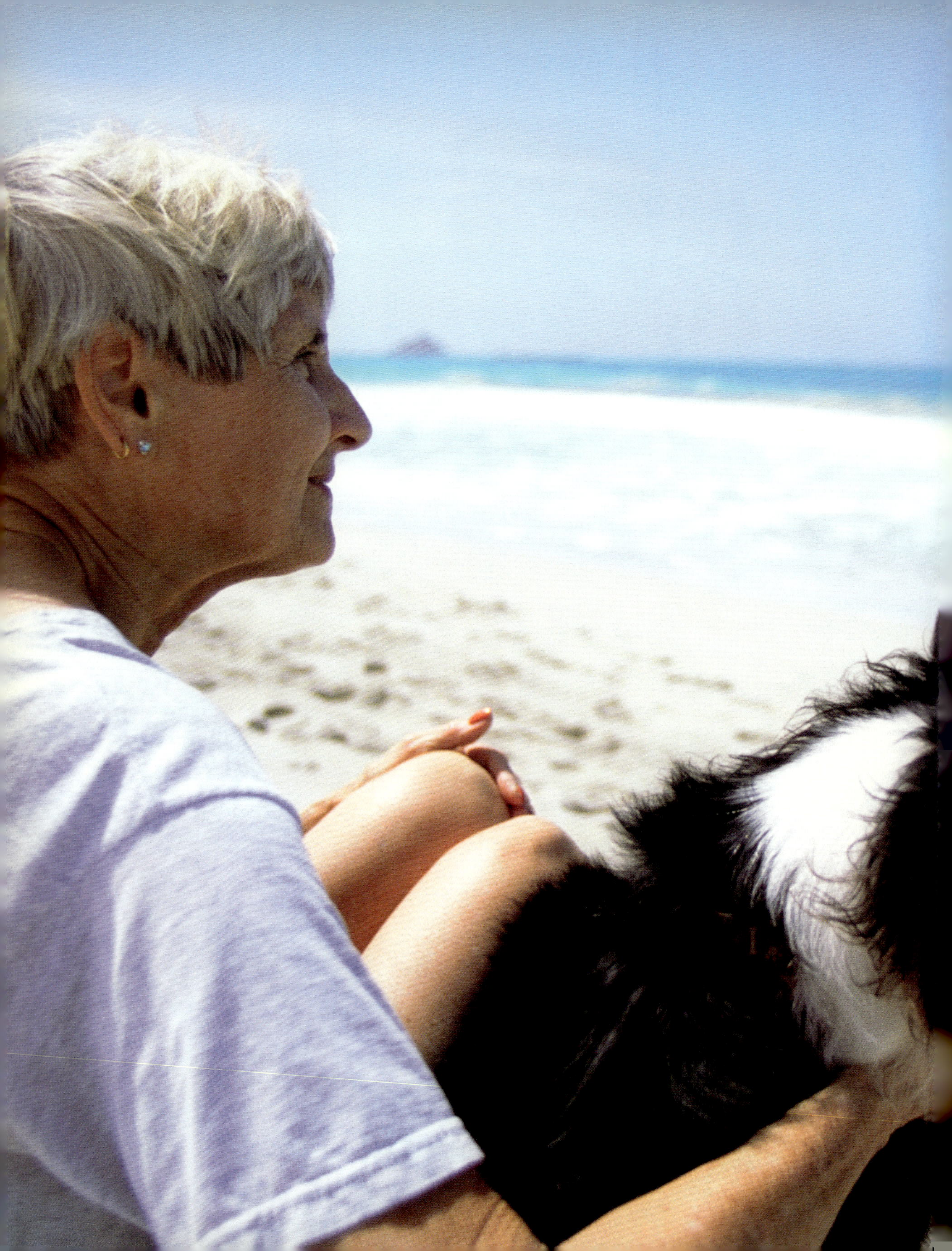

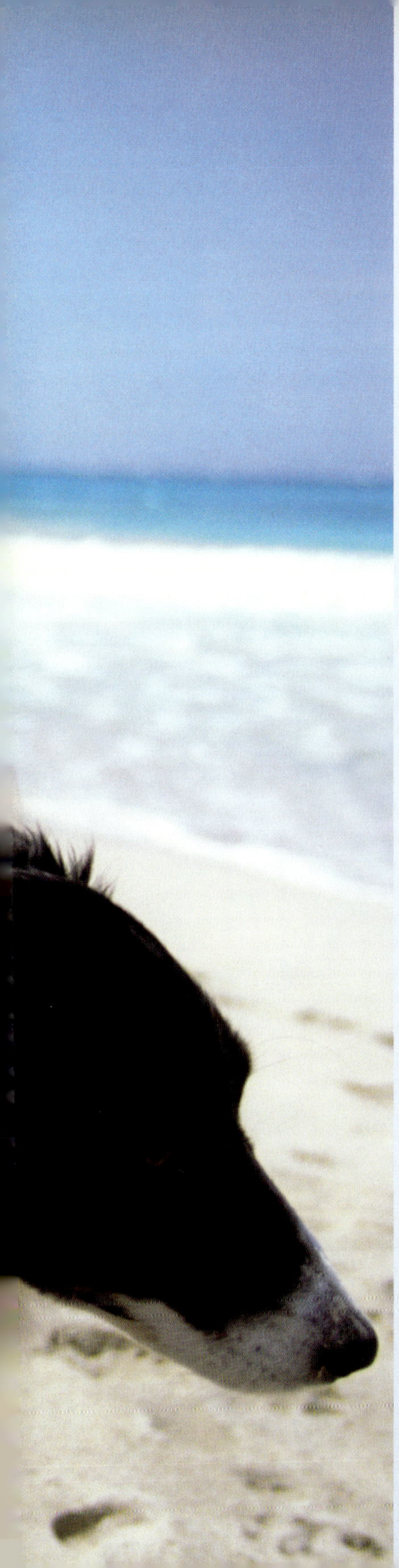

Perspectivas a largo plazo

El manejo y el tratamiento de la artritis han mejorado enormemente con el paso de los años, pero la enfermedad sigue sin tener cura. Este progreso gradual es probablemente la perspectiva más objetiva también para el futuro –en lugar de esperar que los avances lleguen a encontrar una cura, parece más racional pensar en términos de continuas y pequeñas mejoras.

Quizá el verdadero objetivo del tratamiento de la artritis sea asegurarse de que todas las personas con artritis puedan responder positivamente al tratamiento reduciendo la posibilidad de discapacidad al mínimo.

El progreso en el control de la artritis está marcado por los avances en la prevención, la intervención temprana y la mejora de los tratamientos. En el pasado, este progreso se tradujo también en un aumento importante en el número de especialistas en artritis, en el acceso a un repertorio más amplio de profesionales de atención sanitaria y en el desarrollo de muchos tratamientos nuevos.

Sin embargo, la mayoría de las formas de artritis aumentan con la edad. La bomba de tiempo demográfica subyacente al envejecimiento de las poblaciones occidentales es probablemente el que se incrementen las enfermedades crónicas del final de la vida, incluida la artritis.

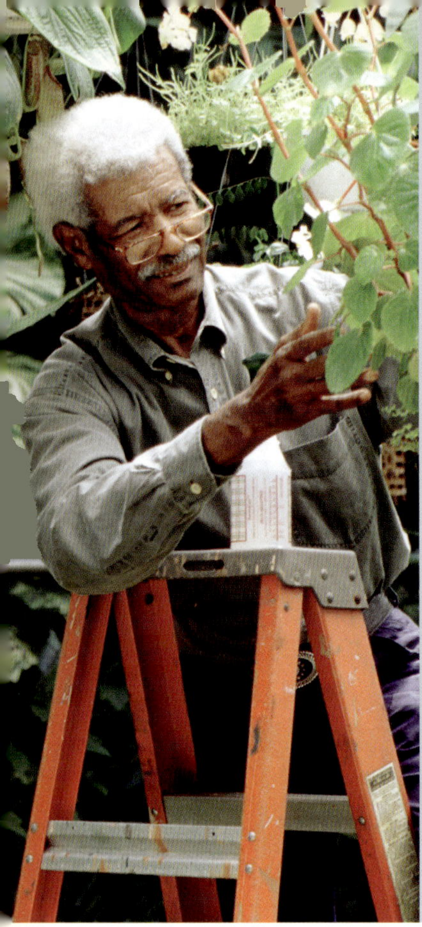

Perspectivas de la artritis

Al igual que muchas enfermedades crónicas, el pronóstico de cualquier persona con artritis es difícil de predecir. Los cambios que se suceden año a año pueden afectar a su pronóstico –algunos para mejor, como los nuevos tratamientos o la mejora espontánea de los síntomas–. Por otro lado, la vida con artritis puede llegar a ser más complicada si aparecen nuevos problemas de salud o cuando el envejecimiento comience a sentirse. Sin embargo, una cosa es cierta. Si toma parte activa en el propio cuidado de su salud tendrá más posibilidades de controlar su artritis.

La osteoartritis leve no empeora necesariamente y podría mantenerse relativamente estable durante el resto de su vida.

¿Qué es lo más probable que ocurra?

La mayoría de las personas con artritis tienen una enfermedad leve. Pueden vivir sin restricciones, seguir su carrera, mantener relaciones y continuar con actividades de ocio. Una pequeña minoría con artritis grave, tendrá que afrontar más retos en su vida, aunque no hay razón para limitar el horizonte.

Si el diagnóstico es reciente, necesita tiempo para hacer ajustes tanto físicamente como mentalmente. Con la ayuda de especialistas de atención sanitaria puede aprender más sobre su enfermedad y encontrar la confianza para hacerle frente. Lo que ocurra en los años posteriores al diagnóstico depende del control de su enfermedad, del tipo de artritis que tenga y de cómo le afecte personalmente. Aunque muchos tipos de artritis tienen un patrón perfectamente identificable, ningún médico puede asegurar cuál podría ser su pronóstico personal.

Osteoartritis

La osteoartritis leve (véase p. 14) no empeora necesariamente y podría mantenerse relativamente estable durante el resto de su vida. En los años posteriores, su movilidad podría ser la misma que si tuviera un envejecimiento normal. Puede descubrir que sus síntomas tienden a cambiar –por ejemplo, la rigidez y el dolor podrían disminuir en un clima más templado.

Artritis reumatoide

La mayoría de las personas con artritis reumatoide (véase p. 18) tienen síntomas variables. La artritis está activa durante semanas y meses, luego se atenúa o desaparece durante un tiempo antes de que nuevamente brote. El daño que sufren las articulaciones depende de la gravedad de los brotes y de cuán a menudo ocurran.

Con el tiempo, es probable que sufra cierto grado de deterioro permanente. Sin embargo, lo más probable es que viva una vida relativamente normal, y es importante darse cuenta de que la incapacidad grave es poco común. Ocasionalmente, los brotes cesan por completo; pero si esto ocurre, puede quedar el deterioro de alguna articulación como secuela.

Espondilitis anquilosante

Las perspectivas para la mayoría de las personas con espondilitis anquilosante (véase p. 21) son buenas. La incapacidad grave no es normal, el tratamiento (en especial el ejercicio regular o la fisioterapia) es muy eficaz para mantener sin rigidez las articulaciones comprometidas. Si padece esta enfermedad, tiene una razonable probabilidad de que solamente le afecte de forma leve en su vida diaria.

Cambios en el tratamiento a largo plazo

Usted puede estar tomando un fármaco que le sienta bien y que mantiene sus síntomas controlados durante años. Pero algunas veces, por razones no relacionadas con la artritis, este fármaco puede dejar de ser una alternativa. Desde la edad madura hacia adelante, aparecen otros problemas de salud que empiezan a ser más comunes. En algunos casos, se agravarán debido a la medicación que toma para la artritis o requerirán un tratamiento que interactúa con el tratamiento existente para la misma.

Por ejemplo, si desarrolla una hipertensión no podrá tomar esteroides para reducir la inflamación, porque elevan la presión sanguínea. Tampoco podrá tomar medicamentos anticoagulantes para un trastorno cardiovascular con ciertos tipos de AINE, que tienen también un efecto anticoagulante. Si desarrolla una enfermedad renal o hepática, no podrá tomar algunos fármacos antirreumáticos modificadores de la enfermedad (véase p. 83) por sus potenciales efectos secundarios, entre los que se encuentra la posibilidad de dañar los riñones o el hígado.

Si necesita interrumpir una medicación para la artritis o tomar una mezcla de fármacos por las diferentes enfermedades, su médico

P&R

¿La artritis reumatoide aumenta el riesgo de desarrollar otras enfermedades a largo plazo?

Es posible. Los estudios indican que existe una mayor probabilidad de padecer enfermedades cardiacas, osteoporosis, accidentes cerebrovasculares e infecciones. Una razón podría ser que las personas con artritis reumatoide hacen menos ejercicio. En algunos casos, la medicación puede elevar la presión sanguínea (un factor de riesgo para los accidentes cerebrovasculares) o debilitar el sistema inmunológico.

CONSEJOS

REDUCIR EL RIESGO DE LOS PROBLEMAS A LARGO PLAZO

- Tome parte activa en el control de su artritis.
- Físicamente, sea lo más activo posible. Mantenga su movilidad y ejercite sus articulaciones y músculos con regularidad (véanse pp. 158-171).
- Siga una dieta equilibrada.
- Mantenga su peso en un nivel saludable (véase p. 199).
- No fume ni beba en exceso.
- Siga las instrucciones de su médico y tome su medicación.
- Asegúrese de que le evalúan y controlan con regularidad con el propósito de que los problemas puedan ser descubiertos –y tratados– lo antes posible.

La mejora de los materiales y de los procedimientos quirúrgicos significa que los implantes funcionan ahora mejor y durante más tiempo que en etapas anteriores.

le dirá qué es lo mejor. En algunos casos, puede ser que necesite tomar medicamentos para una enfermedad potencialmente letal a costa del control de su artritis. Hay que valorar la relación riesgo/beneficio.

Mantenga en funcionamiento la articulación de reemplazo

La operación de reemplazo de la articulación puede cambiar la vida, dando movilidad nuevamente a personas que pensaban que nunca más disfrutarían de las actividades normales. La mejora de los materiales y de los procedimientos quirúrgicos significa que los implantes funcionan ahora mejor y durante más tiempo que en etapas anteriores. Su implante puede funcionar adecuadamente durante 20 años, pero no durará para siempre. Por tanto, ¿qué puede esperar a largo plazo?

Inevitablemente, debido al desgaste, las articulaciones de reemplazo tienden a aflojarse con el tiempo, se vuelven menos eficientes o producen dolor. Si esto ocurre, podría ser necesario llevar a cabo una cirugía de revisión (véase p. 107) para prevenir el daño dentro de la articulación y una posible incapacidad añadida. La segunda intervención es más larga y complicada que la intervención quirúrgica inicial. La recuperación también es, probablemente, más larga.

EJERCICIO REGULAR
Nunca dejaremos de insistir en la importancia del ejercicio regular, siempre que no vaya más allá de los límites razonables.

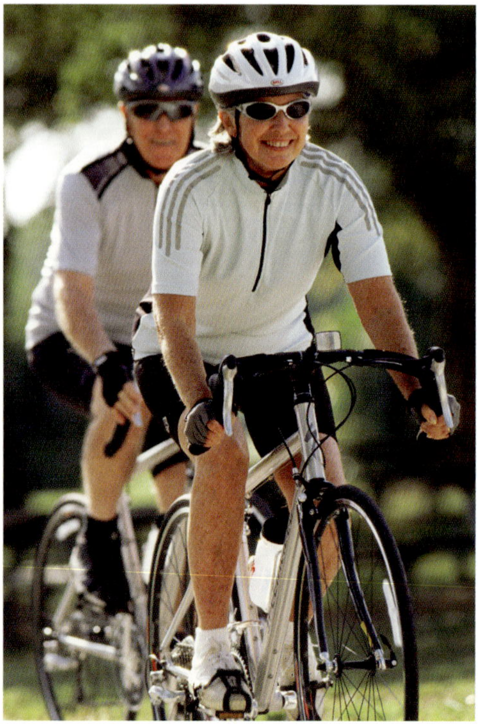

Puede hacer muchas cosas para conseguir un mejor rendimiento de una articulación de reemplazo y protegerla de un deterioro temprano. Haga ejercicio con regularidad para mantener el implante móvil, pero no intente ir más allá de los límites razonables por muy en forma que se sienta. Especialmente, evite las actividades de alto impacto o los movimientos repentinos que someten a la articulación a tensiones y esfuerzos excesivos. Una caída puede dañar un implante seriamente, así que tome precauciones y asegúrese de que su casa sea segura y esté libre de obstáculos con los que sea fácil tropezar.

Problemas en los ancianos

Aunque la artritis no es solamente una enfermedad que ocurra en la tercera edad, algunas formas –principalmente la osteoartritis y la artritis reumatoide– tienen mayor probabilidad de desarrollarse en las personas mayores. Al llegar a los 50 o 60, aproximadamente el 30 por 100 de las personas tienen algunos síntomas de artritis.

La frecuencia de la artritis aumenta con la edad: aproximadamente el 60 por 100 de los que tienen más de 85 años están afectados. Debido a que se vive más tiempo –por lo menos, en el mundo desarrollado– son cada vez más las personas que tienen que arreglárselas con los desafíos que surgen cuando la artritis se suma a los problemas específicos de la vejez.

Limitaciones en los movimientos

Los ancianos tienen los músculos más débiles que las personas jóvenes, así que les resulta más difícil enfrentarse a la forma en la que la artritis afecta a su movilidad. Es más difícil para ellos mantener un grado de actividad suficiente como para conservar la fuerza y la buena salud mediante el ejercicio, por lo que es probable que su incapacidad aumente. Sus movimientos pueden ser restringidos debido a lesiones que puedan tener en la articulación o en el hueso y que no estén relacionadas con la artritis, como una fractura de cadera o de hombro producida por una caída. De cualquier forma, en muchos casos las medidas más simples, como un programa supervisado para caminar, pueden marcar una diferencia importante.

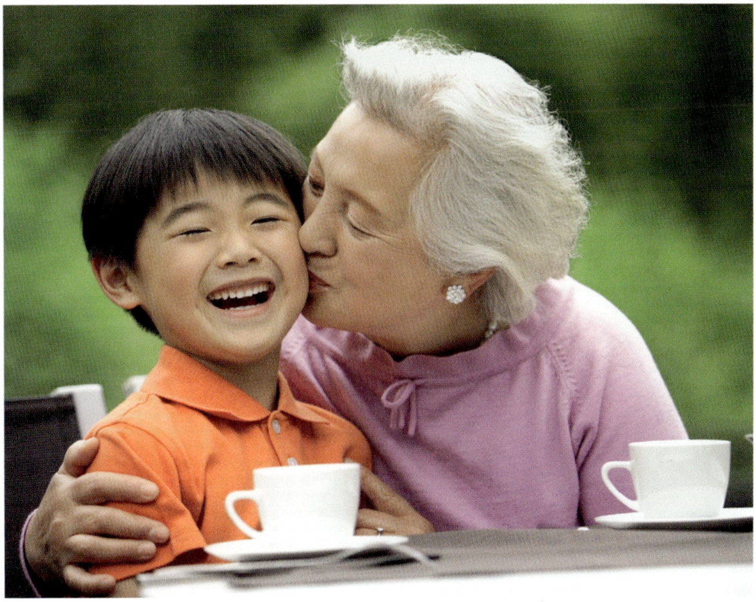

DISFRUTAR DEL PLACER
Las personas con artritis tienen razones para disfrutar de los placeres de la risa, de la diversión y de la felicidad.

Hacer frente al tratamiento con fármacos

Los fármacos para tratar la artritis tienden a producir un efecto más tóxico en las personas mayores. Esto es, en parte, porque al hacernos más viejos nuestros cuerpos son menos eficientes para metabolizar los medicamentos. También es probable que las personas mayores estén tomando otros medicamentos para otras enfermedades y éstos pueden interactuar con los medicamentos de la artritis (véase p. 205). Por esta razón, los médicos mantienen unas dosis mínimas y controlan cuidadosamente a sus pacientes más viejos para estar atentos a sus reacciones.

La vida con artritis

La artritis no desaparecerá, pero eso no quiere decir que tenga que contemplar la enfermedad como una cadena perpetua de incapacidad creciente y dolor. En primer lugar, con el soporte especializado disponible, cuenta con una ayuda experta para mantener sus síntomas bajo control. Médicos, terapeutas, enfermeras e investigadores trabajan como un equipo para hacer que su artritis esté tan controlada como sea posible.

Como uno de los miembros más importantes de este equipo, usted puede ayudar a que mejore su pronóstico. Ni siquiera los fármacos más eficaces surtirán efecto a menos que usted siga las instrucciones de su médico y tome su tratamiento con regularidad.

Muchos aspectos de su salud general que influyen de forma importante sobre su artritis están también bajo su control. Por ejemplo, usted puede escoger cuándo hacer o no ejercicio para mejorar la fuerza y la movilidad, comer sensatamente, mantener un peso adecuado o evitar perjudicar su cuerpo bebiendo o fumando en exceso. La buena autogestión es una parte esencial de su tratamiento.

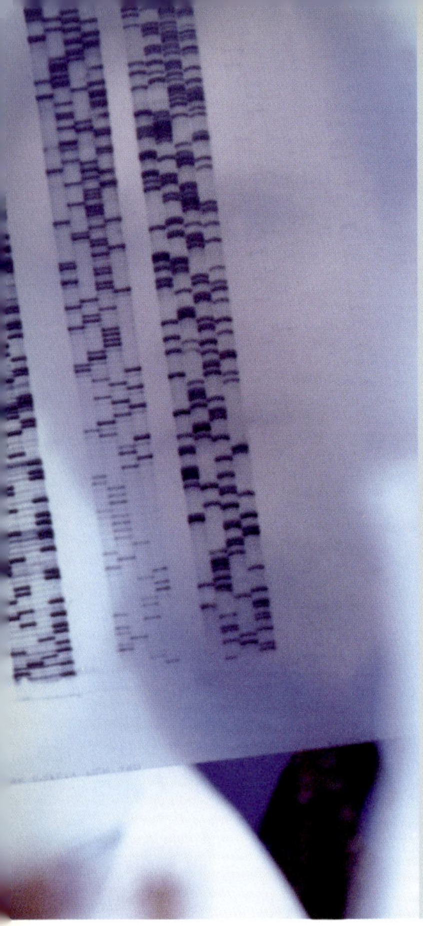

La artritis en el futuro

Como con muchas otras enfermedades, los científicos están trabajando para encontrar una cura para la artritis. Sin embargo, nadie espera el descubrimiento de una droga mágica que curará todos los síntomas a todo el mundo. La investigación progresa, el conocimiento de la artritis en sus diversas formas continúa creciendo y representa la posibilidad de mejorar en el control y tratamiento de la enfermedad. Los experimentos en curso están probando nuevos y poderosos tratamientos y terapias con el potencial de reducir significativamente la incapacidad causada por la artritis.

Los científicos están tratando de desarrollar medicamentos apropiados en varios caminos potenciales y esperan hacer avances importantes.

El progreso

Sin duda alguna, con el paso de los años se han realizado considerables progresos para tratar las diferentes formas de artritis. Cuando menos, se han conseguido mejoras importantes en tres áreas: mejores técnicas quirúrgicas para el reemplazo de articulaciones, un aumento en el número de especialistas de la artritis y un mejor acceso a una serie de especialistas y profesionales de la atención sanitaria.

Líneas de investigación

No es fácil especular sobre el futuro de la artritis y el cuidado de la misma, pero hay algunas líneas de investigación. Desde el enfoque más simple, los clínicos miran la forma de maximizar la efectividad de los tratamientos actuales, centrándose principalmente en los momentos adecuados de la terapia farmacológica y en cómo se pueden combinar los diferentes fármacos.

Desde otro enfoque, varias compañías farmacéuticas están trabajando para desarrollar tratamientos innovadores, haciendo pequeñas mejoras en lo que ya está probado y valorando o presentando fármacos completamente nuevos.

Otros caminos de investigación incluyen estudios sobre el papel de la genética en la artritis y la relación entre la infección y la inflamación de las articulaciones.

El desarrollo de nuevos fármacos

Como la artritis es una enfermedad frecuente, crónica y extendida entre todas las poblaciones y grupos de edad, constituye una meta natural para la investigación de nuevos fármacos.

La industria farmacéutica continuará investigando y produciendo nuevos fármacos y medicamentos para tratar las diferentes formas de artritis. Desde un punto de vista comercial, el tamaño del mercado significa que las recompensas financieras por el éxito son considerables.

Conseguir el desarrollo de nuevos fármacos lleva muchos años de laboriosa investigación a las compañías farmacéuticas y es enormemente costoso. La mayoría de los fármacos que se investigan se abandonan porque sus beneficios son limitados o porque tienen un efecto excesivamente tóxico.

Sin embargo, cada década es testigo de nuevos tratamientos que pasan a un primer plano, cada uno con algún beneficio único sobre sus predecesores. No todos estos fármacos soportan la prueba del tiempo, pero la mayoría de ellos sí lo hace.

Fármacos potenciales

Los ensayos para evaluar la eficacia de los fármacos son provechosos (véase p. 213) porque pueden concentrarse en las causas de la artritis o en las de sus efectos finales sobre el daño de la articulación. Los científicos están tratando de desarrollar tratamientos apropiados en varias direcciones potenciales y esperan realizar avances importantes.

- **ANTIBIÓTICOS** Si la investigación médica revela que un tipo especial de artritis está causada por una infección, las compañías farmacéuticas tratarían de desarrollar un antibiótico específico para combatirla.
- **FÁRMACOS MODIFICADORES DE LA ENFERMEDAD** Un fármaco que efectivamente bloquee, o inhiba, las enzimas involucradas en el daño de la articulación puede, potencialmente, ser un fármaco modificador de la enfermedad en el tratamiento de la osteoartritis.
- **BLOQUEANTES ORALES DEL FNT-ALPHA** Otra perspectiva en el horizonte es el desarrollo de la segunda generación de inhibidores del FNT-alfa (véase p. 85), que pueden administrarse por vía oral. La primera generación de estos relativamente nuevos medicamentos, han de ser

INVESTIGACIÓN MÉDICA Se requieren muchos años de cuidadosa investigación médica para que un fármaco potencial pueda ser evaluado completamente y esté disponible para ser prescrito.

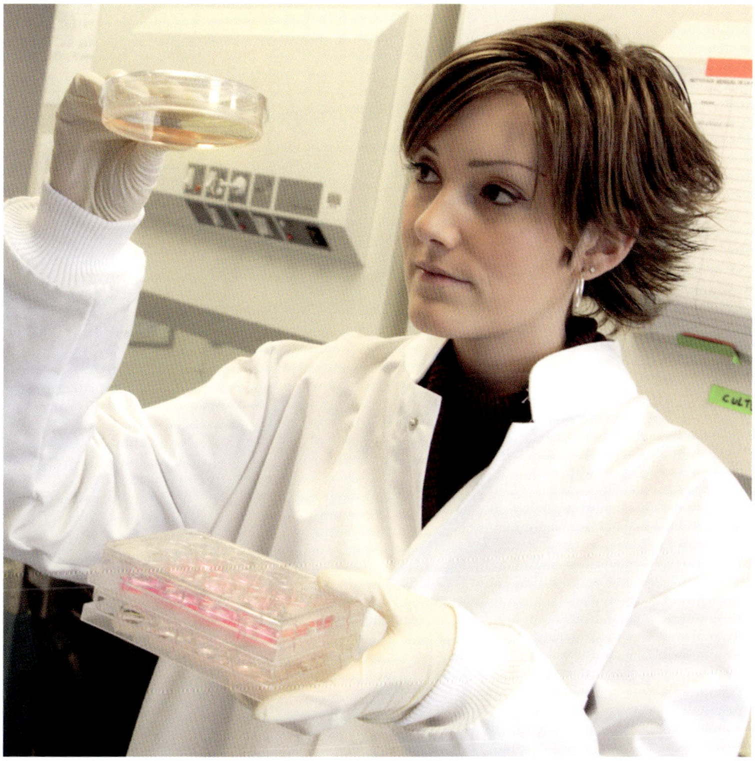

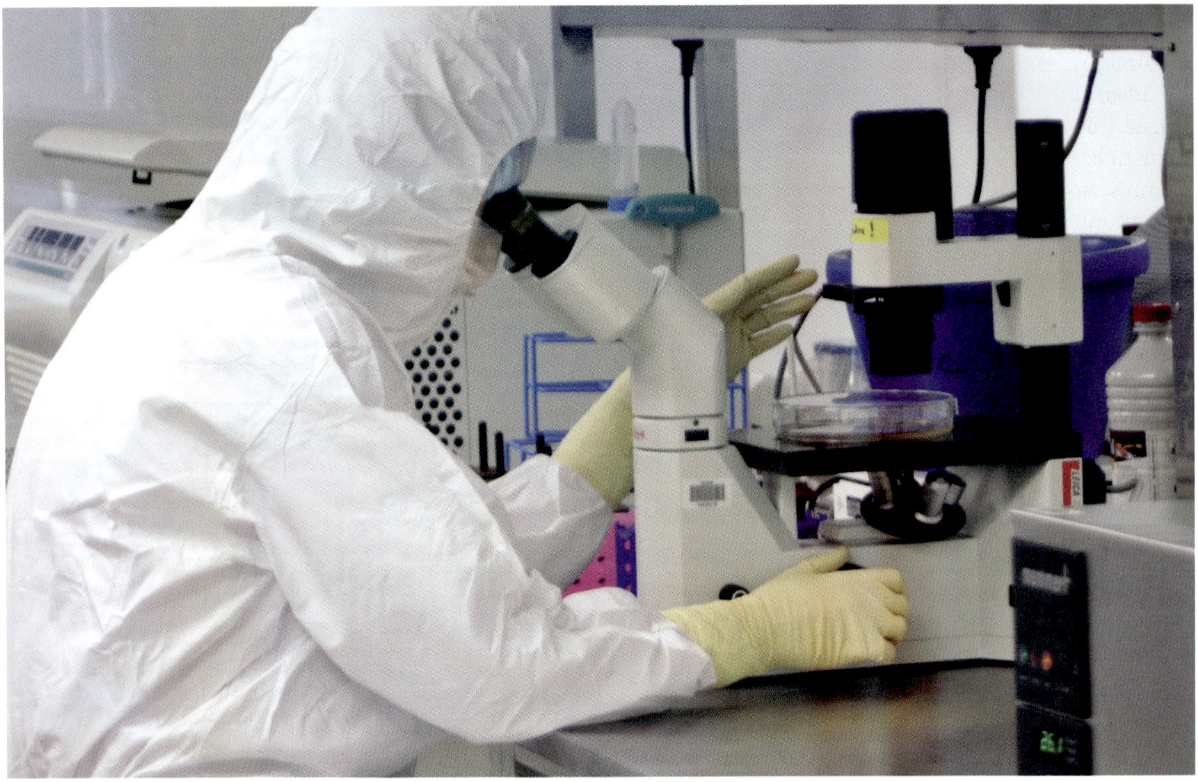

EXAMEN MICROSCÓPICO
La investigación médica, incluso la que se lleva a cabo investigando los efectos de un fármaco sobre el tejido biológico a través del microscopio, se realiza en perfectas condiciones de higiene.

administrados por vía parenteral, a pesar de ello, muchas personas con artritis reumatoide están encantadas de aceptar las inyecciones como necesarias si esto supone controlar mejor su enfermedad.

- **CALMANTES MEJORADOS** Una necesidad que todavía no ha sido cubierta en gran medida es la mejora de los calmantes. Se han realizado muchos intentos, pero casi todos han caído en una vía muerta por una razón u otra. Descubrir un calmante seguro y eficaz que tenga pocos efectos secundarios puede ser imposible.
- **REVERTIR EL DAÑO DE LAS ARTICULACIONES** El objetivo final es diseñar un fármaco que reduzca o revierta el daño articular en cualquier tipo de artritis. Se han probado algunos fármacos potenciales en estudios de investigación y, aunque todavía no se ha conseguido el éxito, hay posibilidades de que, por fin, sea identificado el fármaco ideal.

Haciendo pruebas con agentes biológicos

El campo más prometedor para los nuevos desarrollos farmacológicos supone la identificación de agentes biológicos (véase p. 85) que puedan bloquear, o inhibir, una o más de las vías de la inflamación.

Ésta es una tarea estimulante, pues hay todo un abanico de objetivos diferentes en el cuerpo, como los pequeños productos químicos llamados citoquinas, que pueden ser relevantes. En la actualidad, están siendo evaluados unos 30 agentes biológicos, de los que al menos la cuarta parte, quizá más, estarán disponibles para tratar la artritis inflamatoria en las dos próximas décadas.

Este trabajo de investigación plantea la posibilidad de descubrir agentes biológicos más específicos que apunten a enfermedades más infrecuentes, como la espondilitis anquilosante, la artritis psoriásica, la artritis reactiva y el lupus.

Finalmente, la investigación médica puede conducir a la evolución de una terapia de combinación (véase p. 87) en la que algunos agentes biológicos –que afectan a diferentes citoquinas– se utilicen para suprimir o incluso para curar, la artritis reumatoide.

La investigación de las infecciones

Los médicos cada vez están aprendiendo más sobre la relación entre las infecciones y la artritis. En algunas personas, la infección causa un defecto en el sistema inmunológico ya que las sustancias producidas por el organismo que luchan contra la infección también atacan al tejido de las articulaciones sanas –los científicos están tratando de saber exactamente por qué.

Sus experimentos han mostrado que sería posible bloquear los efectos perjudiciales de un sistema inmunológico defectuoso sin afectar a su mecanismo protector.

Este camino de investigación podía tener importantes implicaciones, tanto para identificar a personas en riesgo de padecer artritis, como para la prevención y el tratamiento de la artritis en el futuro.

Trasplantes de células madre

Un procedimiento innovador que está produciendo un vivo interés es el transplante de células madre. Las células madre son células inmaduras, formadas en la médula ósea, con capacidad para transformarse en células especializadas, como las que dirigen el sistema inmunológico o forman el cartílago de la articulación.

Un primer método utiliza células madre para reconstruir el sistema inmunológico. Las células madre se extraen de la sangre de una persona, se purifican y almacenan. Entonces el sistema inmunológico existente se destruye con fármacos. Posteriormente, las células madre se ponen nuevamente en la sangre de la persona. Si todo va bien, estas células madre forman un nuevo y saludable sistema inmunológico.

En la artritis reumatoide el sistema inmunológico se ha vuelto defectuoso y el transplante

CÉLULAS MADRE
Dependiendo de la señal bioquímica que reciban, cada una de las células madre de este grupo posee el potencial para crecer y transformarse en cualquier tipo de célula del organismo.

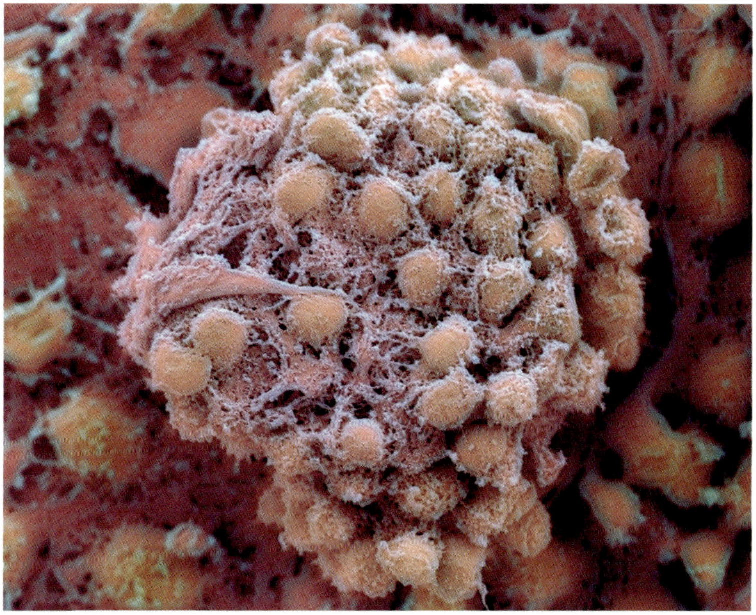

de células madre tiene efectos impresionantes. Los síntomas de la artritis pueden reducirse enormemente o incluso desaparecer. El tratamiento tiene un potencial enorme.

Un segundo método consiste en utilizar células madre para reparar tejidos especializados, como el cartílago de una articulación, que ha sido dañado por una lesión deportiva o por la osteoartritis.

Los riesgos de los trasplantes de células madre

Trasplantar células madre para reconstruir el sistema inmunológico es peligroso porque deja a la persona temporalmente sin inmunidad contra las infecciones menores. El paciente debe permanecer aislado en el hospital hasta que se forme un nuevo sistema inmunológico. También es posible que las células madre se vuelvan, a su vez, defectuosas.

Utilizar células madre para reconstruir el sistema inmunológico es, actualmente, la última alternativa a utilizar cuando los otros tratamientos para la artritis grave no han sido eficaces. Reconstruir el sistema inmunológico es muy diferente a utilizar células madre para que regeneren el cartílago, ésta es una técnica relativamente segura, aunque sumamente complicada.

INVESTIGACIÓN DEL GENOMA
Una cadena de producción genética completamente automatizada utiliza un robot y un sistema de visión computerizado para seleccionar y enviar secuencias específicas de ADN que permiten a los científicos investigar los genes de una persona.

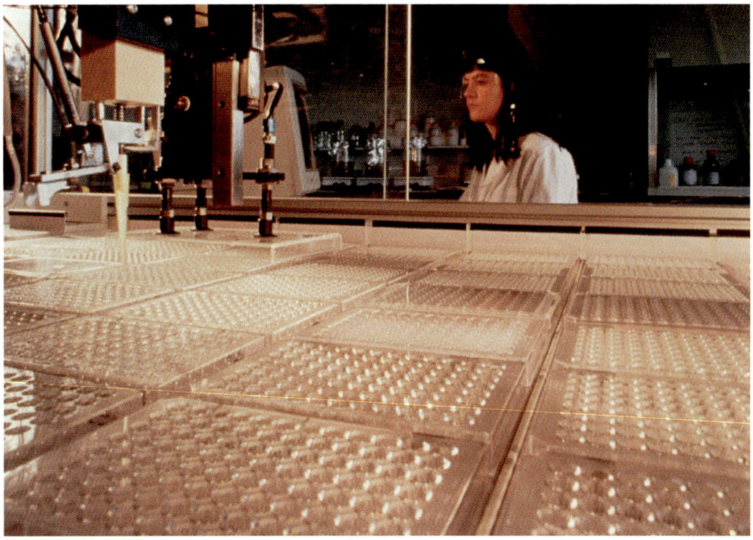

El enfoque genético

El estudio de los genes y la práctica de la terapia genética a menudo se anuncian como la futura dirección a seguir en la investigación de las enfermedades reumáticas y como la apertura de una puerta hacia una nueva era del tratamiento.

La teoría plantea que el análisis de los genes de una persona revelará los factores biológicos que indujeron la artritis. Al mismo tiempo, permitirá una evaluación de las respuestas potenciales de dicha persona a fármacos específicos, ya sean modificadores de la enfermedad o agentes biológicos. Con esta información, única e individualizada, los médicos científicos y los profesionales de la atención sanitaria podrían crear un tratamiento a medida.

Sin embargo, este enfoque está lejos, por el momento, de dar sus frutos. El coste de analizar los genes de una persona y desarrollar un régimen farmacológico que probablemente sólo beneficiaría a una persona no es una proposición atractiva para una compañía farmacéutica acostumbrada a conseguir beneficios considerables. No obstante, este tratamiento individualizado es casi seguro que se instaurará algún día, pero nadie sabe cuándo llegará a ser habitual. Lo más probable es que nos beneficie en un futuro lejano.

Mejoras en la cirugía

Continúan mejorando la técnica y los materiales para la operación de reemplazo de la articulación, así como la eficacia del tratamiento que está siendo valorada constantemente. En una línea de investigación, los científicos médicos están investigando las razones por las que las articulaciones artificiales fallan en ciertas personas, después de relativamente poco tiempo. Se están esforzando por identificar indicadores biológicos que puedan pronosticar qué personas concretas son probablemente más propensas a la infección y a la pérdida prematura de un implante.

Los investigadores también están revisando las maneras de desarrollar mejores tipos de cemento para las articulaciones de reemplazo de la rodilla y de la cadera. Además, los avances en las técnicas de obtención de imágenes para estudiar las articulaciones podrían tener como resultado el que se realicen mejores diseños para implantes y que la cirugía sea más eficiente.

P&R

Si tomo parte en ensayos de un nuevo fármaco, ¿puedo conseguir los últimos tratamientos? ¿Cuáles son los riesgos?

Tomar parte en un ensayo clínico no garantiza el acceso a nuevos fármacos, ya que algunos participantes tienen que recibir el tratamiento convencional. Los ensayos con fármacos nunca están tan exentos de riesgos como los nuevos fármacos, aunque han sido sometidos a pruebas rigurosas, podrían tener efectos secundarios inesperados.

Cómo puede ayudar a la investigación

Si tiene artritis, hay distintas formas en las que puede colaborar con la investigación. Los médicos y científicos necesitan de su experiencia personal para ayudarles construir los bancos de datos de información.

Miles de personas se ofrecen voluntarias a participar en ensayos clínicos, en los que se prueban con personas tratamientos nuevos o revisados, para posteriormente monitorizar su eficacia y su inocuidad a largo plazo.

Estos ensayos cuidadosamente controlados requieren un grado de compromiso que puede prolongarse durante dos o tres años o incluso más tiempo. Recuerde, además, que durante el tiempo que dure el ensayo, puede tener que dejar de tomar alguno de los medicamentos que está tomando actualmente, lo que podría significar que su artritis estará menos controlada. Si cree que puede ser un candidato apropiado para un ensayo farmacológico, pídale a su médico o especialista información y consejo.

Participar en encuestas

Puede ayudar a los investigadores médicos participando en encuestas para recoger datos de personas con artritis, sobre cuestiones como el dolor, los efectos secundarios de la medicación, discapacidad y estilo de vida. Su información será tratada como estrictamente confidencial y tendrá un gran valor para los profesionales sanitarios; es una buena oportunidad para mejorar el cuidado y el tratamiento de las personas con artritis y de beneficiarse a usted mismo y a los demás.

Los investigadores también están experimentando con la posibilidad de usar trasplantes de células madre para reparar el cartílago dañado por la osteoartritis.

Glosario

ácidos grasos esenciales ácidos grasos poliinsaturados, como el omega-3, que el cuerpo necesita y no produce.

agudo Término para describir un síntoma o enfermedad que comienza repentinamente.

AINES Fármacos antiinflamatorios no esteroideos que alivian el dolor de la inflamación y la rigidez de los músculos, articulaciones y huesos.

amplitud de movimiento La capacidad natural que tiene una articulación para moverse en determinadas direcciones.

analgésico Fármaco que alivia el dolor.

anticuerpo Proteína de la sangre que destruye sustancias u organismos que pueden ser perjudiciales para el cuerpo.

antiinflamatorios Medicamentos como los corticoesteroides y los AINEs que reducen la inflamación.

antioxidantes Productos químicos que pueden neutralizar los radicales libres.

autoinmune Término para describir una enfermedad en la que el cuerpo ataca a sus propios tejidos.

citoquina Producto químico que estimula el sistema inmune para combatir la infección.

colágeno Proteína resistente que forma parte del cartílago y del hueso.

corticosteroides Fármacos que reducen la inflamación suprimiendo las respuestas alérgicas y el sistema inmune.

crónico Término para describir un síntoma (p.e. el dolor) o una enfermedad (p.e. la artritis) que dura mucho tiempo y cambia lentamente.

endorfinas (encefalinas) Productos químicos producidos por el cerebro y el sistema nervioso central para aliviar el dolor.

entesitis Inflamación en el punto de inserción del tendón al hueso.

enzimas Proteínas que aumentan el porcentaje de reacciones químicas en las células del cuerpo.

eritrocito Glóbulos rojos de la sangre.

grasa insaturada (incluida la grasa poliinsaturada) Grasa que contiene ácidos grasos pero no colesterol.

holístico Es el término que describe el tratamiento para la totalidad de la persona, no sólo para los síntomas.

hormona Producto químico con una función específica que es liberado directamente en el torrente circulatorio por medio de una glándula (p.e. glándula adrenal) o un tejido (p.e. riñones, cerebro o intestino).

imagen de resonancia magnética Una técnica diagnóstica que utiliza ondas de radio de alta frecuencia para analizar las estructuras internas del cuerpo, especialmente del sistema nervioso.

leucocitos Glóbulos blancos de la sangre.

marcador Producto químico o genético que indica, pero no confirma necesariamente, la presencia de una enfermedad o trastorno.

metabolismo Término que describe las reacciones químicas del cuerpo, especialmente aquéllas que forman nuevas sustancias, liberan energía o eliminan productos químicos extraños.

oligoelemento Un tipo de mineral (p.e. zinc, cobre o selenio) que el cuerpo necesita en cantidades muy pequeñas y que sólo consigue de la digestión de la comida.

prostaglandinas Conjunto de sustancias químicas, naturales o sintéticas, que pueden contraer los músculos, participar en los procesos inflamatorios de los tejidos dañados, bajar la presión sanguínea o producir mucus en el recubrimiento del estómago.

radicales libres Moléculas que existen naturalmente que pueden lastimar los tejidos del cuerpo y el ADN, produciendo diferentes problemas de salud.

sinovio Tejido cartilaginoso de una articulación que produce líquido sinovial.

suplementos Nutrientes, como vitaminas, minerales y oligoelementos, que pueden tomarse como suplementos dietéticos.

tendinitis Inflamación de un tendón.

tenosinovitis Inflamación de un tendón y de la membrana sinovial de una articulación.

terapias mente-cuerpo Técnicas y acercamientos que utilizan los pensamientos, los sentimientos, la imaginación y las acciones con el propósito de influir en los procesos bioquímicos y estructurales de la persona.

tópico Que se aplica en la piel.

ultrasonido Técnica de diagnóstico que utiliza ondas de radio de alta frecuencia para analizar las estructuras internas del cuerpo y para tratar heridas de los tejidos blandos.

Direcciones útiles

European League Against Rheumatism (EULAR)
Eular Executive Secretariat
Seestrasse 240
CH 8802 Kilchberg
Suiza
E-mail: secretariat@eular.org
Web: www.eular.org

Liga Reumatológica Española (LIRE)
Dirigida a pacientes.
Plaza Las Labores, Bloque 4 - 2.º B
28980 - Parla (Madrid)
Tels.: 916 644 074 / 625 619 576
Fax: 916 055 596
E-mail: lire@lire.es
Web: www.lire.es

Sociedad Española de Reumatología (SER)
Dirigida a especialistas.
Web: www.ser.es

Centro Estatal de Autonomía Personal y Ayudas Técnicas (CEAPAT)
Centro dependiente del IMSERSO.
E-mail: ceapat@ceapat.org
Web: www.ceapat.org

Instituto Nacional de la Salud (INSALUD)
Alcalá, 56
28071 - Madrid
Tel.: 913 380 000
Fax: 913 380 751
E-mail: insalud@insalud.es
Web: www.msc.es/insalud

Ministerio de Trabajo y Asuntos Sociales
Agustín de Bethencourt, 4
28071 - Madrid
Tel.: 913 630 000
Fax: 913 630 534
Web: www.mtas.es

Instituto Nacional de Seguridad e Higiene en el Trabajo
Torrelaguna, 73
28027 - Madrid
Tel.: 914 037 000
Fax: 914 030 050
Web: www.mtas.es./insht

Real Patronato sobre Discapacidad
Serrano, 140
28006 - Madrid
Tels.: 917 452 444 / 59
Fax: 915 646 244
E-mail: sgrealpatronato@mtas.es
Web: www.rpd.es

Asociación Profesional Española de Terapia Ocupacional (APETO)
Modesto Lafuente, 63
28003 - Madrid
Tel.: 915 535 608
Fax: 915 337 834
Web: www.apeto.org

Consejo General de Colegios de Fisioterapeutas
Web: www.consejo-fisioterapia.org

Asociación Española de Fisioterapeutas
www.aefi.net

Asociación Nacional para el Desarrollo de la Salud en la Mujer (ADESAM)
Josefa Valcárcel, 8
28027 - Madrid
Tel.: 913 202 884
Fax: 913 208 438
E-mail: adesammujer@msn.com

Enfermedades específicas

Federación Española de Lupus (FELUPUS)
Lagunillas, 25 - local 3-4
29012 - Málaga
Tel.: 952 250 826
Web: www.felupus.org

Coordinadora Nacional de Espondilitis Anquilosante
Alboraya, 18 - 4.º B
46010 - Valencia
Tel.: 676 059 801

Asociación Española de Enfermedades Musculares (ASEM)
Gran Vía, 562 - Pral. 2.ª
08011 - Barcelona

Tel.: 934 516 544
Fax: 934 516 904
E-mail: asem15@suport.org
Web: www.asem-esp.org

Fundación Hispana de Osteoporosis y Enfermedades Metabólicas Óseas (FHOEMO)
Gil Santivañes, 6 - 2.º D
28001 - Madrid
Tel./Fax: 915 783 510
E-mail: fhoemo@fhoemo.com
Web: www.fhoemo.com

Fundación TAMBIÉN (Ayuda a la integración del Discapacitado a través del Deporte Adaptado)
Gutiérrez Solana, 6 - 2.º izq.
28036 - Madrid
Tel./Fax: 915 159 376
E-mail: fundacion@tambien.org
Web: www.tambien.org

Asociación Española de Síndrome de Sjögren
Cea Bermúdez, 14 A - 6.º 2
28003 - Madrid
Tel.: 915 358 653
Fax: 915 358 654
E-mail: aessjogren@hotmail.com
Web: www.aesjogren.org

Fibromialgia y Fatiga Crónica España
Coordinadora nacional de asociaciones referidas a estas dos enfermedades.
Web: www.coordinadorafmfc.org

Asociación de Nacional de Afectados por el Síndrome de Hiperlaxitud o Hipermovilidad y Otras Patologías Afines (A.A.S.H.)
Pza. Ingeniero Manuel Becerra, 1 - 10 E
35008 - Las Palmas de Gran Canaria
Tel.: 914 135 711
Fax: 914 161 403 / 902 113 118
E-mail: aash@medicosconsultores.com
Web: www.hiperlaxitud.com

Asociación Española de Esclerodermia
Rosa Chacel, 1
28230 - Las Rozas (Madrid)
Tel.: 917 103 210
E-mail: info@esclerodermia.com
Web: esclerodermia.tnbcenter.com

Terapias complementarias

Sociedad Española de Medicina Homeopática
Web: www.semh.org

Asociación Española de Médicos Naturistas (AEMN)
Recursos, publicaciones y directorio de profesionales de la medicina naturista.
Web: www.medicina-naturista.net

Fundación Europea de Medicina Tradicional China
Escuela y clínicas en España
Web: www.mtc.es

Sociedad de Acupuntura Médica de España (SAME)
Juan Sebastián Elcano, 44 - 4.ª D
41011 - Sevilla
Tel.: 955 722 121
Fax: 955 722 421
E-mail: info@same-acupuntura.org
Web: www.same-acupuntura.org

Asociación Española de Quiropráctica
Marqués de Cubas 25 - 3.º ext. izq, of. 2
28014 - Madrid
Tel./Fax: 914 293 886
E-mail: info@quiropractica-aeq.com
Web: www.quiropractica-aeq.com

Sociedad Española de Fitoterapia
Web: www.fitoterapia.net

Asociación Española de Reflexología
Tel.: 617 508 735
E-mail: info@reflexologia.com.es
Web: www.reflexologia.com.es

Fundación Pilates
Plaza Canalejas, 6 - 3.ª planta
28014 - Madrid
Tel.: 917 011 591
Fax: 917 011 592

Dolor

Sociedad Española del Dolor (SED)
C/ Patrona de Canarias, Residencial Universidad, portón 3 - 1.º B
38320 - La Laguna (Tenerife)

E-mail: info@sedolor.es
Web: www.sedolor.es

Niños

Asociación de Jóvenes Españoles con Enfermedades Reumáticas (AJER)
Apartado de Correos 1.094
28905 - Getafe (Madrid)
Tel.: 670 582 010
E-Mail: ajer@ajer.net
Web: www.ajer.net

Asociación de Familias de Niños Diferentes con Cuidados Especiales (AFANDICE)
Magnesia, 10
28021 - Madrid
Tel.: 917 956 719
Fax: 915 052 161
E-mail: afandice@fepemta.es
Web: www.fepemta.es/afandice

Artritis Reumatoide Infantil (GAM)
Libertad, 48 - bajos
Barcelona
Tel: 932 077 778
E-mail: lalliga@lligareumatologica.org
Web: www.lligareumatologica.org

Grupo de Artritis Crónica Juvenil
Pertenece a la Asociación Madrileña de Pacientes con Artritis Reumatoide (AMAPAR)
Cea Bermúdez, 14 A - 6.º 2
28002 - Madrid
Tel.: 915 358 807

Índice analítico

A

B

F

G

H

I

U

V

YZ

Sobre los autores

David L. Scott es catedrático de Reumatología Clínica en el Hospital Universitario King's College de Londres. Howard Bird es catedrático de Reumatología Farmacológica en la Universidad de Leeds. Andrew Hamer es cirujano especialista en Ortopedia en el Northern General Hospital de Sheffield. Alison Hammond es profesora agregada de Reumatología en la Universidad de Brighton y terapeuta de Reumatología en Derby. Mike Hurley es profesor adjunto de Fisioterapia en el King's College de Londres. Dorothy Pattison es profesora adjunta de Dietética en la Universidad de Plymouth. Janet Herkess es terapeuta ocupacional especializada en clínica en Fife. Paula Jeffreson es terapeuta ocupacional especializada en reumatología en Shropshire. Caroline Green es una escritora independiente especializada en temas de salud, sobre todo en artritis y terapias complementarias.

Agradecimientos

Dorling Kindersley querría agradecer a: Christine Edwards, Kate Llewelyn, Jo Cumming y al equipo de ayuda de la Unidad de Artritis por su análisis y consejo especializado acerca del contenido y utilidad del mismo. A Ann Baggaley por su contribución inestimable en las secciones El cuidado de su artritis, Comer para aliviar su artritis, Perspectivas de la artritis y La artritis en el futuro, y por la corrección de texto. A la Food Standards Agency por su ayuda con la información sobre los niveles de sal y grasa y sobre el contenido de alcohol de algunas bebidas. A Ruth Jenkinson por la fotografía original. A Pat Perse-White y a Ann Greenhouse por la maquetación. A Roisin Donaghy por el estilismo. A Hilary Bird por el índice.

Créditos de las ilustraciones

Alamy: John Angerson 65, Buzz Pictures 69, ImageState 142, Black Star 198. **Corbis:** Norbert Schaefe 2, Randy Faris 7, Larry Williams 8, Ariel Skelley 16, JLP/Sylvia Torres/Zefa 32, Tom & Dee Ann McCarthy 35, LWA-Dann Tardif 43, Tim Pannell 45, LWA-Stephen Welstead 46, Tom Stewart 47, JLP/Jose L. Pelaez 50, Richard Cummins 57, Michael Keller 59, PhotoCuisine 61, Chuck Savage 64, Chuck Savage 67, Paul Barton 70, Ariel Skelley 71, Helen King 72, Tom & Dee Ann McCarthy 73tr, Jose Luis Pelaez, Inc. 77, A. Inden/Zefa 98, Helen King 101, Rolf Bruderer 104, Kelly-Mooney Photography 107, Tom Stewart 132, Walter Hodges 143, David Stoeklein 146, Tom & Dee Ann McCarthy 149, Strauss/Curtis 151, Thomas Schweizer 152, Norbert Schaefer 153, Gabe Palmer 154, Jim Craigmyle 156, Bob Krist 157, Simon Taplin 158, Chuck Savage 159, John Henley 173, Randy Faris 180, Tract Kahn 182, Randy Faris 185, Randy Faris 186, Tom Stewart 187, Simon Marcus 189, Tim Pannell 192, Rolf Bruderer 195tl, Jim Cummins 197, Gabe Palmer 201, Mark A. Johnson 202, George Shelley 204, Paul Barton 206, Randy Faris 207, Tom & Dee Ann McCarthy 208. **Getty Images:** Andre Cezar 52. **Andrew Hamer** 95. **Mediscan** 130. **Photolibrary.com:** Mauritius Die Bildagentur Gmbh 11, Bsip 26, Aflo Foto Agency 30, Workbook, Inc. 36, Bsip 39tr, Phototake Inc. 40, Phototake Inc 42, Simon Smith Photography Ltd 63, Phototake Inc 73br, Phototake Inc 74, Mauritius Die Bildagentur Gmbh 76, Bsip 78, Bsip 80, Bsip 86, Bsip 88, Mode Images ltd 103, Phototake Inc 110, Foodpix 118, Phototake Inc 120, Pacific Stock 128, Bsip 134, Photononstop 175, It Stock 191, Workbook, Inc. 195br, Bsip196. **Science Photo Library:** Science Photo Library 6, Zephyr 14, Princess Margaret Rose Orthopaedic Hospital 17, Science Photo Library 19, CNRI 21, Eye Of Science 25, Dr P. Marazzi 27, CNRI 34, Simon Fraser, Royal Victoria Infirmary 39br, Bsip, LBL 41, Dr P. Marazzi 83, Prof. P. Motta / Dept. Of Anatomy / University "La Sapienza", Rome 193tr, Hybrid Medical Animation 193br, AJ Photo 209, AJ Photo 210, Professor Miodrag Stojkovic 211, Philippe Plailly / Eurelios 212. **Superstock:** SuperStock, Inc. 10, Powerstock 48, Florian Franke 172, Age Fotostock 188, Age Fotostock 190 **Mike Wyndham** 31, 38

Resto de imágenes © Dorling Kindersley: para más información véase **www.dkimages.com**